EURO-Z-II

**Preisvergleich zahnärztlicher Leistungen
im europäischen Kontext**

Comparison of dental fees in Europe

Materialienreihe
Band 34

D1702056

David Klingenberger, Markus Schneider, Uwe Hofmann, Aynur Köse

EURO-Z-II

Preisvergleich zahnärztlicher Leistungen im europäischen Kontext

Comparison of dental fees in Europe

Herausgeber:
INSTITUT DER DEUTSCHEN ZAHNÄRZTE (IDZ)
In Trägerschaft von
Bundeszahnärztekammer
– Arbeitsgemeinschaft der Deutschen Zahnärztekammern e.V. –
Kassenzahnärztliche Bundesvereinigung – Körperschaft des öffentl. Rechts –
50931 Köln, Universitätsstraße 73

Deutscher Zahnärzte Verlag DÄV
Köln 2015

Autoren:

Dr. David Klingenberger
Institut der Deutschen Zahnärzte (IDZ), Köln
Institute of German Dentists

Dr. Markus Schneider
Beratungsgesellschaft für angewandte Systemforschung mbH (BASYS), Augsburg
Applied Systems Research Consulting Corporation Ltd.

Dr. Uwe Hofmann
Beratungsgesellschaft für angewandte Systemforschung mbH (BASYS), Augsburg
Applied Systems Research Consulting Corporation Ltd.

Aynur Köse
Beratungsgesellschaft für angewandte Systemforschung mbH (BASYS), Augsburg
Applied Systems Research Consulting Corporation Ltd.

Übersetzung:

Zentrum für Internationale Sprachdienstleistungen GmbH, Berlin

Titelgraphik:

Reiner Wolfgardt, Köln
fotolia.com

Lektorat:

Inge Bayer
Institut der Deutschen Zahnärzte (IDZ), Köln
Institute of German Dentists

Bibliografische Informationen Der Deutschen Bibliothek
Die Deutsche Bibliothek verzeichnet diese Publikation in der
Deutschen Nationalbibliografie; detaillierte bibliografische Daten
sind im Internet über http://dnb.ddb.de abrufbar

ISBN 978-3-7691-0017-4

Das Werk ist urheberrechtlich geschützt. Jede Verwertung in anderen als den gesetzlich zugelassenen Fällen bedarf deshalb der vorherigen schriftlichen Genehmigung des Verlages.

Copyright © by Deutscher Zahnärzte Verlag DÄV GmbH
Köln 2015

Inhaltsverzeichnis

Comparison of dental fees in Europe (EURO-Z-II)

Vorwort

Versorgungsforschung ist der neue Stern am Himmel der Gesundheitswissenschaft. Im besten Sinne interdisziplinär versteht sie sich, um Qualität, Patientenorientierung und Effizienz in der (zahn-)medizinischen Versorgung zu erforschen, miteinander zu vereinen und zu verbessern. Verlegt man den wissenschaftlichen Blickwinkel von Kranken- und Gesundheitsversorgung auf eine höhere Ebene, nämlich auf die Makroebene, so eröffnet sich das gesamte Spektrum der Gesundheitssystemforschung. Trotz zahlreicher Forschungsaktivitäten auf diesem Gebiet stellen Detailinformationen im zahnmedizinischen Bereich hier nach wie vor eine Ausnahme dar.

Der Schwerpunkt der vorliegenden IDZ-Monografie liegt neben einem Systemvergleich vor allem auf der gesundheitsökonomischen Untersuchung ausgewählter zahnmedizinischer Behandlungsszenarien im europäischen Kontext. Auf diesem Spezialgebiet hat sich *Dr. David Klingenberger* vom Institut der Deutschen Zahnärzte (IDZ) in den vergangenen Jahren einen Namen gemacht. Auch die vorliegende Untersuchung des Preisvergleichs zahnärztlicher Leistungen in Europa hat am IDZ eine Tradition: Das EURO-Z-Projekt wurde erstmals 1999 auf die Schiene gesetzt und erfährt nun, nach anderthalb Dekaden, eine Aktualisierung, nachdem in bestimmten Ländern nicht nur eine Währungsumstellung im Rahmen der europäischen Wirtschafts- und Währungsunion, sondern teilweise auch grundlegende zahnärztliche Honorarreformen erfolgten. Für dieses ambitionierte Projekt hat der Autor erneut die renommierte Beratungsgesellschaft für angewandte Systemforschung (BASYS) gewinnen können, die die operative Projektdurchführung in wesentlichen Zügen übernommen hat und sich an der Manuskripterstellung maßgeblich beteiligte. Vielen Dank an den Projektpartner für die detailreiche und professionelle Kooperation bei diesem Forschungsvorhaben!

Das Buch bietet spannende Einblicke in die Systeme der zahnmedizinischen Versorgung in Europa. Als vergleichende Analyse von sieben Ländern kann und will es zwar keinen Anspruch auf Vollständigkeit erheben, die Auswahl der Länder erfolgte jedoch keinesfalls zufällig, denn sie schließt konzeptionell ganz unterschiedliche nationale Gesundheitssysteme ein – eine Folge historischer Entwicklungen und kultureller Unterschiede: von klassischen Sozialversicherungssystemen Westeuropas, die auf Bismarck zurückgehen, über steuerfinanzierte, sog. Beveridge-Systeme Nord- und Südeuropas, bis hin zu den noch jungen Sozialversicherungssystemen Mittel- und Osteuropas, die bis 1989 vorwiegend einer öffentlichen Gesundheitsdienstleistungserbringung unter dem Namen Semashko-Modell verpflichtet waren.

Aus diesem Grund freuen wir uns, Ihnen den Forschungsbericht – ganz im europäischen Geiste – zweisprachig, neben Deutsch auch auf Englisch anbieten zu können.

Die Abbildungen der Zahnschemata verdanken wir *Herrn Thomas Lohmann* von der Dampsoft Software Vertrieb GmbH, der die untersuchten Behandlungsanlässe in die spezifischen zahnmedizinischen Darstellungen umgesetzt hat.

Dr. Wolfgang Micheelis und *Dr. Nele Kettler* vom IDZ haben das Projekt mit vielen konstruktiven Anregungen inhaltlich begleitet. Das Lektorat von *Frau Inge Bayer* war von bewährter Präzision und hat viel zur Genauigkeit des Buches beigetragen. Ihnen allen danke ich für die gute Zusammenarbeit und die hervorragende Qualität des Buches.

Köln, im Oktober 2014   A. Rainer Jordan

1 Ausgangssituation und Zielsetzung

Die zahnärztliche Versorgung der einzelnen europäischen Länder ist trotz der Einführung eines gemeinsamen europäischen Marktes nach wie vor unterschiedlich ausgestaltet. Dies betrifft nicht nur die Struktur der Zahnarztpraxen, sondern auch die Preise für zahnärztliche Leistungen und das Leistungsgeschehen. Ursache hierfür sind im Wesentlichen die nationalen Vorstellungen über die Gestaltung der zahnärztlichen Versorgung, aber auch kulturelle Besonderheiten sowie wirtschaftliche Rahmenbedingungen.

Trotz zahlreicher Forschungsaktivitäten im Bereich der vergleichenden Gesundheitssystemforschung stellen Detailinformationen zum zahnärztlichen Bereich nach wie vor eine Ausnahme dar. Das Institut der Deutschen Zahnärzte (IDZ) hat gemeinsam mit der Beratungsgesellschaft für angewandte Systemforschung mbH (BASYS) diese Fragestellung aufgegriffen und bereits 1999 wichtige Teilaspekte der zahnmedizinischen Versorgung vergleichend untersucht (Kaufhold und Schneider, 2000).

Das Anliegen des damaligen Forschungsprojekts „EURO-Z" war der systematische Einblick in die zahnmedizinische Vergütungssituation des Jahres 1999 für sieben europäische Länder (einschließlich Deutschland). Diese gesundheitsökonomische Studie wurde in enger Kooperation mit den zahnärztlichen Berufsverbänden der ausgewählten Länder durchgeführt. Die Organisationen benannten jeweils einen Experten, der für eine schriftliche und mündliche Befragung zur Verfügung stand. Der Vorteil dieses zweistufigen Rechercheverfahrens war, dass mit einem organisatorisch und finanziell vertretbaren Aufwand die gewünschten Informationen erhoben und validiert werden konnten. Auch wenn sich EURO-Z in erster Linie den monetären Aspekten der zahnmedizinischen Versorgung widmete, wurde auch die Bedeutung von Kontextinformationen gesehen. Auf Grundlage dieser Kontextinformationen konnten zwar Erklärungsansätze für mögliche Preisunterschiede gefunden werden, jedoch erlaubten sie keinen klinisch-medizinischen Qualitätsvergleich zahnärztlicher Leistungen. Der Preisvergleich zeigte, dass sich in Bezug auf die betrachteten zahnärztlichen Behandlungsanlässe die deutschen Preise im europäischen Mittelfeld bewegten.

In der Zwischenzeit erfolgte in bestimmten Ländern nicht nur eine Währungsumstellung im Rahmen der europäischen Wirtschafts- und Währungsunion, sondern es erfolgten auch, wie z. B. in Großbritannien, grundlegende Honorarreformen. Vor diesem Hintergrund hat nun das IDZ die Thematik des Vergleichs der Vergütung zahnärztlicher Leistungen wieder aufgegriffen, um einerseits einen aktuellen systematischen Überblick über die zahnärztliche Vergütungssituation in ausgewählten europäischen Ländern zu gewinnen und anderseits aufbauend auf den Ergebnissen der Studie aus dem Jahr 1999 auch die Entwicklung der Vergütungssituation zu analysieren. Dies ist auch vor dem Hintergrund von Interesse, als bestehende Preisunterschiede zwischen In- und Ausland zur Entstehung des sog. Dentaltourismus beitragen und es sich hierbei vor allem bei Zahnersatz um ein zwar kleines, aber dynamisch wachsendes Marktsegment handelt.

Ziel der Untersuchung ist es deshalb, die aktuellen Preise für ausgewählte zahnärztliche Behandlungen in sieben Ländern zu ermitteln und miteinander zu vergleichen. Darüber hinaus sollen die Ergebnisse der Preiserhebung mit den Resultaten der Studie „Preisvergleich zahnärztlicher Leistungen im europäischen Kontext (EURO-Z)" aus dem Jahr 1999 verglichen werden. Hierzu sind im Einzelnen folgende Arbeiten notwendig:

1. Auswahl und Festlegung der zahnärztlichen Leistungen für den Preisvergleich,
2. Auswahl und Festlegung der einbezogenen Länder,
3. Feinkonzeption der Befragung und Erstellung bzw. Aktualisierung der Befragungsunterlagen,
4. Erhebung der Preis- und Kontextinformationen,
5. Auswertung der erhobenen Informationen und Daten,
6. Darstellung und Diskussion der Preisunterschiede und der Preisentwicklung.

Im folgenden Kapitel wird zunächst die methodische Vorgehensweise erörtert. Daran schließt sich eine Beschreibung der zahnärztlichen Versorgung in den sieben untersuchten Ländern an. Mit der Beschreibung der Versorgungssysteme, insbesondere der zahnärztlichen Versorgungsstruktur in den einzelnen Ländern, sollen die ermittelten Preise für zahnärztliche Leistungen in einen breiteren Erklärungskontext gestellt werden.

In einem weiteren Kapitel werden in Anlehnung an die Vorgehensweise der letzten Untersuchung die vorhandenen Preisunterschiede beschrieben und diskutiert. Es werden nicht nur die Unterschiede zwischen den einzelnen Ländern beleuchtet, sondern auch die Gemeinsamkeiten hervorgehoben. Des Weiteren werden in diesem Zusammenhang die Unterschiede im Hinblick auf die Honorierungssysteme, die Selbstbeteiligung und die Gesundheitssysteme diskutiert. Ergänzt wird die Betrachtung der Preise durch eine Analyse der Preisentwicklung seit der letzten Erhebung.

2 Methodische Grundlagen und Vorgehensweise

Zur Erreichung der Projektziele ist ein Forschungsdesign mehrerer aufeinander aufbauender Arbeitsschritte erforderlich. Eine Übersicht über den Ablauf der Untersuchung und der Beteiligten zeigt die folgende Abbildung. Im Anschluss werden die Methodik und die Vorgehensweise der Untersuchung näher erläutert.

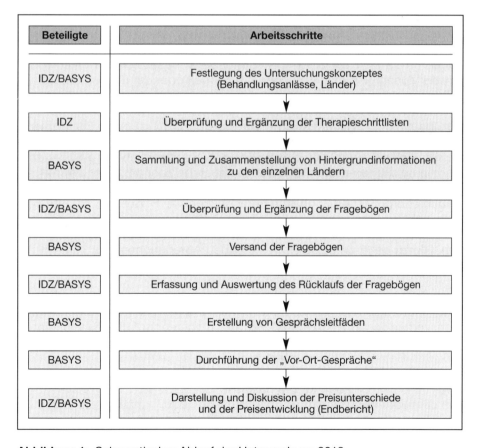

Abbildung 1: Schematischer Ablauf der Untersuchung 2013

2.1 Preis der zahnärztlichen Leistungen

Als Preis der zahnärztlichen Leistungen wird die Summe aus zahnärztlichem Honorar und Material- und Laborkosten für einen genau definierten Behandlungsanlass erfasst. Alternativ wäre denkbar gewesen, Preise für einzelne Leistungspositionen zu ermitteln. Allerdings bestehen diesbezüglich zwischen den Ländern Abgrenzungsprobleme. Ebenfalls wäre es generell möglich, die Preise der zahnärztlichen Leistungen für einen Vergleich anhand nationaler Leistungsfrequenzen zu gewichten; doch hier würden vermutlich unterschiedlich definierte Leistungen verglichen. Der hier gewählte Ansatz geht von fest definierten Behandlungsanlässen aus und entspricht somit einer krankheitsbezogenen Preismessung, wie sie zunehmend in der gesundheitsökonomischen Literatur gefordert wird (Berndt et al., 2001; Aizcorbe und Nestoriak, 2011; Bradley et al., 2010).

Erfragt wurde der Preis des zahnmedizinischen Leistungskomplexes in der jeweils gültigen Landeswährung, in der die Vergütung erfolgt. In diesem Kontext wurde auch erhoben, ob die Preise, wie z. B. in Deutschland bei der Gebührenordnung für Zahnärzte (GOZ) durch die Anwendung des Gebührenrahmens für die Behandlungsanlässe, variieren können. Gleichzeitig wurde erfragt, wer diese Kosten in der Regel trägt. Differenziert wurde dabei, ob es sich um einen Erstattungspreis (gesetzliche Kranken- oder private [Zusatz-]Krankenversicherung) handelt oder der Patient den Betrag selbst bezahlen muss.

Bezugspunkt für den aktuellen Preisvergleich 2013 ist ein in Deutschland gesetzlich versicherter Patient. Für die zahnmedizinischen Leistungen, die nicht vollständig von der Gesetzlichen Krankenversicherung abgedeckt werden (im Rahmen des Bewertungsmaßstabs zahnärztlicher Leistungen [BEMA-Z]), wird zur Preisermittlung, wie in der Vorgängerstudie auch, die Gebührenordnung für Zahnärzte herangezogen (z. B. bei der Implantatversorgung). Zur Einordnung der jeweiligen Preise werden auch die Länderbesonderheiten im Hinblick auf Inanspruchnahme und Vergütung hinzugezogen. Hierzu gehören beispielsweise neben Abrechnungsausschlüssen Altersbeschränkungen oder auch Höchstbeträge.

Beim Preisvergleich für zahnärztliche Leistungen im Jahr 1999 wurden die erhobenen nationalen Preise mittels Kaufkraftparitäten (KKP) und Einkommensverhältnissen (EKV) in DM-Beträge umgerechnet. Kaufkraftparitäten ergeben sich aus dem Verhältnis zwischen den in Landeswährung ausgedrückten Beträgen, die erforderlich sind, um in den verschiedenen untersuchten Ländern einen Korb vergleichbarer und repräsentativer Waren zu erwerben. Die Einkommensverhältnisse bezogen sich im Preisvergleich aus dem Jahr 1999 (Kaufhold und Schneider, 2000) auf die durchschnittlichen Stundenlöhne in der verarbeitenden Industrie.

Die Methodik wurde bei dem Preisvergleich im Jahr 2013 angepasst. Zur Ermittlung der Einkommensverhältnisse wurde nun auf eine breitere Basis, nämlich das Bruttoinlandsprodukt (BIP), zurückgegriffen. Die Zahlen aus 1999 wurden entsprechend dieser neuen Methodik ebenfalls nach dem BIP erfasst (Tab. 1).

Zur besseren Übersichtlichkeit werden die Preisunterschiede der zahnmedizinischen Leistungen nicht in absoluten Beträgen, sondern als Index dargestellt. Zur Beurteilung der Entwicklung der Preise wird u. a. auf den Verbraucherpreisindex der einzelnen Länder zurückgegriffen.

Tabelle 1: Umrechnungsfaktoren 1999 und 2013 für Kaufkraftparitäten und Einkommensverhältnisse				
	Erhebung 1999		Erhebung 2013	
	Kaufkraftparität	Einkommens-verhältnisse	Kaufkraftparität	Einkommens-verhältnisse
	Umrechnungskurse zu EUR		Umrechnungskurse zu EUR	
Dänemark	9,79	228,02	10,19	329,38
Deutschland	1,00	24,36	1,00	32,29
Frankreich	1,11	22,65	1,13	31,22
Großbritannien	0,76	15,84	0,89	24,54
Niederlande	1,05	24,42	1,09	36,37
Schweiz	2,17	57,52	1,93	76,05
Ungarn	116,87	1.117,80	178,15	2.658,08

Aussagen über die Qualität der ausgewählten Leistungen zu einer weitergehenden Einordnung der Gebührenhöhe (bzw. wie diese im Kanon des Leistungsspektrums gemessen werden) würden den Rahmen dieser Studie sprengen und waren auch 1999 nicht Gegenstand der Erhebung. Durch die Vorgabe der einzelnen Therapieschritte bei der Befragung werden jedoch auch leistungsspezifische Qualitätssicherungsmaßnahmen einbezogen.

2.2 Auswahl und Festlegung der zahnärztlichen Leistungen

Ein Preisvergleich, der ausschließlich auf der Auswertung von Gebührenordnungen oder Preislisten beruht, ist nur beschränkt aussagefähig. Zwar lassen sich, falls vorhanden, Preise aus Gebührenordnungen oder Preislisten entnehmen, allerdings erhält man damit keine Informationen, ob diese Leistungen im Vergleich zu Deutschland z. B. denselben Leistungsinhalt haben oder im Rahmen der gleichen zahnärztlichen Behandlung Anwendung finden. Der Preisvergleich aus dem Jahr 1999 hat gezeigt, dass dies vor allem auch die Unterschiede in den Materialkosten betrifft und hierzu nur selten frei zugängliche Informationen vorliegen.

Ausgangspunkt des Preisvergleichs bildet daher das Referenzsystem für die zahnärztliche Behandlung als Summe typischer Therapieschritte aus den Bereichen konservierend-chirurgischer Behandlungen, dem Zahnersatz und der Parodontalbehandlung. Basis der Untersuchung ist somit die Ermittlung der einzelnen Therapieschritte für die ausgewählten Behandlungsanlässe in Relation zu den ihnen zugeordneten Gebührenpositionen unter Einbeziehung zahnärztlichen Fachwissens.

Aus praktischen Gründen kann der Preisvergleich nicht über alle zahnärztlichen Behandlungen erfolgen, sondern beschränkt sich, wie bei der Studie aus dem Jahr 1999, auf jeweils typische Behandlungsanlässe der einzelnen Bereiche der zahnärztlichen Versorgung. Die Festlegung der in die Untersuchung einbezogenen Behandlungsanlässe und die Definition der dazugehörigen zentralen Behandlungseckpunkte erfolgten durch das Institut der Deutschen Zahnärzte in Abstimmung mit zahnmedizinischen Experten.

Auswahlkriterien für die zahnärztlichen Behandlungspositionen waren im Wesentlichen die Häufigkeit der Leistungen (ausgewiesen durch die Frequenzstatistiken der Kassenzahnärztlichen Bundesvereinigung [KZBV]) und die Zahl der abgerechneten Leistungen innerhalb der einzelnen Leistungsbereiche in Deutschland (die umsatzmäßige Bedeutung der einzelnen Leistungen innerhalb des Leistungsgeschehens blieb dabei außer Acht). Daneben wurde die Auswahl durch die Intention bestimmt, anhand der ausgewählten Leistungen eine Art „Lebensbogen" zu spannen, um so ein breites Spektrum an Behandlungsanlässen von einer zahnärztlichen Normalversorgung bis hin zu einer gehobenen Versorgung abzudecken. Die vom deutschen Leistungsgeschehen geprägte Auswahl der einzelnen zahnärztlichen Behandlungsanlässe spiegelt sicherlich nicht immer die Versorgungssituation in den sechs Vergleichsländern wider. Die Diskussion und anschließende Bewertung der Preisunterschiede erfolgt jedoch aus deutscher Sicht, sodass diese Vorgehensweise als sinnvoll erachtet wird.

Untersucht wurden im Wesentlichen dieselben Leistungen wie beim Preisvergleich im Jahr 1999 (Tab. 2). Allerdings wurden zwei Behandlungsanlässe durch andere ersetzt. Damit sollte dem zahnmedizinischen Fortschritt, dem zwischenzeitlich erweiterten Spektrum der Behandlungsmöglichkeiten und veränderten Patientenpräferenzen Rechnung getragen werden.

Tabelle 2: In den Preisvergleich 1999 und 2013 einbezogene zahnärztliche Leistungen	
1999	**2013**
1. Eingehende Untersuchung und Beratung eines neuen Patienten	Eingehende Untersuchung und Beratung eines neuen Patienten
2. Individualprophylaktische Versorgung von Kindern	Individualprophylaktische Versorgung von Kindern
3. Zweiflächige direkte Füllung an Zahn 45 (Klasse-II-Kavität [mo]), Werkstoff Füllung: Komposit	Zweiflächige direkte Füllung an Zahn 45 (Klasse-II-Kavität [mo]), Werkstoff Füllung: Komposit
4. Dreiflächige indirekte Einlagefüllung an Zahn 36 (Klasse-II-Kavität [mod]), Werkstoff Füllung: Gold	Subgingivale Kürettage an den Zähnen 16, 15, 24, 37, 33, 32, 31, 41 (geschlossenes Vorgehen)
5. Wurzelkanalbehandlung an Zahn 46 (vitaler Zahn)	Wurzelkanalbehandlung an Zahn 46 (vitaler Zahn)
6. Extraktion des Zahnes 31	Extraktion des Zahnes 31
7. Verblendete Krone auf Zahn 21, Werkstoff Gerüst: Gold, Werkstoff Verblendung: Keramik	Verblendete Krone auf Zahn 21, Werkstoff Gerüst: Gold, Werkstoff Verblendung: Keramik
8. Vollgussbrücke von Zahn 45 auf Zahn 47 (Ersatz des Zahnes 46), Werkstoff Brücke: Gold	Implantatsetzung regio 11 (enossales pfostenförmiges Schraubenimplantat, Werkstoff: Titan, Spätimplantation, zweiphasig einheilend)
9. Vollverblendete Brücke von Zahn 45 bis 47 (Ersatz des Zahnes 46), Werkstoff Gerüst: Gold, Werkstoff Verblendung: Keramik	Vollverblendete Brücke von Zahn 45 bis Zahn 47 (Ersatz des Zahnes 46), Werkstoff Gerüst: Gold, Werkstoff Verblendung: Keramik
10. Modellgussprothese (Ersatz der Zähne 36, 32, 31, 41, 42, 44, 45, 46)	Modellgussprothese (Ersatz der Zähne 36, 32, 31, 41, 42, 44, 45, 46)
11. Totalprothetische Versorgung im Ober- und Unterkiefer	Totalprothetische Versorgung im Ober- und Unterkiefer

2.3 Referenzsystem (Therapieschritte)

Ein Vergleich ist nur sinnvoll, wenn die zu vergleichenden Güter bzw. Dienstleistungen über weitgehend ähnliche bzw. gleiche Eigenschaften verfügen. Bezogen auf einen Preisvergleich zahnmedizinischer Leistungen ergibt sich die Problematik, dass es für einen zahnmedizinischen Behandlungsanlass keine international standardisierte Vorgehensweise gibt. Vielmehr gibt es in der Regel bei der Behandlung verschiedene Alternativen zwischen denen Zahnarzt und Patient wählen können. Um eine daraus resultierende Unschärfe bei einem Preisvergleich zu reduzieren, werden die ausgewählten zahnmedizinischen Behandlungsanlässe durch die Vorgabe der zu versorgenden Zähne und der zu verwendenden Materialien konkretisiert und die einzelnen Therapieschritte als Eckpunkte für die zahnärztliche Versorgung in den Fragebögen aufgeführt. Außerdem können die Behandlungsanlässe über die Häufigkeit der Inanspruchnahme eingeordnet werden. Allerdings bilden in- und ausländische Frequenzstatistiken zum

Leistungsgeschehen in der Regel Gebührenpositionen und nicht die unterschiedlichen zahnmedizinischen Behandlungsanlässe ab, sodass dadurch keine eindeutige Zuordnung möglich ist.

Die Definition der Leistungen und die dazugehörigen Therapieschritte wurden durch das IDZ mit Unterstützung von zahnmedizinischen Experten zusammengestellt. Gleichzeitig wurden in diesem Zusammenhang auch die Preise für die definierten zahnmedizinischen Behandlungsanlässe in Deutschland, die als Vergleichsgrößen herangezogen wurden, ermittelt.

Bei der Interpretation der Unterschiede der Preisniveaus der einzelnen Behandlungsanlässe zwischen den Ländern, aber auch im Vergleich zum Jahr 1999, sind folgende Faktoren zu beachten:

– Unterschiedliche Abgrenzung und Pauschalierung der Leistungen in den Gebührenordnungen bzw. den Preislisten, die bei einer Zuordnung zu den Behandlungseckpunkten der Behandlungsanlässe zu Abweichungen führen;
– Unterschiede in der Interpretationen der Bestandteile der Leistungskomplexe durch die beteiligten Organisationen;
– Unterschiedliche Material- und Laborkosten, Praxiskosten und zeitliche Leistungsabläufe.

Durch das Studiendesign wurde versucht, diese Faktoren auszuschalten, dennoch sind hier Ungenauigkeiten durch Störfaktoren (Confounder) denkbar.

2.4   Einbezogene Länder

Die Auswahl der in die Untersuchung einbezogenen Länder ist im Wesentlichen durch gesundheitspolitische Überlegungen bestimmt. Wie auch bei der Vorgängerstudie wurden neben Deutschland folgende sechs Länder einbezogen:

– Dänemark,
– Frankreich,
– Großbritannien,
– Niederlande,
– Schweiz und
– Ungarn.

Die Auswahl berücksichtigt damit sechs Staaten der Europäischen Union sowie mit der Schweiz ein Land der Europäischen Freihandelsassoziation. Auf Grundlage des EU-Vertrages und entsprechender Assoziierungsabkommen herrscht zwischen diesen Ländern freier Waren- und Dienstleistungsverkehr.

Mit Dänemark und Großbritannien wurden zwei Länder mit einem staatlich ausgerichteten Gesundheitssystem einbezogen.

Frankreich, das ebenso wie Deutschland über ein Sozialversicherungssystem verfügt, wurde aufgrund der räumlichen Nähe und seines Gewichts als politischer und wirtschaftlicher Partner Deutschlands mit in die Untersuchung aufgenommen.

Für die Niederlande als ein weiteres einzubeziehendes Vergleichsland sprach die umfassende Neustrukturierung des Gesundheitssystems und die Zweiteilung des zahnärztlichen Versorgungssystems in eine Grund- und Zusatzversorgung.

Die Schweiz wurde als Beispiel für eine weitestgehend privatzahnärztliche Versorgung aufgenommen.

Mit Ungarn wurde ein Land berücksichtigt, dessen Gesundheitswesen bis zur politischen Wende im Jahre 1990 staatlich organisiert war. Es verzeichnet grundlegende Strukturreformen hin zu einem Sozialversicherungssystem. Diese Strukturreformen hatten weitreichende Folgen, insbesondere im Hinblick auf die neu eingeführte nationale Krankenversicherung und den versicherten Leistungsumfang. Eine weitere Besonderheit Ungarns ist, dass es heute hinsichtlich des Dentaltourismus eine große Bedeutung hat (Klar, 2013).

2.5   Datenerhebung

Die Datenerhebung für den Preisvergleich erfolgte in mehreren Schritten, primär anhand einer schriftlichen Befragung und eines anschließenden, vertiefenden persönlichen Interviews. Die Datenerhebung hatte das Ziel, neben dem zahnärztlichen Honorar auch die Material- und Laborkosten sowie die Selbstbeteiligungsregelungen für die ausgewählten zahnmedizinischen Behandlungsanlässe zu erfassen. Im Mittelpunkt steht dabei die Vergleichbarkeit einzelner Leistungsinhalte in Relation zu den einzelnen, ihnen zugeordneten Gebührenpositionen und nicht der allgemeine Vergleich der Honorierung zahnärztlicher Leistungen mit den zugrunde liegenden Gebührenordnungen.

In einem ersten Schritt hat das IDZ in einem Schreiben an die wichtigsten zahnärztlichen Verbände der in die Untersuchung einbezogenen Länder die Zielsetzung und die Vorgehensweise der Untersuchung vorgestellt. Gleichzeitig wurde in diesem Schreiben die Bitte geäußert, dass die Verbände einen Ansprechpartner benennen, der für das Vorhaben als Ansprechpartner zur Verfügung steht. Dieses Vorgehen konnte in der Mehrzahl der Länder realisiert werden. Die zahnärztlichen Verbände in der Schweiz und in Frankreich benannten keine Ansprechpartner, sodass in diesen Fällen zahnmedizinische Experten ohne die Mitwirkung der Standesorganisationen gefunden werden mussten.

Schriftliche Befragung

In einem zweiten Schritt wurde von BASYS in Zusammenarbeit mit dem IDZ ein länderspezifischer Fragebogen erstellt, der als Grundgerüst für die Erhebung diente. Dabei wurde auch auf das Erhebungsinstrumentarium der letzten Untersuchung zurückgegriffen.

Bei der Erhebung im Jahr 1999 wurde der Fragebogen schrittweise entwickelt. Um eine optimale Akzeptanz und Aufnahme des Fragebogens zu gewährleisten, durchliefen diese vor der endgültigen Fertigstellung einen sog. Pretest durch Praktiker in Deutschland. Umfang, Aufbau und Gestaltung des Fragebogens sollten sich dabei an der Praxis orientieren und für Praktiker nachvollziehbar sein. Die im Pretest gewonnenen Erkenntnisse und Erfahrungen flossen in die Endfassung des Fragebogens mit ein.

Um das Ausfüllen und die Vergleichbarkeit zu erleichtern, wurden in der aktuellen Befragung die einzelnen Behandlungsanlässe in einzelne Behandlungsschritte untergliedert. Ferner wurde der Fragebogen um die neu aufgenommenen Behandlungsanlässe ergänzt.

Die deutsche Fassung des Fragebogens wurde anschließend ins Englische und Französische übersetzt. In den Untersuchungsländern Großbritannien, Niederlande und Ungarn erfolgte die Befragung mittels des englischsprachigen Fragebogens; in Deutschland, der Schweiz und in Dänemark erfolgte die Befragung in deutsch, in Frankreich in französisch.

Vor-Ort-Gespräche

In einem weiteren Schritt der Untersuchung wurden die jeweiligen Ansprechpartner angeschrieben und um ein Treffen vor Ort gebeten. Das Vor-Ort-Gespräch war dabei als die wichtigste Informationsquelle für den Preisvergleich dieser Untersuchung anzusehen. In direktem Kontakt mit dem Experten lassen sich Kommunikationshindernisse besser überwinden als bei telefonischer oder schriftlicher Befragung. Die gewonnenen Informationen erhalten dadurch eine andere Qualität. Das persönliche Interview kommt damit dem wahren Sachverhalt näher als andere Erhebungstechniken.

Ziel der Vor-Ort-Gespräche war die Validierung und Konkretisierung der Antworten aus den Fragebögen, um in der Auswertung von einer annähernden Vergleichbarkeit der Behandlungsschritte in den einzelnen Ländern ausgehen zu können. Auch bei den Vor-Ort-Gesprächen lag der

Schwerpunkt des Interesses darin, Informationen und Erläuterungen aus zahnärztlicher bzw. verwaltungs- und abrechnungstechnischer Sicht zu erhalten, um eine umfassende Interpretation der einzelnen Behandlungsschritte und der dafür vorgesehenen Gebühren und Preise zu ermöglichen. Falls einzelne Behandlungseckpunkte oder ganze Leistungen in den Ländern nicht angeboten bzw. durchgeführt wurden, wurden Alternativbehandlungen einbezogen und diskutiert.

Als grundlegende Information für die Vor-Ort-Gespräche diente die Auswertung der Fragebögen der schriftlichen Befragung. Aufbauend auf diesen Erkenntnissen wurden länderspezifische Gesprächsleitfäden für den Interviewer erarbeitet. Die Gesprächsleitfäden wurden dabei so konzipiert, dass sie zum einen die zu vertiefenden Aspekte und Themenkreise erfassten, zum anderen aber auch Raum für darüber hinaus interessierende Aspekte und Informationen ließen. Dies ermöglichte einerseits, jeden Themenkreis zu berühren, andererseits jedoch die Befragung offen zu gestalten.

Während der Vor-Ort-Gespräche wurden u. a. auch auf die Auswertung des Fragebogens für Deutschland (gegebenenfalls in englischer Übersetzung) zurückgegriffen und in das Gespräch einbezogen, um Transparenz zu dokumentieren. Daneben wurden auch sog. „Kann-Leistungen" mit in die Abfrage einbezogen. Auch eventuell vorhandene landesspezifische Abrechnungsbestimmungen zu den einzelnen Behandlungspositionen wurden abgefragt.

Die Vor-Ort-Gespräche wurden auch dafür genutzt, um erforderliche Kontextinformationen zu sammeln und/oder diese, falls erforderlich, zu prüfen. Diese Maßnahmen waren nötig, um die Varianz der Ergebnisse, wie dies insbesondere im Fall von Marktpreisen für zahnärztliche Leistungen möglich sein kann, zu vermeiden. Ferner wurden im Vor-Ort-Gespräch wichtige Zusatzinformationen, wie z. B. zur Delegierbarkeit einzelner Leistungen an zahnmedizinisches Hilfspersonal, zur Bedeutung bzw. zum Stellenwert bestimmter Leistungen oder zum Vorliegen offizieller statistischer Daten und Kennzahlen zur zahnärztlichen Versorgung erfragt.

Die Ergebnisse der schriftlichen und mündlichen Befragung wurden, soweit notwendig, durch allgemein zugängliche Datenquellen ergänzt. Für den Fall, dass sich offene Fragen auf die zuvor skizzierte Weise nicht klären ließen, wurden die Experten erneut telefonisch oder schriftlich angesprochen. Aufgrund der Komplexität der Thematik war es von Fall zu Fall erforderlich, nach der Auswertung der Gespräche einzelne Punkte zusätzlich abzuklären.

2.6   Vergleich der Preise und der Preisentwicklung

Den im Rahmen der schriftlichen Befragung und der Vor-Ort-Gespräche ermittelten Preisen für die zahnärztlichen Behandlungsanlässe liegt folgende Definition zugrunde:

$$P = G + ML$$
(P = Preis, G = Zahnärztliche Gebühr, ML = Material- und Laborkosten)

Zur besseren Übersichtlichkeit werden die Ergebnisse des Preisvergleichs für die einzelnen zahnmedizinischen Leistungen nicht in absoluten Beträgen, sondern im Vergleich zu Deutschland als Index dargestellt. Dabei werden die in den einzelnen Ländern ermittelten Preise zum deutschen Preis ins Verhältnis gesetzt (Deutschland = 100).

Für den Patienten (oder den Kostenträger) ist entscheidend, welchen Preis die zahnärztlichen Leistungen in Relation zu anderen Produkten der Lebenshaltung haben bzw. wie hoch der Einkommensanteil ist, der hierfür aufgewendet werden muss. Deshalb werden bei der Ermittlung der Preisunterschiede zur Umrechnung neben den Kaufkraftparitäten auch Einkommensverhältnisse herangezogen. Die Kaufkraftparitäten sind den regelmäßig erscheinenden Veröffentlichungen des Statistischen Amtes der Europäischen Union (Eurostat, 2014) entnommen. Zur Umrechnung der Preise aufgrund von Einkommensverhältnissen wird auf das Bruttoinlandsprodukt pro Kopf (in Landeswährung) zurückgegriffen. Quelle hierfür ist die New Cronos Datenbank von Eurostat, die auf nationalen Angaben beruht (Eurostat, 2014).

Zur Kontrolle bzw. Plausibilisierung der erhobenen Preise wurde intern auch eine Umrechnung aus der jeweiligen Landeswährung in Devisenkurse vorgenommen. Im Vergleich zu 1999 hat die aktuelle Erhebung in diesem Kontext den Vorteil, dass durch die Euro-Einführung infolge der Europäischen Wirtschafts- und Währungsunion in der Zwischenzeit in einigen Ländern dieselbe Währung gilt.

Eine weitere Analyse wird der Preisentwicklung gewidmet. Hierbei erfolgt eine Betrachtung der Preisunterschiede in den jeweiligen Ländern zwischen 1999 und den Erhebungen aus dem Jahr 2013. Allerdings ist die Längsschnittbetrachtung für zwei Behandlungsanlässe nicht möglich, da diese bei der jetzigen Erhebung neu hinzugekommen sind. Außerdem wurde die Schweiz bei dieser Analyse teilweise ausgeschlossen. Grund hierfür ist im Wesentlichen, dass 1999 keine Material- und Laborkosten erfasst werden konnten.

Der Preisvergleich der Dienstleistungen und Waren im Längsschnitt kann auf der Basis unterschiedlicher Preise geschehen. Hier erfolgt eine Betrachtung der auf der Basis der mittels Kaufkraftparitäten umgerechneten Werte.

Die Darstellung der Preisentwicklung erfolgt nicht auf Basis eines Indexes, sondern anhand der in Kaufkraftparitäten umgerechneten Nominalwerte der Preise der jeweiligen zahnärztlichen Leistung. Insofern ist die Preisentwicklung für die einzelnen zahnärztlichen Behandlungsanlässe im Zeitraum zwischen 1999 und 2013 nicht direkt aus dem Vergleich der berechneten Preisindexe der beiden Jahre 1999 und 2013 ableitbar.

Zur Beurteilung der Entwicklung der Preise wurde u. a. auf den Verbraucherpreisindex der einzelnen Länder zurückgegriffen. Von jedem Statistischen Amt werden in diesem Zusammenhang auch Preise zu den zahnärztlichen Leistungen erfasst und als eigener Preisindex für zahnärztliche Leistungen ausgewiesen. Der Preisunterschied der beiden Erhebungsjahre 1999 und 2013 wurde mit der vom jeweiligen Statistischen Amt erfassten Preisentwicklung verglichen.

3 System der zahnärztlichen Versorgung in den Untersuchungsländern

Die zahnärztliche Versorgung bildet in allen Untersuchungsländern ein Teil-system der medizinischen Versorgung, das spezifischen nationalen Regu-lierungen unterliegt. Die Wertvorstellungen, die diese Regulierungen be-stimmen, zeigen sich in der Ausgestaltung der Leistungskataloge, der Fi-nanzierung der Systeme und dem Verhältnis zwischen privater und öffentlicher Leistungsorganisation. In allen untersuchten Ländern hat dies auch einen Einfluss auf die Preisgestaltung. Die Preisgestaltung soll den Zahnärzten eine Leistungserbringung bei angemessenem Einkommen, eine Finanzierung dieser Leistungen durch die öffentlichen Haushalte bzw. durch die Krankenversicherung, eine qualitativ hochwertige Versorgung für die Patienten und schließlich eine sozial tragbare Selbstbeteiligung durch den Patienten ermöglichen.

Im folgenden Kapitel werden die Grundzüge der zahnmedizinischen Ver-sorgung und ihre Einbettung in die Gesundheitssysteme der sieben Länder skizziert. Die Beschreibung gliedert sich dabei jeweils in fünf Abschnitte. Zunächst wird die Organisation des Gesundheitssystems, die institutio-nelle Struktur und der Versicherungsschutz dargestellt. Im Anschluss folgt eine Beschreibung des Leistungskatalogs im Rahmen der öffentlichen Ver-sorgung. Dann wird in einem Abschnitt die Honorierung der zahnärztlichen Leistungen behandelt. In einem vierten Abschnitt wird auf die zahnärztli-chen Praxen eingegangen und es werden Kennzahlen zur zahnärztlichen Versorgung und der oralepidemiologischen Entwicklung präsentiert. Im ab-schließenden Abschnitt werden länderspezifische Eigennamen aufgelistet.

3.1 Dänemark

3.1.1 System der zahnärztlichen Versorgung

Organisation und Versicherungsschutz

In Dänemark ist seit 1973 für die medizinische Versorgung der Bevölkerung der staatliche Gesundheitsdienst zuständig. Auch ist für das dänische Ge-sundheitssystem seine dezentralisierte Organisationsstruktur charakteris-tisch. Regierung und Parlament setzen den gesetzlichen und politischen Rahmen. Verantwortlich für die Finanzierung und die Bereitstellung von medizinischen Leistungen sind sowohl die Zentralregierung als auch die Amtskommunen und die Gemeinden. Die Amtskommunen und die beiden Stadtverwaltungen von Kopenhagen und Frederiksberg bilden dabei die regionale Verwaltungsebene. Die Gemeinden ergänzen die medizinische Versorgung der Amtskommunen. In ihren Verantwortungsbereich fällt seit 1986 u. a. die Bereitstellung der zahnärztlichen Versorgung für Kinder und Jugendliche. Im Jahre 1994 wurde sie auf Personen mit eingeschränkter Mobilität und physischer bzw. psychischer Behinderung erweitert.

Mit der Reform der kommunalen Selbstverwaltung zum 1. Januar 2007 wurde das bisherige System der 15 Amtskommunen (einschließlich der Metropolregion) und der 275 Gemeinden durch 5 Regionen (Amtskommunen), die sich vor allem auf den Gesundheitssektor fokussieren, und 98 Gemeinden, die für eine breite Palette von Sozialleistungen verantwortlich sind, ersetzt (Ministry of Health and Prevention, 2008).

In Dänemark verfügen mehr als 80 % der Bevölkerung über eine private Zusatzversicherung. Von diesen sind etwa die Hälfte beim größten privaten Krankenversicherer „Sygeforsikring Danmark" versichert. Die Übernahme der Kosten ist abhängig von der einzelnen Behandlung, dem Versicherungsumfang des Patienten, dem Alter des Patienten und der Dauer der Zugehörigkeit zu der Versicherung. Allerdings beträgt die Erstattung der Kosten nur bei wenigen Behandlungen mehr als 50 %. Nur in seltenen Fällen werden in der Altersgruppe von 16 bis 25 Jahren die Kosten zu 100 % erstattet.

Der Versicherte kann unter drei verschiedenen Gruppen mit unterschiedlichem Versicherungsschutz bei der zahnärztlichen Behandlung wählen (Danmark Sygeforsikring, 2014).

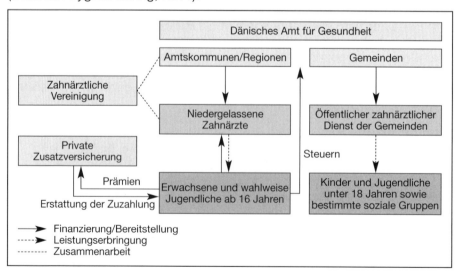

Abbildung 2: Organisation und Struktur der zahnärztlichen Versorgung in Dänemark

Verbände und Organisationen

Das Dänische Amt für Gesundheit (Sundhedsstyrelsen) führt in Dänemark das zentrale Register für approbierte Zahnärzte und erteilt den Zahnärzten eine Niederlassungserlaubnis.

Die dänische Zahnärztliche Vereinigung (Tandlægeforeningen [TF]) ist die Vertretung der zahnärztlichen Berufe. Sie schließt Verträge mit den Regionen hinsichtlich der zahnärztlichen Versorgung Erwachsener sowie der Leistungsvergütung im Rahmen der verbindlichen Gebührenordnung. Bei der Dänischen Zahnärztlichen Vereinigung ist in Zusammenarbeit mit der Vereinigung des jeweiligen Verwaltungsbezirks eine Beschwerdestelle angesiedelt, an die sich Patienten mit ihren Anliegen direkt wenden können. Schadensersatzzahlungen sind allerdings ausgeschlossen.

Für die Qualitätssicherung und Überwachung von Standards in der zahnärztlichen Behandlung mit statistischer Überprüfung von Behandlungskennzahlen und offizieller Verfahrensvorschriften bei der Behandlung von Patientenbeschwerden zeichnet in Dänemark die Vereinigung der Regionen verantwortlich. Ergibt sich im Rahmen von Wirtschaftlichkeitsprüfungen eine Abweichung bei den Behandlungsprofilen vom Regionaldurchschnitt um mehr als 40 %, muss dies gesondert begründet werden (Kravitz et al., 2014).

3.1.2 Leistungsumfang der zahnmedizinischen Versorgung

In Dänemark wird beim Leistungsumfang der zahnärztlichen Versorgung zwischen Kindern und Jugendlichen einerseits und Erwachsenen andererseits unterschieden. In Dänemark hat der Patient, wie auch in Deutschland, das Recht auf eine freie Wahl seines Zahnarztes.

Zahnärztliche Versorgung von Kindern und Jugendlichen

Der öffentliche zahnärztliche Dienst der 98 Gemeinden Dänemarks stellt für Personen bis zum 18. Lebensjahr die zahnärztliche Versorgung sicher. Innerhalb dieser öffentlichen Versorgung sind alle zahnärztlichen Behandlungen einschließlich präventiver und kieferorthopädischer Behandlungen frei (Olejaz et al., 2012). Jugendliche im Alter von 16 Jahren können wählen, ob sie wie bisher Leistungen der öffentlichen Einrichtungen in Anspruch nehmen oder zu einem privat praktizierenden Zahnarzt wechseln wollen. Kinder und Jugendliche bis zum 18. Lebensjahr sind dabei vollständig von Selbstbeteiligungen befreit.

Für die Behandlung der 16- bis 18-Jährigen, die anstelle des öffentlichen zahnärztlichen Dienstes einen privaten Zahnarzt aufsuchen, übernimmt der Staat die Kosten; dies gilt auch für jene Fälle, in denen aufgrund wirtschaftlicher Erwägungen die Aufgaben des öffentlichen Dienstes innerhalb eines (meist ländlichen) Einzugsgebietes niedergelassenen Zahnärzten übertragen werden.

Zahnärztliche Versorgung von Erwachsenen

Die zahnärztliche Behandlung Erwachsener basiert auf Vereinbarungen zwischen den Regionen und der Dänischen Zahnärztlichen Vereinigung. In diesem System trägt der Patient einen Teil der anfallenden Kosten. Für den Rest kommen die Regionen auf.

Der öffentliche zahnärztliche Dienst erbringt auch Leistungen für spezielle Gruppen von Behinderten, auch im Rahmen der häuslichen Pflege. Ansonsten gilt bei Erwachsenen die Versorgung über die niedergelassenen Zahnärzte.

Die Kosten der zahnärztlichen Versorgung für Erwachsene werden allerdings nur teilweise von der öffentlichen Krankenversicherung (Sygeforsikring) gedeckt. Die Selbstbeteiligung variiert hier zwischen 0 % und 100 % der Kosten für die in der Gebührenordnung aufgeführten Leistungen. Bei Leistungen, die nicht in der Gebührenordnung aufgeführt sind, hierzu gehören auch die prothetischen Leistungen, muss der Patient die Kosten zu 100 % selbst tragen.

Für Untersuchungen und Diagnosen, Füllungen, Oralchirurgie, Leistungen der Parodontologie und Endodontie erhalten die Patienten einen staatlichen Zuschuss. Die meisten Erwachsenen müssen die Kosten bei kieferorthopädischen Behandlungen, Kronen und Brücken sowie herausnehmbarem Zahnersatz in vollem Umfang selbst zahlen.

Beim Zahnersatz können die Gemeinden für Rentenempfänger, abhängig von ihrer finanziellen Lage und den körperlichen Beschwerden, 85 % der Selbstbeteiligung durch die Gesundheitszulage (Helbredstillæg) übernehmen.

Im Durchschnitt tragen Patienten rund 80 % und der nationale Gesundheitsdienst ca. 20 % der Kosten der zahnärztlichen Behandlung. Im Allgemeinen sind die Kostenanteile bei Prävention und Grundversorgung durch den Staat höher, teure Behandlungen wie etwa oralchirurgische Eingriffe werden hingegen in geringerem Umfang bezuschusst. Zuschüsse für die 18- bis 25-Jährigen sind für einzelne Leistungen ebenfalls höher.

Sozialhilfeempfänger können ihre Ausgaben für zahnärztliche Leistungen durch die Gemeinde erstattet bekommen und diejenigen, die kein Arbeitslosengeld erhalten, wie z. B. Obdachlose oder Drogen- und Alkoholabhängige, erhalten in der Regel eine kostenlose Behandlung. Voraussetzung für Leistungen auf Basis der Gemeindeverordnung ist eine vorherige Genehmigung der Behandlung.

3.1.3   Honorierung zahnärztlicher Leistungen

Die Honorierung der frei praktizierenden Zahnärzte basiert auf einem Einzelleistungstarif (Honorartabeller), der zum einen die staatlichen Erstattungspreise der Regionen (Amtskommunen), zum anderen die Erstattungspreise für die Patienten ausweist.

Alle Preise für staatlich bezuschusste Leistungen sind in der oben genannten Gebührenordnung zusammengefasst. Sie umfasst Leistungen wie Untersuchung und Diagnose, Füllungen, Wurzelbehandlung, Extraktion und Parodontalbehandlung. Die Anpassung der Gebührenordnung zu der Preisentwicklung wird halbjährlich zwischen dem Berufsverband der dänischen Zahnärzte und den Regionen abgestimmt. Die Gebührenordnung wird alle 2 bis 3 Jahre zwischen dem Berufsverband und der Vereinigung der Regionen neu verhandelt. Anschließend werden dem Gesetzgeber Empfehlungen zu dem staatlichen Zuschusssystem unterbreitet. Für zahnärztliche Versorgungen, die nicht durch die Regionen bezuschusst werden, kann der Zahnarzt in Abhängigkeit des tatsächlichen Arbeitsaufwandes sein Honorar selbst bestimmen.

3.1.4   Kennzahlen zur zahnärztlichen Versorgung

2009 gab es in Dänemark insgesamt rund 4.500 praktizierende Zahnärzte. Davon waren rund 2.300 als frei praktizierende Zahnärzte tätig. Etwa 2.200 Zahnärzte waren angestellt. Arbeitgeber sind dabei zum einen die frei praktizierenden Zahnärzte in den privaten Kliniken, zum anderen der öffentliche zahnärztliche Dienst der Gemeinden, Krankenhäuser, Universitätszahnkliniken, andere öffentliche Institutionen sowie das Militär. Vor allem in ländlichen Gebieten schließen hierzu die Gemeinden Verträge mit örtlich privat praktizierenden Zahnärzten für den öffentlichen zahnärztlichen Dienst ab. Mit der Reform der kommunalen Selbstverwaltung zum 1. Januar 2007 ist diese Art der Versorgung sehr selten geworden. Ein sehr geringer Anteil der niedergelassenen Zahnärzte behandelt ausschließlich Privatpatienten.

Von 1999 bis 2009 ging die Zahnarztdichte in Dänemark durchschnittlich jährlich um 1 % zurück (Tab. 3). Während sie 1999 noch 0,86 Zahnärzte je 1.000 Einwohner betrug, lag sie 2009 bei 0,78. Parallel hierzu ist die Anzahl der Personen, die ein Zahnarzt rein rechnerisch zu versorgen hat, von 1.161 auf 1.285 gestiegen. Diese Entwicklung wird sich im Laufe der nächsten 10 Jahre erheblich verstärken.

Überall, wo ein Zahnarzt praktiziert, dürfen auch Dentalhygieniker beschäftigt sein. Dentalhygienikern ist es erlaubt, selbstständig einen begrenzten Umfang von Behandlungen durchzuführen. Zahntechniker arbeiten meistens in Laboren, Krankenhäusern oder an zahnärztlichen Fakultäten. Einige Zahntechniker sind jedoch auch in zahnärztlichen Praxen angestellt. Für die klinischen Zahntechniker existieren eigene Ausbildungsgänge und sie dürfen sich in eigener Verantwortung frei niederlassen.

Die Pro-Kopf-Ausgaben für zahnärztliche Leistungen im Jahre 2011 beliefen sich in Dänemark auf 193 EUR. Im Vergleich zum Jahr 1999 beträgt der durchschnittliche jährliche Anstieg 3,1 % (Tab. 3). Die Ausgabenquote am Bruttoinlandsprodukt betrug 2011 0,61 %. In Dänemark gingen 2011 die Einwohner durchschnittlich annähernd 1 Mal pro Jahr zum Zahnarzt (Tab. 3).

Tabelle 3: Kennzahlen zur Oralepidemiologie und zur zahnärztlichen Versorgung in Dänemark (1999–2012)				
Oralepidemiologie[1]				
DMFT (12-Jährige)		1,0 (1999)	0,6 (2012)	
DMFT (35- bis 44-Jährige)		16,7 (2000/01)	13,5 (2008/09)	
Anteil der völlig Zahnlosen (65- bis 74-Jährige)		–	1,9 % (2008/09)	
Zahnärztliche Versorgung	1999	2005	2011	Jährliches Wachstum (%)
Einwohner je Zahnarzt[2]	1.161	1.169	1.285[4]	1,0
Zahnärzte je 1.000 Einwohner[2]	0,86	0,86	0,78[4]	–1,0
Zahnarztkonsultationen pro Kopf[3]	1,0	0,9	0,9	–1,0
Zahnärztliche Ausgaben pro Kopf in EUR (KKP)[3]	133	158	193	3,1
Zahnärztliche Ausgaben in Prozent des BIP[3]	0,57	0,57	0,61	0,6

[1] WHO, 2014
[2] Eurostat, 2014
[3] OECD, 2014
[4] Werte für 2009

Die Mundgesundheit der Kinder wird in Dänemark über den öffentlichen zahnärztlichen Dienst in einem Register erfasst, wodurch ein kontinuierliches Monitoring gegeben ist. Der DMFT-Index bei den Kindern hat sich im Zeitverlauf deutlich verbessert. Bei den 12-Jährigen ist er mit 0,6 der aktuell niedrigste Wert der sieben betrachteten Länder. Auch bei Erwachsenen hat sich die Mundgesundheit verbessert. Eine vollständige Zahnlosigkeit kommt bei den 65- bis 74-Jährigen in Dänemark bei 1,9 % vor (Tab. 3).

3.1.5 Länderspezifische Eigennamen

DK   Danmark   Dänemark
TF   Tandlægeforeningen Zahnärztliche Vereinigung

3.2   Deutschland

3.2.1   System der zahnärztlichen Versorgung

Organisation und Versicherungsschutz

Das deutsche Gesundheitswesen lässt sich als gesetzliches Sozialversicherungsmodell charakterisieren, d. h. die Organisation und Finanzierung des Gesundheitswesens basiert auf den traditionellen Grundsätzen der Solidarität, der Versicherung und der Selbstverwaltung. Die Rolle der Bundesregierung beschränkt sich darauf, den gesetzlichen Rahmen für die Gesundheitsversorgung zu setzen. Die Sicherstellung der ambulanten zahnärztlichen Versorgung der gesetzlich Versicherten ist Aufgabe der Kassenzahnärztlichen Vereinigungen, wobei nach §§ 72 ff. SGB V Zahnärzte und Krankenkassen zusammenwirken.

Arbeitnehmer, deren monatliches Arbeitsentgelt aus ihrer Beschäftigung mehr als 450 EUR beträgt und unterhalb der Versicherungspflichtgrenze (2014: 4.462,50 EUR) liegt, sind Pflichtmitglied der Gesetzlichen Krankenversicherung (GKV). Ein Arbeitsentgelt über der Versicherungspflichtgrenze eröffnet dem Arbeitnehmer die Möglichkeit, Mitglied einer Privaten Krankenversicherung (PKV) zu werden. Etwa 86 % der Bevölkerung waren 2012 bei einer gesetzlichen Krankenkasse versichert, während 11 % bei einem PKV-Unternehmen voll versichert waren (PKV, 2013). Daneben existieren weitere besondere Sicherungssysteme in Form der Beihilfe (für Beamte), der freien Heilfürsorge (u. a. für Polizeivollzugsbeamte und Zivildienstleistende) sowie die unentgeltliche truppenärztliche Versorgung (für Soldaten). Zusatzversicherungen, insbesondere für zahnärztliche Leistungen, erfreuen sich einer wachsenden Beliebtheit bei den GKV-Versicherten. Im Jahr 2012 hatten bereits 13,6 Mio. GKV-Versicherte eine private Zusatzversicherung (PKV, 2013).

Für die Finanzierung der Gesetzlichen Krankenversicherung gilt ein einheitlicher Beitragssatz von derzeit 15,5 %, wovon der Arbeitgeber 7,3 % und der Arbeitnehmer 8,2 % bezahlt. Die GKV-Versicherten erhalten im Krankheitsfall die erforderlichen zahnmedizinischen Leistungen als Sachleistungen; für die Kostenerstattung gelten Sonderregelungen.

In der PKV gelten hingegen generell das Kostenerstattungsprinzip und das Prinzip der Vertragsfreiheit, d. h., der vom Versicherungsnehmer gewählte Versicherungsumfang sowie sein individuelles Erkrankungsrisiko bestimmen die Höhe seiner Beitragszahlungen.

Grundsätzlich gilt freie Arztwahl, d. h. die gesetzlich Versicherten können ihren Zahnarzt frei auswählen. Gleiches gilt für die Privatversicherten.

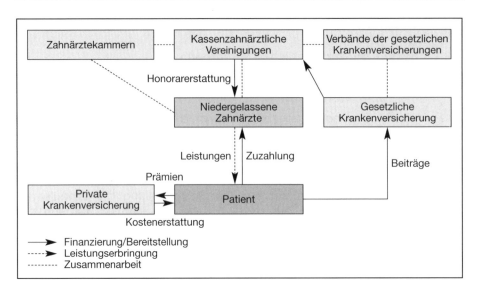

Abbildung 3: Organisation und Struktur der zahnärztlichen Versorgung in
Deutschland

Verbände und Organisationen

Die übergeordneten Aufsichtsfunktionen im Gesundheitswesen werden im
Wesentlichen durch die Gebietskörperschaften auf Bundes-, Landes- und
kommunaler Ebene wahrgenommen. An oberster Stelle steht dabei das
Bundesministerium für Gesundheit (BMG).

Innerhalb der gesetzlichen Krankenversicherung wird die zahnärztliche
Versorgung auf nationaler Ebene durch die Kassenzahnärztliche Bundesvereinigung (KZBV) und auf regionaler Ebene durch die Kassenzahnärztlichen Vereinigungen (KZVen) in Zusammenarbeit mit den Krankenkassen
organisiert. In den 16 Bundesländern gibt es derzeit 17 Kassenzahnärztliche Vereinigungen, die sämtliche Vertragszahnärzte vertreten, die bei einer
gesetzlichen Krankenversicherung versicherte Patienten behandeln dürfen. Diese Kassenzahnärztlichen Vereinigungen haben im Wesentlichen
folgende Aufgaben:

– Gewährleistung der zahnmedizinischen Versorgung der Bevölkerung
  (Sicherstellungsauftrag);
– Abschluss von Verträgen über die von den gesetzlichen Krankenkassen
  zu zahlende Vergütung einschließlich Honorarverteilung und Sicherstellung einer angemessenen Honorierung vertragszahnärztlicher Leistungen;
– Abrechnung der von den Vertragszahnärzten erbrachten Leistungen
  einschließlich Prüfung und Richtigstellung;
– Umsetzung von Maßnahmen zur Qualitätssicherung sowie Überwachung der Fortbildungspflicht der Mitglieder;

- Beratung der Vertragszahnärzte in allen Fragen der vertragszahnärztlichen Tätigkeit;
- Einrichtung von paritätischen Ausschüssen für die Zulassung zur vertragszahnärztlichen Versorgung und für Beschwerden.

Die Bundeszahnärztekammer – Arbeitsgemeinschaft der deutschen Zahnärztekammern e. V. (BZÄK) ist die Berufsvertretung aller Zahnärzte in Deutschland. Mitglieder der Bundeszahnärztekammer sind die 17 Zahnärztekammern der Bundesländer. Im Einzelnen gehören zu den Aufgabengebieten der Bundeszahnärztekammer:

- Vertretung des zahnärztlichen Berufsstandes gegenüber der Politik und der Öffentlichkeit auf Bundesebene;
- Schaffung von Rahmenbedingungen zur Erbringung und Anerkennung zahnmedizinischer Leistungen;
- Koordinierung und Weiterentwicklung der zahnärztlichen Aus-, Fort- und Weiterbildung in Zusammenarbeit mit zahnärztlich-wissenschaftlichen Organisationen;
- Stärkung der Prävention und Gesundheitsförderung;
- Verbesserung der zahnmedizinischen Versorgung der Bevölkerung;
- Vertretung der Interessen der Zahnärzteschaft auf europäischer und internationaler Ebene.

Die Mitgliedschaft in der regional zuständigen Zahnärztekammer ist für alle Zahnärzte in Deutschland zwingend.

Verpflichtende Maßnahmen der Qualitätssicherung sowie Kriterien für die indikationsbezogene Notwendigkeit und Qualität aufwendiger diagnostischer und therapeutischer Leistungen werden vom Gemeinsamen Bundesausschuss (G-BA) bestimmt. Bei der Festlegung von Qualitätskriterien für Zahnersatz ist der Verband Deutscher Zahntechniker-Innungen (VDZI) zu beteiligen; die Stellungnahmen sind in die Entscheidung einzubeziehen. Der Zahnarzt übernimmt für Füllungen und die Versorgung mit Zahnersatz eine zweijährige Gewähr. Identische und Teilwiederholungen von Füllungen sowie die Erneuerung und Wiederherstellung von Zahnersatz einschließlich Zahnkronen sind in diesem Zeitraum vom Zahnarzt kostenfrei vorzunehmen.

In Patientenberatungsstellen der Zahnärztekammern und Kassenzahnärztlichen Vereinigungen haben die Patienten die Möglichkeit, sich von einem qualifizierten und fachkompetenten Berater – in der Regel einem hierfür besonders geschulten Zahnarzt – kostenlos informieren zu lassen. Hierbei handelt es sich um eine allgemeine Beratung, die persönlich, telefonisch oder auch schriftlich erfolgen kann. Zusätzlich haben die Kassenzahnärztlichen Vereinigungen in Deutschland ein „Zweitmeinungsmodell" als neutrale Beratungsinstanz eingerichtet, bei der kostenlos eine zweite Meinung zu einer geplanten Versorgung mit Zahnersatz eingeholt werden kann. Beratungsangebote, etwa der Unabhängigen Patientenberatung Deutschland (UPD) oder der Verbraucherzentralen, ergänzen das Beratungsangebot.

3.2.2 Leistungsumfang der zahnmedizinischen Versorgung

Grundsätzlich sind alle in einer gesetzlichen Krankenkasse versicherten Erwachsenen und Kinder berechtigt, zahnmedizinische Leistungen innerhalb des Gesetzlichen Krankenversicherungssystems zu erhalten.

Der Gemeinsame Bundesausschuss trifft vielfältige Entscheidungen zu Fragen der gesundheitlichen Versorgung im Rahmen der Gesetzlichen Krankenversicherung. Insbesondere verfügt er über eine generelle Kompetenz zum Ausschluss oder zur Einschränkung von Leistungen, wenn nach dem allgemeinen Stand der medizinischen Erkenntnisse der diagnostische oder therapeutische Nutzen, die medizinische Notwendigkeit oder die Wirtschaftlichkeit nicht nachgewiesen sind. Weitere wesentliche Aufgaben des Gemeinsamen Bundesausschusses sind u. a. der Beschluss von Richtlinien, die für Vertragszahnärzte, Versicherte und Krankenkassen die einzelnen Leistungen konkretisieren, zum Beispiel in den Bereichen der zahnärztlichen Behandlung, der Früherkennung und der Bedarfsplanung.

Der zahnärztliche Leistungskatalog der GKV umfasst allgemeine konservierende und chirurgische Behandlungen, Leistungen der Kieferorthopädie für Versicherte unter 18 Jahren, Parodontalbehandlungen und die Versorgung mit Zahnersatz. Diese Leistungen werden von den Krankenkassen grundsätzlich als Sachleistung übernommen. Für Leistungen bei Zahnfüllungen, die über die vertragszahnärztliche Versorgung hinausgehen und von Versicherten im Rahmen der sog. Mehrkostenregelung frei gewählt werden (z. B. Inlays) hat der Versicherte die Mehrkosten zu tragen. Hierfür ist vor Behandlungsbeginn eine schriftliche Vereinbarung zwischen dem Versicherten und dem Zahnarzt zu treffen. Implantate gehören in der GKV in der Regel nicht zu den versicherten Leistungen. Für ästhetische oder kosmetische Leistungen müssen die gesetzlich Versicherten ebenfalls selbst aufkommen.

Bei einer medizinisch notwendigen Behandlung mit Zahnersatz, u. a. mit Kronen, Brücken und Prothesen, leistet die gesetzliche Krankenkasse einen befundbezogenen Festzuschuss. Dieser orientiert sich am zahnärztlichen Befund und an den Kosten der hierfür üblichen Versorgung, der sog. Regelversorgung. Der Festzuschuss ist so bemessen, dass er die Hälfte der Kosten der Regelversorgung abdecken soll. Sofern Versicherte nachweisen können, dass sie vor Beginn der Behandlung mindestens fünf Jahre lang regelmäßige Vorsorgeuntersuchungen wahrgenommen haben, erhöht sich der Festzuschuss um 20 %, nach zehn Jahren um 30 % gegenüber dem Grundzuschuss. Den Rest der anfallenden Behandlungskosten müssen Versicherte selbst zahlen.

Zahnärzte sind verpflichtet, ihren gesetzlich versicherten Patienten vor Beginn einer prothetischen Behandlung einen Heil- und Kostenplan vorzulegen. Diesen muss der Patient dann bei seiner Krankenkasse zur Prüfung und Genehmigung einreichen.

In sog. Härtefällen erhalten die Versicherten einen höheren Zuschuss zum Zahnersatz. Liegt das Einkommen Versicherter unter einer bestimmten Einkommensgrenze[1], erhalten die Versicherten von ihrer Krankenkasse den doppelten Festzuschuss zur Regelversorgung. Reicht nun im Einzelfall dieser Betrag für die Versorgung mit der Regelleistung nicht aus, hat der Versicherte Anspruch auf Übernahme der tatsächlich für die Regelversorgung angefallenen Kosten. Für alle anderen Versicherten gilt eine gleitende Härtefallregelung: Die maximale Eigenbeteiligung beträgt das Dreifache der Differenz zwischen dem tatsächlichen Einkommen und der maximalen monatlichen Einkommensgrenze der Härtefallregelung.

3.2.3 Honorierung zahnärztlicher Leistungen

In Deutschland ist die Vergütung zahnärztlicher Leistungen für die Gesetzliche Krankenversicherung im Sozialgesetzbuch (§§ 85 ff. SGB V) geregelt. In der vertragszahnärztlichen Versorgung vereinbart die Kassenzahnärztliche Bundesvereinigung mit dem Spitzenverband Bund der gesetzlichen Krankenkassen durch den Bewertungsausschuss das Leistungsverzeichnis, den sog. „Einheitlichen Bewertungsmaßstab für zahnärztliche Leistungen (BEMA-Z)" (§ 87 SGB V). Der BEMA-Z bestimmt den Inhalt der abrechnungsfähigen Leistungen und ihr wertmäßiges, in Punkten ausgedrücktes Verhältnis zueinander. Der BEMA-Z weist jeder zahnärztlichen Einzelleistung eine Punktzahl zu, das zahnärztliche Honorar ergibt sich durch Multiplikation der Punktzahlen mit dem gültigen Punktwert.

Die Vergütung der zahnärztlichen Leistungen erfolgt in der Gesetzlichen Krankenversicherung zweistufig. Auf der ersten Stufe zahlen die Krankenkassen für alle in einem Quartal erbrachten Leistungen ein Honorar an die Kassenzahnärztlichen Vereinigungen. Auf der zweiten Stufe erhalten die Vertragszahnärzte den auf sie entfallenden Anteil an der Gesamtvergütung, ggf. unter Zugrundelegung des Honorarverteilungsmaßstabes der zuständigen KZV.

Neben den Vergütungen für die zahnärztlichen Leistungen können die Material- und Laborkosten gesondert in Rechnung gestellt werden. Die Vergütung der zahntechnischen Leistungen der Regelversorgung richten sich nach dem Bundeseinheitlichen Leistungs- und Vergütungsverzeichnis für

---

[1] Monatliche Einkommensgrenze (brutto) für Alleinstehende 2013: 1.078 EUR, für Personen mit einem Angehörigen bei 1.482,25 EUR, für Personen mit zwei Angehörigen bei 1.751,75 EUR und bei Personen mit drei Angehörigen bei 2.021,25 EUR.

abrechnungsfähige zahntechnische Leistungen (BEL II). Die Vergütung mittels Punktwert wird auf regionaler Ebene verhandelt. Nach § 88 Abs. 2 und 3 SGB V sind die regional vereinbarten Preise Höchstpreise.

Abrechnungsgrundlage für die Vergütung privatzahnärztlicher Leistungen ist die Gebührenordnung für Zahnärzte (GOZ), die zum 1.1.2012 aktualisiert worden ist. Sie gilt für Privatversicherte sowie für gesetzlich Versicherte, soweit sie Leistungen in Anspruch nehmen, die über die vertragszahnärztlichen Leistungen hinausgehen. Sie wird als Rechtsverordnung der Bundesregierung mit Zustimmung des Bundesrates erlassen. Die GOZ weist den einzelnen zahnärztlichen Leistungen einen Wert in Punkten und in Euro zu (Einfachsatz), den der Zahnarzt unter Berücksichtigung der besonderen Umstände des einzelnen Behandlungsfalls (und innerhalb bestimmter Grenzen) bis zum Dreieinhalbfachen erhöhen kann. Der Gebührensatz in Euro ist der Betrag, der sich ergibt, wenn die Punktzahl der einzelnen Leistung des Gebührenverzeichnisses mit dem Punktwert (in 2013: 5,62421 Cent) vervielfacht wird.

Da die Leistungen der Zahnärzte im Gebührenverzeichnis der GOZ nicht vollständig aufgeführt sind, lässt die GOZ aufgrund des § 6 ergänzend die Anwendung der Gebührenordnung für Ärzte (GOÄ) zu, sodass die Zahnärzte z. B. Beratungen und Röntgenleistungen nach der GOÄ abrechnen können.

3.2.4 Kennzahlen zur zahnärztlichen Versorgung

Den zahnärztlichen Praxen kommt in Deutschland die zentrale Versorgungsfunktion zur Sicherstellung der Mundgesundheit zu. Die überwiegende Mehrheit der niedergelassenen Zahnärzte nimmt als Vertragszahnarzt an der Versorgung der GKV-Versicherten teil. Ende 2011 waren in Deutschland bei den Zahnärztekammern 87.539 Zahnärzte registriert. Hiervon waren insgesamt 68.502 zahnärztlich tätig. Darunter waren 54.286 niedergelassene Zahnärzte und 11.216 in Praxen angestellte Zahnärzte (BZÄK, 2012).

66,8 % der niedergelassenen Zahnärzte waren 2011 in einer Einzelpraxis niedergelassen, 33,2 % in einer Berufsausübungsgemeinschaft mit zwei oder mehr Inhabern (KZBV, 2014).

Im Jahr 2011 waren in Deutschland laut der Gesundheitspersonalrechnung des Statistischen Bundesamtes (2013) insgesamt 355.000 Personen in Zahnarztpraxen beschäftigt. Hiervon waren 102.000 oder 28,7 % in Teilzeit tätig. Insgesamt kamen in Deutschland 2011 0,84 Zahnärzte auf 1.000 Einwohner bzw. ein Zahnarzt versorgte im Durchschnitt 1.194 Einwohner (Tab. 4).

Tabelle 4: Kennzahlen zur Oralepidemiologie und zur zahnärztlichen Versorgung in Deutschland (1997–2011)				
Oralepidemiologie[1]				
DMFT (12-Jährige)	1,7 (1997)		0,7 (2005)	
DMFT (35- bis 44-Jährige)	16,1 (1997)		14,5 (2005)	
Anteil der völlig Zahnlosen (65- bis 74-Jährige)	24,8 % (1997)		22,6 % (2007)	
Zahnärztliche Versorgung	1999	2005	2011	Jährliches Wachstum (%)
Einwohner je Zahnarzt[2]	1.313	1.265	1.173	–0,9
Zahnärzte je 1.000 Einwohner[2]	0,76	0,79	0,85	0,9
Zahnarztkonsultationen pro Kopf[3/4]	2,4	2,5	2,4	0,0
Zahnärztliche Ausgaben pro Kopf in EUR (KKP)[4]	154	177	212	2,7
Zahnärztliche Ausgaben in Prozent des BIP[4]	0,71	0,68	0,70	–0,2

[1] WHO, 2014
[2] BZÄK, 2013 und eigene Berechnungen
[3] Böcken, Braun und Meierjürgen, 2014 und eigene Berechnungen nach OECD, 2014
[4] OECD, 2014

Nach der Richtlinie des Gemeinsamen Bundesausschusses über die Bedarfsplanung in der vertragszahnärztlichen Versorgung (Bedarfsplanungs-Richtlinie Zahnärzte; Fassung vom 14.08.2007) gilt derzeit in den alten Bundesländern als bedarfsgerecht, wenn in Kernstädten ein Zahnarzt auf 1.280 Einwohner kommt. In den übrigen Gebieten gilt dies für das Verhältnis 1:1.680. In den neuen Bundesländern beträgt die Verhältniszahl 1:1.180 bzw. 1:1.580. Bei den Fachzahnärzten für Kieferorthopädie wird bei einer bedarfsgerechten Versorgung von einem Verhältnis von 1:4.000 ausgegangen, wobei die Bezugsgröße die Bevölkerungsgruppe der 0- bis 18-Jährigen ist.

Die Pro-Kopf-Ausgaben für die zahnärztliche Versorgung beliefen sich 2011 auf 212 EUR. Die Ausgabenquote am Bruttoinlandsprodukt betrug im gleichen Jahr 0,70 % (Tab. 4). Die durchschnittliche Zahnarztkonsultation pro Kopf/Jahr betrug 2,4. Während die Zahnarztkonsultationen pro Kopf bis 2011 konstant blieben, stiegen die Zahnarztdichte und die Pro-Kopf-Ausgaben für zahnärztliche Leistungen im Vergleich zu 1999 kontinuierlich an.

Legt man die Ergebnisse der Dritten Deutschen Mundgesundheitsstudie (DMS III) aus dem Jahr 1997 (IDZ, 1999) und der Vierten Deutschen Mundgesundheitsstudie (DMS IV) aus dem Jahre 2005 (IDZ, 2006) zugrunde, zeigt sich bei den 12-jährigen Kindern ein deutlicher Rückgang der Kariesprävalenz. Der DMFT-Index dieser Altersgruppe reduzierte sich in Deutschland von 1,7 auf 0,7. Des Weiteren wurde auch in der Alterskohorte der

35- bis 44-Jährigen ein Rückgang des DMFT-Index von 16,1 auf 14,5 festgestellt (Tab. 4). Auch der Anteil der völlig Zahnlosen (65- bis 74-Jährige) nahm im Beobachtungszeitraum ab.

3.2.5 Länderspezifische Eigennamen

BEB   Bundeseinheitliche Benennungsliste für die Abrechnung zahntechnischer Leistungen
BEL   Bundeseinheitliches Verzeichnis der abrechnungsfähigen zahntechnischen Leistungen
BEMA-Z Einheitlicher Bewertungsmaßstab für zahnärztliche Leistungen
BMG   Bundesministerium für Gesundheit
BZÄK   Bundeszahnärztekammer
DE   Deutschland
DMS III   Dritte Deutsche Mundgesundheitsstudie
DMS IV   Vierte Deutsche Mundgesundheitsstudie
G-BA   Gemeinsamer Bundesausschuss
GKV   Gesetzliche Krankenversicherung
GOÄ   Gebührenordnung für Ärzte
GOZ   Gebührenordnung für Zahnärzte
KZBV   Kassenzahnärztliche Bundesvereinigung
KZV   Kassenzahnärztliche Vereinigung
PKV   Private Krankenversicherung
SGB   Sozialgesetzbuch
UPD   Unabhängige Patientenberatung Deutschland
VDZI   Verband Deutscher Zahntechniker-Innungen

3.3   Frankreich

3.3.1 System der zahnärztlichen Versorgung

Organisation und Versicherungsschutz

Das Modell des gesetzlichen Krankenversicherungssystems in Frankreich unterscheidet sich grundlegend vom deutschen System, da es in der Grundversorgung weder verschiedene soziale Krankenkassen gibt, die miteinander im Wettbewerb stehen, noch eine Versicherungspflichtgrenze, die Personen mit höherem Einkommen eine private Versicherung ermöglicht.

Die Krankenversicherung als Teil der Sozialversicherung untersteht in Frankreich dem Ministerium für soziale Angelegenheiten und Gesundheit (Ministère des Affaires sociales et de la Santé), das federführend bei gesundheitspolitischen Entscheidungen auf nationaler Ebene ist.

Seit der Gesundheitsreform im Jahr 2004 sind die Krankenkassen in Frankreich unter dem Dach einer gemeinsamen Organisation, der Nationalen Vereinigung der Krankenkassen (Union nationale des caisses d'assurance maladie [UNCAM]), vereint. Im Wesentlichen umfasst die gesetzliche Krankenversicherung in Frankreich drei große Sparten:

1. Das Allgemeine Krankenversicherungssystem für Arbeitnehmer (Régime général d'assurance maladie des travailleurs salariés [RGAMTS]) bietet den abhängig Beschäftigten aus Industrie, Handel und Dienstleistungen sowie ähnlichen Bereichen einen Versicherungsschutz. Rund 89 % der Bevölkerung, d. h. 56 Mio. Personen, sind in Frankreich dort versichert. Im Gegensatz zu Deutschland deckt die französische Krankenversicherung auch die finanziellen Risiken bei Invalidität ab und bezahlt in einer eigenen Sparte Renten bei Arbeitsunfällen und Berufskrankheiten. Das Pflegerisiko wird teilweise auch übernommen.
2. Die Sozialversicherung für in der Landwirtschaft Beschäftigte (Mutualité sociale agricole [MSA]) mit rund 5,5 Mio. Mitgliedern (2012) sichert vor allem Landwirte und abhängig Beschäftigte in der Landwirtschaft im Krankheitsfall ab.
3. In der Sozialversicherung für Selbstständige (Régime Social des Indépendants [RSI]) werden die verschiedenen Versicherungsträger der freien Berufe (Handwerker und Selbstständige) zusammengefasst (2011: 4 Mio. Versicherte bzw. ca. 6 % der Bevölkerung).

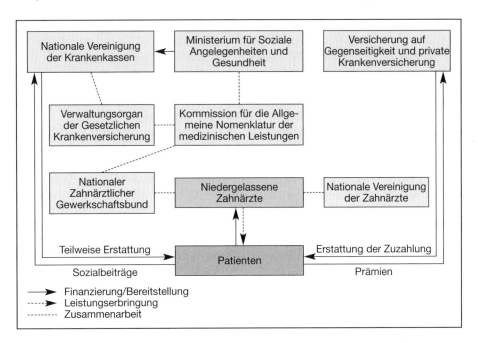

Abbildung 4: Organisation und Struktur der zahnärztlichen Versorgung in Frankreich

Die Leistungen der Krankenversicherung bestehen aus der Erstattung eines Teils der Ausgaben der Versicherten (Kostenerstattung) bei Arzt- und Zahnarztbesuchen, Krankenhausaufenthalten, Medikamenten usw. und aus Geldleistungen im Falle von Mutterschaft, Arbeitsunfähigkeit und Invalidität. Die Krankenversicherung wird in der Hauptsache durch Sozialabgaben auf Löhne und Gehälter (Arbeitgeber 12,8 %, Arbeitnehmer 0,75 %) und durch die Allgemeine Sozialsteuer (Contribution Sociale Généralisée [CSG]) mit einem Satz von 7,5 % auf alle Einkommensarten finanziert (MISSOC, 2013).

Da die Krankenkassen nur einen Teil der Kosten übernehmen, spielen in Frankreich die Versicherungen auf Gegenseitigkeit (Mutuelles) und private Versicherungen, die eine ergänzende Zusatzversicherung anbieten, eine Rolle. 96 % der Haushalte besitzen in Frankreich eine Zusatzversicherung (Couverture complémentaire). Für sozial schwache Bevölkerungsgruppen, die sich eine Zusatzversicherung nicht leisten können, wurden im Jahre 2000 (Gesetz, no. 99-641 vom 27. Juli 1999) eine steuerfinanzierte Basiskrankenversicherung für Bedürftige (Couverture maladie universelle de base [CMU]) und staatliche Zuschüsse zur privaten Zusatzkrankenversicherung für Bedürftige (Couverture maladie universelle complémentaire [CMU-C]) eingeführt. Sozial schwach gestelle Personen haben die Möglichkeit, die Zusatzversicherung frei zu wählen. Die Zusatzversicherung erhält zur Kostendeckung einen jährlichen Zuschuss vom Staat (IRDES, 2012).

Verbände und Organisationen

Der Nationale Zahnärztliche Gewerkschaftsbund (Confédération Nationale des Syndicats Dentaires [CNSD]) ist der wichtigste Verband für Zahnärzte und gleichzeitig offizieller Partner der Regierung bei der Planung der zahnärztlichen Versorgung. Etwa jeder zweite Zahnarzt ist Mitglied im Nationalen Zahnärztlichen Gewerkschaftsbund. Die Aushandlung der nationalen Vereinbarung zwischen den Zahnärzten und den Krankenkassen (La Convention Nationale des Chirurgiens-Dentistes) liegt ebenfalls in ihrem Verantwortungsbereich.

Für Zahnärzte in Frankreich besteht eine Registrierungspflicht bei der Nationalen Vereinigung der Zahnärzte (Ordre National des Chirurgiens-Dentistes [ONCD]), die sich in mehrere regionale Kammern unterteilt. Diese Organisation ist für die Registrierung, die Einhaltung von Berufsregelungen und für Disziplinarverfahren zuständig. Gleichzeitig existiert dort, wie auch bei der Krankenversicherung, eine Beschwerdestelle für Patienten. Im Rahmen der „Convention" kann eine Kommission einen Schuldspruch zu Lasten eines Zahnarztes aussprechen oder Sanktionen verhängen. Diese können von einer einfachen Verwarnung bis zum Ausschluss aus der „Convention" reichen.

Die Aufgaben des Verbandes der französischen Zahnärzte (Association Dentaire Française [ADF]) erstrecken sich auf Informations- und Öffentlichkeitsarbeit, Produktzertifizierungen sowie Fortbildung und die Repräsentation auf internationaler Ebene.

Seit der Reform 2004 sind sämtliche ambulante Leistungserbringer in einem Verband der Gesundheitsberufe auf nationaler (Union Nationale des Professionnels de Santé [UNPS]) und seit 2010 auch auf regionaler Ebene (Union Régionale des Professionnels de Santé [URPS]) vereint.

3.3.2   Leistungsumfang der zahnmedizinischen Versorgung

Alle in Frankreich ansässigen Personen haben Anspruch auf eine Behandlung im Rahmen der nationalen Vereinbarung zwischen den Zahnärzten und den Krankenkassen.

Die zahnärztliche Versorgung nach dem Allgemeinen Krankenversicherungssystem für Arbeitnehmer in Frankreich umfasst eine präventive und konservierend-chirurgische und nach genehmigtem Antrag auch eine kieferorthopädische Behandlung sowie Zahnersatz. Die Erstattung der Leistung erfolgt nach einem einheitlichen Gebührentarif, wie bei einer ärztlichen Behandlung, mit einer Selbstbeteiligung in Höhe von 30 %.

Die kieferorthopädische Behandlung wird in Frankreich von der Krankenversicherung für Kinder bis zum 16. Lebensjahr zu 100 % nach der Honorarvereinbarung übernommen. Dies erfolgt jedoch lediglich bis zu einem Höchstbetrag von 193,50 EUR pro Halbjahr.

Die Höhe der Eigenbeteiligung des Patienten differiert in Frankreich je nach Behandlungsanlass. Für konservierende und chirurgische Behandlungen erhält der Patient auf der Basis des Kostenerstattungsprinzips von seiner Krankenkasse bis zu 70 % erstattet. Beim Zahnarzt kommt zusätzlich für den Patienten ein Betrag in Höhe von 1 EUR je Arztbesuch als Zuzahlung hinzu.

Auch in Frankreich gibt es Befreiungsregelungen bei der Zuzahlung von zahnärztlichen Leistungen. Die Krankenversicherung übernimmt die vollen Kosten der Behandlung nach der Gebührenordnung, insbesondere:

– für Bezieher einer Invaliditätsrente;
– für Bezieher einer Arbeitsunfallrente mit einem Arbeitsunfähigkeitsgrad von mehr als 66,66 % und ihre Angehörigen;
– bei bestimmten Krankheiten, jedoch nur für Leistungen zur Behandlung dieser Krankheiten und
– für Personen mit Einkünften unter einem bestimmten Schwellenwert.

Befreit von der pauschalen Zuzahlung in Höhe von 1 EUR je Arztbesuch sind:

- Kinder unter 18 Jahren,
- Frauen ab dem 6. Schwangerschaftsmonat und bis 12 Tage nach der Niederkunft und
- Personen mit Einkünften unter einem bestimmten Schwellenwert.

3.3.3 Honorierung zahnärztlicher Leistungen

In Frankreich wird der Großteil der zahnärztlichen Behandlungen durch frei praktizierende Zahnärzte erbracht. Die zwischen den Zahnärzten und den Krankenkassen ausgehandelte Allgemeine Nomenklatur der medizinischen Leistungen (Nomenclature Générale des Actes Professionnels [NGAP]) legt die Honorare für die meisten Leistungen fest. Die NGAP wird zwischen dem Nationalen Zahnärztlichen Gewerkschaftsbund und der Nationalen Krankenversicherung der Arbeitnehmer ausgehandelt. 99 % der französischen Zahnärzte praktizieren im Rahmen der Convention.

Jeder Behandlungsart (z. B. konservierende Behandlung) innerhalb der „Convention" wird eine Preiskategorie (Quotation) zugewiesen. Die Preiskategorie wird durch die „Commission de la Nomenclature Générale des Actes Professionnels" festgelegt. Die zahnärztlichen Leistungen findet man in der Nomenklatur vor allem im Kapitel VII. „Zähne, Parodont", das in einzelne Sektionen untergliedert ist (CNSD, 2013):

- Sektion I: Konservierende Behandlung (section I: soins conservateurs),
- Sektion II: Chirurgie (section II: soins chirurgicaux),
- Sektion III: Prothetik (section III: prothèse dentaire),
- Sektion IV: Multiple Agenesie im Kiefer bei Kindern (section IV: Agenesies dentaires multiples chez l'enfant),
- Sektion V: Multiple Agenesie im Kiefer bei Erwachsenen (section V: Agenesies dentaires multiples chez l'adult).

In der französischen Gebührenordnung wird jeder Position ein Buchstabe bzw. eine Buchstabenkombination zugewiesen. Jeder dieser Buchstaben bzw. Buchstabenkombinationen verkörpert einen Wert in Euro (Valeurs des lettres clés), sodass, ähnlich wie in Deutschland bei der Gebührenordnung für Zahnärzte, das Honorar für die zahnärztliche Leistung über eine ausgewiesene Gewichtung (Coefficient) ermittelt werden kann. Ausnahme hierbei ist bei den zahnärztlichen Leistungen die Beratung und der Besuch. Für diese beiden Leistungen werden dort bereits Eurobeträge ausgewiesen.

3.3.4 Kennzahlen zur zahnärztlichen Versorgung

2011 gab es in Frankreich insgesamt 40.599 behandelnde Zahnärzte in freier Praxis, 1999 waren es 40.539 Zahnärzte. Die übrigen Zahnärzte sind in Praxen angestellt, die durch die Kassen, die Gemeinden oder die Versicherungsvereine auf Gegenseitigkeit (Mutuelles) geführt werden. Einen öffentlichen zahnärztlichen Dienst gibt es in Frankreich nicht.

Eine Begrenzung der Größe einer zahnärztlichen Praxis hinsichtlich der Anzahl der assoziierten Zahnärzte oder Mitarbeiter gibt es in Frankreich nicht. Sie können allein bzw. in assoziierter Form oder mit einem Assistenzzahnarzt in einer Praxis arbeiten.

In Frankreich gehören zum zahnärztlichen Hilfspersonal qualifizierte Zahnarzthelferinnen, deren Aufgabenbereich sich auf assistierende Tätigkeiten beschränkt. Ausschließlich diplomierte Zahnärzte dürfen intraorale Behandlungen durchführen (inklusive Zahnsteinentfernung). Dentalhygieniker sind nicht zugelassen.

In Frankreich gab es 2011 durchschnittlich 0,63 Zahnärzte pro 1.000 Einwohner (Tab. 5). Dabei gibt es jedoch große regionale Unterschiede. So ist die Zahl der Zahnärzte im Verhältnis zur Einwohnerzahl in großen Städten höher als in ländlichen Regionen. In Paris z. B. war die Zahnarztdichte 2006 viermal höher als in ländlichen Gemeinden (Collet and Sicart, 2007). In Frankreich besuchen die Patienten den Zahnarzt im Jahr durchschnittlich 1,7 Mal (2011).

Die Pro-Kopf-Ausgaben für zahnärztliche Leistungen beliefen sich im Jahre 2011 auf ca. 135 EUR. Der Anteil am Bruttoinlandsprodukt betrug damit 0,50 %. Im Vergleich zu den Vorjahren weisen die Pro-Kopf-Ausgaben einen kontinuierlichen Anstieg auf (Tab. 5).

Der DMFT-Wert in Frankreich ist bei den Kindern (12-Jährige) fast doppelt so hoch wie in Dänemark und Deutschland, verzeichnet jedoch auch wie in den beiden anderen Ländern einen Rückgang im Vergleich zu den Jahren davor. Die Rate völliger Zahnlosigkeit bei Senioren (65-Jährige) betrug in Frankreich 15,5 % im Jahr 2000 (Tab. 5).

Tabelle 5: Kennzahlen zur Oralepidemiologie und zur zahnärztlichen Versorgung in Frankreich (1994–2011)				
Oralepidemiologie[1]				
DMFT (12-Jährige)	1,9 (1998)		1,2 (2006)	
DMFT (35- bis 44-Jährige)	14,6 (1994)		–	
Anteil der völlig Zahnlosen (65- bis 74-Jährige)	16,3 % (1995)		15,5 % (2000)[2]	
Zahnärztliche Versorgung	1999	2005	2011	Jährliches Wachstum (%)
Einwohner je Zahnarzt[3]	1.505	1.523	1.592	0,5
Zahnärzte je 1.000 Einwohner[3]	0,66	0,65	0,63	–0,5
Zahnarztkonsultationen pro Kopf[4]	1,5	1,7	1,7	1,0
Zahnärztliche Ausgaben pro Kopf in EUR (KKP)[4]	96	122	135	2,9
Zahnärztliche Ausgaben in Prozent des BIP[4]	0,47	0,49	0,50	0,5

[1] WHO, 2014
[2] 65-Jährige
[3] IRDES, 2013
[4] BASYS, eigene Berechnungen, 2014; OECD, 2014

3.3.5 Länderspezifische Eigennamen

ADF	Association Dentaire Française	Verband der französischen Zahnärzte
CMU	Couverture maladie universelle de base	Basiskrankenversicherung für Bedürftige
CMU-C	Couverture maladie universelle complémentaire	Zusatzkrankenversicherung für Bedürftige
CNSD	Confédération nationale des syndicats dentaires	Nationaler Zahnärztlicher Gewerkschaftsbund
CSG	Contribution Sociale Généralisée	Allgemeine Sozialsteuer
MSA	Mutualité sociale agricole	Sozialversicherung für in der Landwirtschaft Beschäftigte
NGAP	Nomenclature générale des actes professionnels	Allgemeine Nomenklatur der medizinischen Leistungen
ONCD	Ordre National des Chirurgiens-Dentistes	Nationale Vereinigung der Zahnärzte
RGAMTS	Régime général d'assurance maladie des travailleurs salariés	Allgemeines Kranken-versicherungssystem für Arbeitnehmer
RSI	Régime social des indépendants	Sozialversicherung für Selbstständige
UNCAM	Union nationale des caisses d'assurance maladie	Nationale Vereinigung der Krankenkassen

| UNPS | Union Nationale des Professions de Santé | Nationaler Verband der Gesundheitsberufe |
| URPS | Union Régionale des Professionnels de Santé | Regionaler Verband der Gesundheitsberufe |

3.4   Großbritannien

3.4.1   System der zahnärztlichen Versorgung

Organisation und Versicherungsschutz

Seit 1948 gibt es in Großbritannien innerhalb des nationalen Gesundheitsdienstes (National Health Service [NHS]) ein staatlich finanziertes zahnärztliches Versorgungssystem. Die zahnärztliche Versorgung wird dabei im Wesentlichen durch frei praktizierende Zahnärzte abgedeckt. Die Allgemeinzahnärzte (General Dental Practitioners [GDP]) gehören, sofern sie NHS-Versicherte behandeln, zum Allgemeinen Zahnärztlichen Dienst (General Dental Service [GDS]), der auf kommunaler Ebene durch die Klinischen Vergabekommissionen (Clinical Commissioning Groups [CCGs]) koordiniert und vergütet wird. Der Zugang zu frei praktizierenden Zahnärzten steht grundsätzlich allen Versicherten offen, hängt aber letztlich davon ab, ob der jeweilige Zahnarzt sog. „registered patients" (und damit auch Behandlung und Bezahlung entsprechend den NHS-Bedingungen) akzeptiert.

Daneben gibt es innerhalb des NHS einen öffentlichen zahnärztlichen Dienst der Gemeinden (Community Dental Service [CDS]), der die Behandlung von Schulkindern abdeckt. Inzwischen wurde die Behandlung auch auf soziale Gruppen ausgeweitet, die sonst keinen Zugang zu zahnärztlicher Versorgung haben (wie z. B. Asylanten). Auch werden spezielle zahnärztliche Behandlungen, vor allem zahnärztliche Behandlungen in Intubationsnarkose, durch den öffentlichen zahnärztlichen Dienst in Krankenhäusern oder Gesundheitszentren erbracht.

Ein zunehmender Anteil der Patienten verfügt in Großbritannien über eine private Zusatzversicherung für zahnärztliche Behandlungen. Dies geschieht entweder in Form einer eigenen zahnärztlichen Absicherung oder als Zusatz zu einer allgemeinen ärztlichen Versicherung.

Verbände und Organisationen

Der Britische Zahnärzte-Verband (British Dental Association [BDA]) wurde 1880 gegründet und ist der Berufsverband der Zahnärzte in Großbritannien, gleichzeitig aber auch die Gewerkschaft für die angestellten Zahnärzte und eine wissenschaftliche Gesellschaft. Der Britische Zahnärzte-

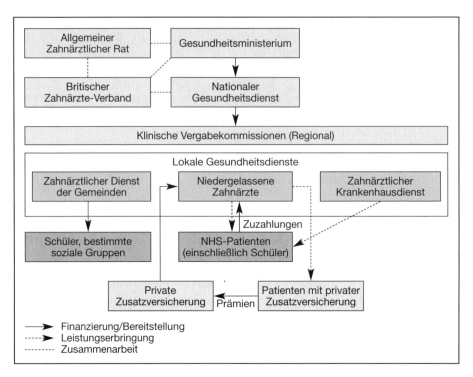

Abbildung 5: Organisation und Struktur der zahnärztlichen Versorgung in Großbritannien

Verband verhandelt mit dem Gesundheitsministerium die Ausgestaltung der Beschäftigungsverhältnisse für Zahnärzte.

Der mit dem Britischen Zahnärzte-Verband verbundene Allgemeine Zahnärztliche Rat (General Dental Council [GDC]) ist sowohl für die Registrierung der Zahnärzte in Großbritannien verantwortlich als auch für die Ausarbeitung und Überwachung ethischer Richtlinien (Patientenschutz durch Überwachung von Ausbildungs-, Verhaltens- und Berufsstandards, Förderung von Fort- und Weiterbildung und Entwicklung von Überwachungs- und Reformprogrammen). Das dem Allgemeinen Zahnärztlichen Rat unterstehende Komitee zur Einhaltung der Berufsregeln (Professional Conduct Committee [PCC]) entscheidet über Fälle von beruflichem Fehlverhalten, die zur Verurteilung und in besonders schweren Fällen zur Suspendierung und zum Entzug der Registrierung führen können.

Jeder praktizierende Zahnarzt muss beim Allgemeinen Zahnärztlichen Rat registriert sein. Eine entsprechende Registrierungspflicht gilt auch für zahnärztliches Hilfspersonal. Für Dentalhygieniker, Zahntherapeuten und Mundgesundheitsberater gibt es bezüglich der Delegierung und Aufsichtspflicht durch den Zahnarzt besondere gesetzliche Regelungen. Auch alle zahnärztlichen Praxen müssen registriert werden. Allerdings ist hier die entsprechende Behörde die Kommission für Versorgungsqualität (Care Quality Commission [CQC]).

3.4.2 Leistungsumfang der zahnmedizinischen Versorgung

Innerhalb des Nationalen Gesundheitsdienstes haben alle Personen Anspruch auf (zahn-)ärztliche Versorgung. Die vom NHS erstatteten zahnärztlichen Leistungen umfassen Diagnose, Prophylaxe, parodontologische Behandlungen, konservierende Leistungen, chirurgische Leistungen, Zahnprothesen sowie sonstige und kieferorthopädische Behandlungen. Bei einigen Behandlungen wie komplizierten Kronen und Brücken sowie bei kieferorthopädischen Behandlungen für Erwachsene ist eine vorherige Genehmigung der zentralen Behörde des zahnärztlichen Gesundheitsdienstes (Dental Practice Board [DPB]) erforderlich.

Abgesehen von Kindern und Jugendlichen unter 18 Jahren, Jugendlichen im Alter von unter 19 Jahren in Vollzeitausbildung, Schwangeren und Mitgliedern bestimmter sozialer Gruppen[2] haben die Patienten für zahnärztliche Behandlungen unter dem NHS-System eine Zuzahlung zu leisten. Personen mit geringem Einkommen können einen Zuschuss zu den Behandlungskosten erhalten. Bei zahnärztlicher Behandlung durch Krankenhäuser oder zahnärztliche Dienste der Gemeinden kann je nach Art der Behandlung eine Zuzahlung anfallen. Entsprechend der einzelnen Vergütungsgruppen gelten in England drei Standardsätze für die Selbstbeteiligung der zahnärztlichen Behandlung durch den Nationalen Gesundheitsdienst (1. April 2013):

– Gruppe 1 (Zuzahlung 18,00 GBP) umfasst die Untersuchung, Diagnose und Beratung. Bei Bedarf kann es auch Röntgen, Zahnsteinentfernung und Polieren sowie die Planung für die weitere Behandlung sein,
– Gruppe 2 (Zuzahlung 49,00 GBP) umfasst alle Behandlungen, die durch Standardsatz 1 abgedeckt werden, und zusätzlicher Behandlungen, wie Füllungen, Wurzelbehandlung und Zahnentfernungen (Extraktionen),
– Gruppe 3 (Zuzahlung 214,00 GBP) umfasst alle Behandlungen durch Standardsatz 1 und 2 und zusätzlich komplexerer Verfahren, wie Zahnersatz.

In Wales gibt es ebenfalls drei unterschiedliche Sätze zur Selbstbeteiligung. Allerdings ist dort die Selbstbeteiligung (2013) mit 12,70 GBP, 41,10 GBP und 177,00 GBP etwas niedriger als in England.

---

[2] Bezieher und deren Partner von einkommensabhängiger Beschäftigungs- und Unterstützungsbeihilfe (Employment and Support Allowance [ESA]), Einkommensbeihilfe (Income Support), Arbeitslosenhilfe (Income-based Jobseekers' Allowance) sowie Bezieher des Steuerabsetzbetrags für Rentner (Pension Credit), die in einer Steuerbefreiungsbescheinigung (Tax Credit NHS Exemption Certificate) aufgeführt sind.

3.4.3   Honorierung zahnärztlicher Leistungen

Seit dem 1. April 2006 werden die Zahnärzte im Rahmen des NHS in England und des NHS in Wales nach Einheiten der zahnärztlichen Tätigkeit (Units of Dental Activity [UDAs]) bezahlt. Beide Vergütungssysteme sind sehr ähnlich.

Die Basis der Vergütung in Schottland und Nordirland sind weiterhin Einzelleistungen.

Bei der Honorierung mittels UDAs handelt es sich um eine pauschalierte aufwandsbezogene Leistungsvergütung. Mit der Einführung der UDAs wurden in England die vorher ca. 400 Einzelleistungen in drei Leistungskomplexgruppen gebündelt. Diese Bündelung ist verbunden mit einem Honorarvertrag, der den Umfang der zu erbringenden UDAs pro Jahr festlegt.

Die Höhe der Vergütung für die einzelnen UDAs wird durch die regionalen klinischen Vergabekommissionen (England) oder die lokalen Gesundheitsämter (Wales) zusammen mit den Vertragspartnern (einem Zahnarzt in eigener Praxis bzw. mehreren gemeinsam praktizierenden Zahnärzten) festgelegt. Die Durchschnittsvergütung für eine UDA beträgt rund 20 GBP, ist jedoch regional unterschiedlich. In der Regel ist die Vergütung in den Regionen höher, in denen ein Zahnärztemangel besteht. In England bewegt sich diese für einen UDA zwischen 12,00 GBP und 25,00 GBP.

Jeder zahnärztliche Behandlungsanlass wird im Rahmen der Vergütung einer Kategorie bzw. Gruppe zugeordnet, in der festgelegt ist, was ein Patient zu zahlen hat und welche Vergütung der Zahnarzt bekommt. Insgesamt werden drei Gruppen unterschieden:

– Gruppe 1 (Vergütung 1 UDA): Diagnose, Behandlungsplanung und Zahnerhaltung;
– Gruppe 2 (Vergütung 3 UDAs): Einfache Behandlung;
– Gruppe 3 (Vergütung 12 UDAs): Komplexe Behandlung.

Bezahlt wird die entsprechende Vergütung pro Patient und Behandlung (innerhalb eines definierten Zeitraums).

Honoraranpassungen werden vom britischen Gesundheitsministerium in Absprache mit dem Britischen Zahnärzte-Verband festgesetzt. Jedes Jahr erlässt der „Review Body on Doctors' and Dentists' Remuneration" Empfehlungen an die Regierung bezüglich der Honorarsätze für Ärzte und Zahnärzte innerhalb des NHS (Review Body on Doctors' and Dentists' Remuneration, 2014).

Beim Preisvergleich der einzelnen Leistungen zwischen Großbritannien und Deutschland sind die unterschiedlichen regionalen Regelungen zu beachten; hierzu gehören z. B. die Sonderzahlungen in Schottland.

3.4.4   Kennzahlen zur zahnärztlichen Versorgung

In Großbritannien arbeiteten 2011 rund 33.000 Zahnärzte[3]. Dies ergibt für dasselbe Jahr eine Zahnarztdichte in Höhe von durchschnittlich 0,53 Zahnärzte pro 1.000 Einwohner. Bezieht man die Zahl der Zahnärzte auf die Bevölkerung, muss somit in Großbritannien jeder Zahnarzt im Mittel 1.912 Patienten versorgen (Tab. 6). Im Durchschnitt besuchte jeder Einwohner in Großbritannien 0,8 Mal einen Zahnarzt im Jahr 2011.

An der zahnärztlichen Versorgung sind in Großbritannien auch Dentalhygieniker beteiligt. Diese dürfen nur unter der Aufsicht eines Zahnarztes, der den Behandlungsplan erstellt, arbeiten. Der Zahnarzt muss während der Behandlung nicht anwesend sein. Bis zum Jahr 2003 war das Aufgabengebiet in einer Regelung des Allgemeinen Zahnärztlichen Rates festgelegt, aber legislative Änderungen bewirkten, dass ihr Tätigkeitsspektrum nun mehr von ihrer Ausbildung abhängig ist. Zudem müssen sie, um in Großbritannien arbeiten zu können, beim Allgemeinen Zahnärztlichen Rat eingetragen sein.

Zahntherapeuten üben die gleiche Tätigkeit wie die Dentalhygieniker aus. Ihr Verantwortungsbereich ist jedoch weiter gefasst. Sie dürfen auch Füllungen an Zähnen, Zahnextraktionen und Pulpotomie sowie vorgefertigte Kronen an Milchzähnen und die Planung der Patientenversorgung durchführen.

Zahntechniker können Reparaturen von Prothesen für den Patienten durchführen, allerdings dürfen sie nicht innerhalb der Mundhöhle arbeiten. Früher waren sie meist in einem Labor in Zahnarztpraxen bzw. als Mitarbeiter von Zahnärzten beschäftigt. Seit 2008 ist dies eher seltener geworden. Heute arbeitet die Mehrzahl in Dentallaboren, die dann für Zahnärzte, die klinischen Vergabekommissionen oder andere Gesundheitsbehörden arbeiten. Einige sind auch in Krankenhäusern angestellt.

Die Pro-Kopf-Ausgaben für zahnärztliche Leistungen im Jahre 2011 betrug in Großbritannien ca. 124 EUR. Der Anteil am Bruttoinlandsprodukt lag damit im selben Jahr bei 0,45 % (Tab. 6). Seit der Einführung der UDA im Jahr 2006 ist die Anzahl der Behandlungen und der Anteil der Zuzahlungen kontinuierlich gewachsen. So sind die Zuzahlungen der Patienten für NHS-Leistungen von ca. 505 Mio. GBP auf 742 Mio. GBP im Zeitraum von 2006 bis 2012 angestiegen (Hawe und Cockroft, 2013, Abb. 2.4).

Im Jahr 2009 hatten 15 % der älteren erwachsenen Patienten (65- bis 74-Jährige) in Großbritannien keine natürlichen Zähne mehr. Betrachtet man den DMFT-Index, so ist dieser sowohl bei den Kindern, als auch bei den Er-

---

[3]   Die Zahl der registrierten Zahnärzte beim Allgemeinen Zahnärztlichen Rat ist wesentlich höher; sie lag im Jahr 2013 bei rund 40.000 Zahnärzten (GDC, 2013).

wachsenen in den letzten Jahren weiter zurückgegangen (Tab. 6). Der Wert des DMFT-Index bei Kindern liegt auf dem Niveau Deutschlands.

Tabelle 6: Kennzahlen zur Oralepidemiologie und zur zahnärztlichen Versorgung in Großbritannien (1988–2011)				
Oralepidemiologie[1]				
DMFT (12-Jährige)	1,1 (1996/97)		0,7 (2008/09)	
DMFT (35- bis 44-Jährige)	19,0 (1988)		16,6 (1998)	
Anteil der völlig Zahnlosen (65- bis 74-Jährige)	–		15,0 % (2009)	
Zahnärztliche Versorgung	1999	2005	2011	Jährliches Wachstum (%)
Einwohner je Zahnarzt[2]	2.368	2.122	1.912	–1,8
Zahnärzte je 1.000 Einwohner[2]	0,42	0,47	0,53	1,9
Zahnarztkonsultationen pro Kopf[3]	0,7	0,7	0,8	1,1
Zahnärztliche Ausgaben pro Kopf in EUR (KKP)[4]	83	117	124	3,4
Zahnärztliche Ausgaben in Prozent des BIP[4]	0,39	0,42	0,45	1,2
[1] WHO, 2014 [2] Eurostat, 2014 [3] OECD, 2014 [4] BASYS, eigene Berechnungen, 2014; Hawe und Cockroft, 2013				

3.4.5   Länderspezifische Eigennamen

BDA   British Dental Association — Britischer Zahnärzte-Verband
CCG   Clinical Commissioning Group — Klinische Vergabekommission
CDS   Community Dental Service — Zahnärztlicher Dienst der Gemeinden
CQC   Care Quality Commission — Kommission für Versorgungsqualität
DPB   Dental Practice Board — Zentrale Behörde des zahnärztlichen Gesundheitsdienstes
ESA   Employment and support allowance — Beschäftigungs- und Unterstützungsbeihilfe
GB   Great Britain — Großbritannien
GDC   General Dental Council — Allgemeiner Zahnärztlicher Rat
GDP   General Dental Practitioner — Allgemeinzahnarzt
GDS   General Dental Service — Allgemeiner Zahnärztlicher Dienst
NHS   National Health Services — Nationaler Gesundheitsdienst
PCC   Professional Conduct Committee — Komitee zur Einhaltung der Berufsregeln
UDA   Unit of Dental Activity — Einheit der zahnärztlichen Tätigkeit

3.5 Niederlande

3.5.1 System der zahnärztlichen Versorgung

Organisation und Versicherungsschutz

Zum 1. Januar 2006 trat in den Niederlanden ein neues Krankenversicherungsgesetz (Zorgverzekeringswet [Zvw]) in Kraft. Seither wird nicht mehr zwischen einer gesetzlichen und einer privaten Krankenkasse unterschieden, sondern beide Versicherungssysteme wurden in ein gemeinsames, wettbewerbsorientiertes Krankenversicherungssystem zusammengeführt. Die Zuständigkeit für Gesundheit und Versorgung hat sich dadurch geändert. Für Ersteres ist das Ministerium für Gesundheit, Wohlfahrt und Sport (Ministrie van Volksgezondheid, Welzijn en Sport [VWS]) zuständig, für Letzteres die Niederländische Gesundheitsbehörde (Nederlands Zorgautoriteit [NZa]).

Finanziert wird das System zu etwa gleichen Teilen aus einkommensabhängigen an das Finanzamt abzuführenden Beiträgen und einkommensunabhängigen Beiträgen (Nominale Prämie bzw. Kopfprämie). Darüber hinaus trägt der Staat einen Teil der Lasten, z. B. indem er für die Beiträge von Kindern und Jugendlichen unter 18 Jahren aufkommt. Die einkommensabhängigen Beiträge werden durch das Finanzamt eingezogen.

Daneben ist bis auf wenige Ausnahmen (z. B. Militärdienst) grundsätzlich jeder Niederländer bzw. in den Niederlanden Beschäftigte gesetzlich zum Abschluss eines sog. Basispaketes bei einem privaten Versicherer verpflichtet, das im Jahr rund 1.100 EUR kostet und die Kosten, z. B. für Hausarzt, Krankenhaus oder Arzneimittel, übernimmt.

Der Leistungsumfang des Basispaketes wird auf Empfehlung des „Zorginstituut Nederland" durch die Regierung festgelegt und umfasst u. a.:

- Medizinische Behandlung, darunter medizinische Betreuung durch Hausärzte, Krankenhäuser, medizinische Spezialisten und Geburtshelfer;
- Arzneimittel;
- IVF-Behandlung (In-vitro-Fertilisation) bis 3 Behandlungen;
- Postnatale Versorgung;
- Medizinische Hilfsmittel;
- Paramedizinische Versorgung: Begrenzt Physiotherapie/Übungstherapie, Logopädie, Ergotherapie, Diätberatung;
- Zahnmedizinische Versorgung bis 18 Jahre;
- Zahnmedizinische Fachbehandlungen und totaler Zahnersatz;
- Krankenhausaufenthalt;
- Krankentransport mit dem Rettungswagen und sitzender Transport.

Eine jährliche Selbstbeteiligung in Höhe von derzeit 360 EUR ist gesetzlich vorgeschrieben, gilt aber nicht bei der Inanspruchnahme eines Hausarztes. Sozialschwächere erhalten einen Kostenzuschuss durch den Staat.

Bei der Basisversicherung besteht Kontrahierungszwang und Versicherer dürfen wegen Vorerkrankungen, Alter und anderen Risikofaktoren keine erhöhte Prämie verlangen.

Einsparungen bei den Prämien sind beispielsweise durch die Vereinbarung einer erhöhten jährlichen Selbstbeteiligung, durch eine Gruppenversicherung oder den Abschluss einer Versicherung per Internet möglich. Die Versicherung kann bei Vertragsänderung oder Anbieterwechsel einmal jährlich zum Jahresende gewechselt werden.

Für medizinische Leistungen, die als nicht unbedingt notwendig eingestuft werden und die daher privat finanziert werden müssen, wie z. B. zahnärztliche Behandlungen (einschließlich Kieferorthopädie) bei Erwachsenen oder Kuraufenthalte, besteht die Möglichkeit einer freiwilligen Zusatzversicherung, von der eine große Mehrheit der Niederländer Gebrauch macht.

Die Leistungsumfänge, Bedingungen und Prämien dieser Zusatzversicherungen variieren deutlich und es besteht im Gegensatz zur Basisversicherung kein Kontrahierungszwang.

Etwa 86 % der Niederländer verfügen über eine Zusatzversicherung für zahnärztliche und kieferorthopädische Versorgung (Schulze Ehring und Köster, 2010).

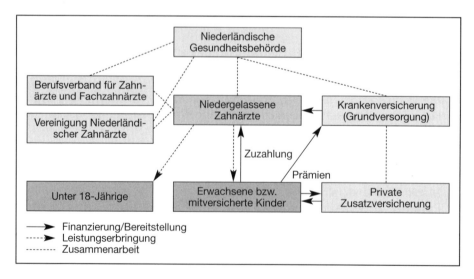

Abbildung 6: Organisation und Struktur der zahnärztlichen Versorgung in den Niederlanden

Verbände und Organisationen

Der Berufsverband für Zahnärzte und Fachzahnärzte in den Niederlanden (Koninklijke Nederlandse Maatschappij tot bevordering der Tandheelkunde [KNMT]) und die Vereinigung Niederländischer Zahnärzte (Associatie Nederlandse Tandartsen [ANT]) sind die Interessenvertretungen für zahnärztliche Berufe. Darüber hinaus existieren mehrere zahnmedizinische Fachgesellschaften (z. B. für Parodontologen, Endodontologen etc.). Eine Mitgliedschaft ist freiwillig.

Neben der verpflichteten Registrierung im „BIG-Register" des niederländischen Gesundheitsministeriums können sich Zahnärzte beispielsweise auch beim Zahnärztlichen Qualitätsregister (Kwaliteitsregister Tandartsen [KRT]) freiwillig registrieren, das eine regelmäßige Fortbildung ihrer Mitglieder vorschreibt. Patienten können durch das Mitgliederverzeichnis des KRT also in Erfahrung bringen, ob ihr Zahnarzt die vom Zahnärztlichen Qualitätsregister geforderten Mindestforderungen erfüllt und Zahnärzte können mit dem Führen des KRT-Siegels ihre Fortbildungsaktivitäten kommunizieren. Eine gesetzliche Fortbildungspflicht besteht derzeit nicht.

Jeder Zahnarzt bzw. jede Praxis ist verpflichtet, für Patienten eine Beschwerderegelung (Klachtenregeling) zu organisieren, die im Streitfall zwischen dem Zahnarzt und dem Patienten außergerichtlich vermitteln soll. Hierfür gibt es mehrere Anbieter, allerdings ist diese Ombudsstelle meist der Berufsorganisation zugeordnet, bei der der Zahnarzt Mitglied ist.

Zahnärzte sind in der Regel auch Mitglied eines sog. Krings. Dies sind regionale Zusammenschlüsse von Zahnärzten, die z. B. den zahnärztlichen Notdienst untereinander organisieren.

3.5.2 Leistungsumfang der zahnmedizinischen Versorgung

Der Leistungsumfang der zahnärztlichen Versorgung in den Niederlanden unterscheidet zwischen Kindern und Jugendlichen bis zu 18 Jahren und Erwachsenen.

Zahnärztliche Versorgung von Kindern

Die Basisversicherung deckt die Kosten der zahnärztlichen Behandlung bei Kindern und Jugendlichen unter 18 Jahren ab. Dies gilt sowohl für regelmäßige Kontrolluntersuchungen als auch für präventive und kurative Maßnahmen.

Kronen und Brücken im Frontzahnbereich übernimmt die Basisversicherung nur, wenn diese aufgrund eines Traumas benötigt werden oder die Zähne von Geburt an geschädigt bzw. nicht angelegt waren. Eine kieferorthopädische Behandlung muss – sofern keine gravierenden Entwicklungs-

störungen vorliegen – selbst bezahlt werden bzw. wird durch die Zusatzversicherung der Eltern bzw. eines Elternteils abgedeckt.

Versorgung von Erwachsenen

Zahnärztliche Behandlungen bei Erwachsenen sind grundsätzlich durch
den Versicherten selbst zu tragen bzw. werden durch die privat abzuschlie-
ßende Zusatzversicherung erstattet.

Der gesetzlich vorgeschriebene Basistarif deckt in der Regel nur die Kosten für eine Totalprothese (im Unterkiefer unter bestimmten Bedingungen
auch implantatgelagert) ab, wobei ein Eigenanteil von ca. 250 EUR pro Kiefer durch den Versicherten zu tragen ist.

Ebenfalls durch den Basistarif abgedeckt wird die zahnärztliche Versorgung bei Menschen mit angeborenen Gebissdefekten oder schweren Be-
hinderungen.

Behandlungen, die nach vorheriger Überweisung durch den Zahnarzt vom
Kieferchirurgen ausgeführt werden, sind im Gegensatz zu zahnärztlichen
Behandlungen durch das Basispaket abgedeckt, wobei allerdings der jähr-
liche Selbstbehalt in Höhe von 360 EUR zum Tragen kommt.

Es bestehen Sonderregelungen in Bezug auf Eigenanteile und vorher ein-
zuholende Genehmigungen (beispielsweise bei Implantversorgungen, bestimmten Osteotomien, Narkosebehandlungen etc.).

3.5.3   Honorierung zahnärztlicher Leistungen

Seit Anfang 2012 konnten die Zahnärzte in den Niederlanden die Preise für
ihre zahnärztlichen Leistungen selbst festlegen. Allerdings erstatteten die
meisten Versicherungen für die einzelnen zahnärztlichen Leistungen nur
einen festen Betrag, sodass die Patienten die Differenz selbst ausgleichen
mussten. In der Zwischenzeit wurde dieser Regierungsbeschluss, die Preise
für zahnmedizinische Dienstleistungen zu liberalisieren, wieder zurückge-
nommen, da die Preise nach der Liberalisierung stark gestiegen sind.

Nun bestimmt die Regierung wieder den Preisanstieg für zahnärztliche
Leistungen, indem Maximaltarife festgelegt werden. Sie werden jedes Jahr
durch die Zentralstelle für die Überwachung der Märkte der Gesundheitsversorgung fortgeschrieben und gelten für alle in den Niederlanden tätigen
Zahnärzte (NZa, 2012).[4]

---

[4] Grundlage bietet Art. 45 des Gesundheitsmarktstrukturgesetzes (Wet marktordening gezondheits-
    zorg [Wmg]).

Behandlungen bei Spezialisten wie Parodontologen und Endodontologen können allerdings kostenintensiver sein als beim Hauszahnarzt, da durch den Spezialisten Positionen (wie der Gebrauch von Operationsmikroskopen, besondere Behandlungsmethoden) abgerechnet werden, die das Leistungsspektrum einer durchschnittlichen Hauszahnarztpraxis übersteigen. Darüber hinaus gibt es eine Preisliste für zahntechnische Leistungen, die von der Niederländischen Gesundheitsbehörde herausgegeben wird.

3.5.4 Kennzahlen zur zahnärztlichen Versorgung

In den Niederlanden gab es 2011 8.345 Zahnärzte und rund 5.600 Zahnarztpraxen. In der Vergangenheit arbeitete in den Niederlanden in der Regel ein einziger Zahnarzt (der Praxisbesitzer) in einer Praxis. Heute trifft dies nur noch auf 61 % der Zahnärzte zu. Der Trend geht zu größeren Praxen und mehreren Zahnärzten, die in einer Praxis zusammenarbeiten. Junge Zahnärzte, die vor kurzem ihr Studium abgeschlossen haben, arbeiten im Allgemeinen zunächst in einer größeren Praxis mit mehreren Zahnärzten. 77 % aller niederländischen Zahnärzte haben eine eigene Praxis. 15 % der in den Niederlanden arbeitenden Zahnärzte haben ihr Diplom im Ausland erworben.

In den Niederlanden gehören neben den Zahnarzthelferinnen, Zahntechnikern in den Dentallaboren auch die Dentalhygieniker (mondhygiënist) und sog. Prothetiker (Tandprotheticus) zur zahnärztlichen Versorgung.

Die Dentalhygieniker bilden einen eigenen zulassungspflichtigen Berufsstand; sie können unabhängig von einem Zahnarzt in eigener Praxis arbeiten. Der Aufgabenbereich erstreckt sich auf Zahnreinigung und Beratung zur Mundhygiene. Auf Anweisung eines Zahnarztes führen sie zusätzlich auch die nichtchirurgische Parodontaltherapie sowie beispielsweise kleinere konservierende Maßnahmen aus.

Auch die Prothetiker können in unabhängigen Praxen arbeiten, wo sie als ebenfalls anerkannter Berufsstand Voll- und Teilprothesen anfertigen können, diese jedoch nur nach Anweisung durch einen Zahnarzt. Ihr Betätigungsfeld schließt auch die Behandlungen in der Mundhöhle ein.

In den Niederlanden kamen 2011 durchschnittlich 0,48 Zahnärzte auf 1.000 Einwohner oder anders ausgedrückt, ein Zahnarzt muss in den Niederlanden im Durchschnitt 2.119 Patienten versorgen (Tab. 7). 2011 suchten die Niederländer durchschnittlich 2,3 Mal einen Zahnarzt auf.

Die durchschnittlichen jährlichen Ausgaben der zahnmedizinischen Versorgung pro Kopf belaufen sich in den Niederlanden im Jahr 2011 auf 164 EUR. Damit sind diese Ausgaben im Vergleich zu 1999 durchschnittlich jährlich um 5,5 % gestiegen (Tab. 7).

Tabelle 7: Kennzahlen zur Oralepidemiologie und zur zahnärztlichen Versorgung in den Niederlanden (1986–2011)

Oralepidemiologie[1]				
DMFT (12-Jährige)	0,6 (1998)		0,8 (2002)	
DMFT (35- bis 44-Jährige)	17,4 (1986)		–	
Anteil der völlig Zahnlosen (65- bis 74-Jährige)	65,4 % (1986)		61,0 % (1998)[2]	
Zahnärztliche Versorgung	1999	2005	2011	Jährliches Wachstum (%)
Einwohner je Zahnarzt[3]	2.579	2.434	2.119	−1,8
Zahnärzte je 1.000 Einwohner[3]	0,39	0,41	0,48	1,7
Zahnarztkonsultationen pro Kopf[4]	2,3	2,3	2,3	0,0
Zahnärztliche Ausgaben pro Kopf in EUR (KKP)[4]	86	125	164	5,5
Zahnärztliche Ausgaben in Prozent des BIP[4]	0,37	0,42	0,50	2,6

[1] WHO, 2014
[2] 65-Jährige
[3] CBS, 2013 und eigene Berechnungen
[4] BASYS, eigene Berechnungen, 2014; OECD, 2014

Der Anteil der Ausgaben für die zahnärztliche Versorgung am Bruttoinlandsprodukt beträgt 0,50 %.

Betrachtet man die Zahngesundheit der Kinder, so liegt der DMFT-Index bei einem Wert von 0,8 im Jahr 2002 (WHO, 2014).

3.5.5　Länderspezifische Eigennamen

ANT	Associatie Nederlandse Tandartsen	Vereinigung Niederländischer Zahnärzte
BIG	BIG-Register (Beroepen in de Individuele Gezondheidszorg)	BIG-Register (Berufe in der individuellen Gesundheitssorge)
KNMT	Koninklijke Nederlandse Maatschappij tot bevordering der Tandheelkunde	Berufsverband für Zahnärzte und Fachzahnärzte in den Niederlanden
KRT	Kwaliteitsregister Tandartsen	Zahnärztliches Qualitätsregister
NL	Nederland	Niederlande
NZa	Nederlandse Zorgautoriteit	Niederländische Gesundheitsbehörde
VWS	Ministerie van Volksgezondheid, Welzijn en Sport	Ministerium für Gesundheit, Wohlfahrt und Sport
Wmg	Wet marktordening gezondheitszorg	Gesundheitsmarktstrukturgesetz
Zvw	Zorgverzekeringswet	Krankenversicherungsgesetz

3.6   Schweiz

3.6.1   System der zahnärztlichen Versorgung

Organisation und Versicherungsschutz

Die soziale Krankenversicherung in der Schweiz ist im Krankenversicherungsgesetz (KVG) geregelt. Dieses löste das Kranken- und Unfallversicherungsgesetz (KUVG) von 1911 ab. Mit der Einführung des Krankenversicherungsgesetzes zum 1. Januar 1996 wurde die Krankenversicherung in eine allgemeine Pflichtversicherung umgewandelt. Jede in der Schweiz wohnhafte Person untersteht dem „Versicherungsobligatorium". Alle Mitglieder einer Familie, Erwachsene wie Kinder, sind individuell versichert. Jede Person, die sich in der Schweiz aufhält, muss sich innerhalb von drei Monaten versichern. Der Versicherte kann den Krankenversicherer frei wählen. Dieser muss ihn unabhängig von seinem Alter und seinem Gesundheitszustand akzeptieren.

Die soziale Krankenversicherung gewährt Leistungen bei Krankheit, Unfall (soweit dafür keine Unfallversicherung aufkommt) und bei Mutterschaft. Sie umfasst neben einer freiwilligen Tagegeldversicherung die obligatorische Krankenpflegeversicherung. Die obligatorische Krankenversicherung vergütet Zahnbehandlungskosten lediglich, wenn eine schwere Erkrankung des Kausystems auftritt sowie im Zusammenhang mit einer schweren Allgemeinerkrankung, wenn sie zur Unterstützung und Sicherstellung der ärztlichen Behandlungen notwendig sind, oder wenn nach Unfällen keine andere Versicherung die Behandlungskosten deckt. Demgegenüber werden beispielsweise die Kosten für gewöhnliche Zahnfüllungen bei Karies oder die Korrektur von Zahnfehlstellungen nicht übernommen. Hier besteht allerdings die Möglichkeit, sich durch eine Zusatzversicherung gegen diese Risiken abzusichern.

In der Schweiz verfügt ein großer Teil der Bevölkerung über eine spezielle zahnärztliche bzw. eine Zusatzversicherung, die neben zahnärztlichen Leistungen eine größere Palette von medizinischen Behandlungen abdeckt. Seit 1997 unterstehen die Zusatzversicherungen nicht mehr dem Sozialversicherungs-, sondern dem Privatversicherungsrecht. Die Prämien werden hier vermehrt risikoabhängig gestaltet, d. h. abhängig vom Alter, Geschlecht, Gesundheitszustand und Gesundheitsverhalten. Die Höhe der Prämien ist an den Versicherungsumfang gebunden, wobei es im Ermessen der einzelnen Versicherungsgesellschaft liegt, ob sie eine Deckung nach einer entsprechenden oralen Gesundheitsprüfung ablehnt. Das Problem einer Zusatzversicherung besteht darin, dass Menschen mit guter Mundhygiene und damit niedrigen Kosten einer Versicherung nicht beitreten, da ihre jährlichen Zahnarztkosten niedriger sind als die Versicherungsprämie. Hingegen ist die Versicherung für jene attraktiv, die hohe Kosten haben. Dies führt zu einer Selektion von Versicherten mit der Folge, dass eine Zusatzversicherung für Zahnpflegekosten nur gegen hohe Prämien abgeschlossen werden kann.

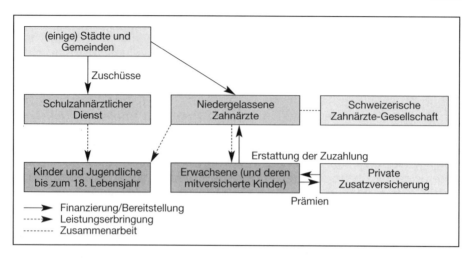

Abbildung 7: Organisation und Struktur der zahnärztlichen Versorgung in der Schweiz

Die Versorgung der Kinder- und Jugendzahnpflege ist in den Gesundheitsgesetzen der Kantone geregelt. Diese Leistungen delegieren die Kantone in der Regel an die Gemeinden, die teilweise einen eigenen schulzahnärztlichen Dienst für die regelmäßige zahnärztliche Untersuchung und Behandlung der Schulkinder einrichten. Für die Kosten der Behandlung können die Eltern nach ihrer finanziellen Leistungsfähigkeit ganz oder teilweise zu Beiträgen verpflichtet werden.

Verbände und Organisationen

Die Société Suisse d'Odontostomatologie/Schweizerische Zahnärzte-Gesellschaft (SSO) ist föderalistisch aufgebaut. Ihre tragenden Elemente sind die 20 kantonalen Sektionen, die weitgehend selbstständig handeln. Sie arbeiten in wichtigen Gesetzgebungsfragen zum zahnmedizinischen Bereich mit den Kantonsregierungen zusammen und spielen auch eine wichtige Rolle bei der Organisation der Weiterbildung. Daneben schließt die Schweizerische Zahnärzte-Gesellschaft im Auftrag ihrer Mitglieder Tarifverträge für zahnärztliche Leistungen ab. Einzelheiten zur Niederlassung usw. sind durch die Schweizerische Zahnärzte-Gesellschaft geregelt.

3.6.2　Leistungsumfang der zahnmedizinischen Versorgung

Die Schweiz hat im Bereich der zahnmedizinischen Versorgung weitgehend auf das Prinzip der Eigenverantwortung gesetzt. Folge davon ist die Ausgrenzung von zahnmedizinischen Indikationen aus der Grundsicherung. Bis auf wenige Ausnahmen werden keine Leistungen durch die Sozialversicherung übernommen. Somit muss ein Versicherter in der Schweiz ohne eine Zusatzversicherung im Bereich der Zahnmedizin die Behandlungen beim Zahnarzt selbst zahlen. Die Berechnung für diese Zahlungen unterliegt den festgelegten Zahnarzttarifen.

Zahnärztliche Versorgung von Erwachsenen

Gemäß Bundesgesetz über die Krankenversicherung werden die Kosten für eine zahnärztliche Behandlung in der Schweiz von der obligatorischen Krankenversicherung nur dann übernommen, wenn der Patient die den Zahnschäden zugrunde liegende Erkrankung nicht vermeiden konnte. Zusätzlich muss die Erkrankung als schwer eingestuft werden.

In der Verordnung über die Leistungen der obligatorischen Krankenpflegeversicherung (Krankenpflege-Leistungsverordnung [KLV]) werden die einzelnen Krankheiten, für deren Behandlung die zahnärztlichen Kosten übernommen werden, aufgelistet und außerdem die einzelnen kassenpflichtigen Geburtsgebrechen.

Es handelt sich dabei meist um selten auftretende Krankheitsbilder, die in der Regel vom Patienten nicht selbst erkannt werden können, sondern vom Zahnarzt oder vom Arzt diagnostiziert werden müssen. Liegt eine solche Erkrankung vor und ist sie als schwer zu bezeichnen, so zahlt die Krankenkasse nicht nur einzelne Leistungen, sondern die gesamte notwendige Behandlung. Diese muss zweckmäßig und wirtschaftlich sein und darf keine „luxuriösen" Maßnahmen umfassen.

Zahnbehandlungen aus Unfällen werden vergütet, wenn sie nicht durch die Unfallversicherung gedeckt werden. Dies betrifft vor allem Nichterwerbstätige (Kinder und Rentner).

Vor dem Behandlungstermin reicht der Zahnarzt, mit Ausnahme von Notfällen, der Krankenkasse einen Behandlungsplan ein. Dies hat für den Patienten den Nachteil, dass er mit der Behandlung etwas warten muss, sich jedoch anschließend darauf verlassen kann, dass die Krankenkasse die Behandlung auch wirklich zahlt. Abgerechnet wird nach dem Prinzip des „Tiers payant", d. h. der Zahnarzt sendet die Rechnung direkt an die soziale Krankenversicherung. Die Krankenkasse bezahlt die Zahnarztrechnung und belastet den Versicherten mit der Selbstbeteiligung. Hierunter fallen Selbstbehalte und Franchisen (Festbeträge). Die ordentliche Franchise beträgt 300 CHF pro Jahr, wobei Kinder und Jugendliche bis 18 Jahre keine Franchisen bezahlen. Freiwillig können auch höhere Franchisen gewählt werden, wodurch die Versicherungsprämie (Beitrag des Versicherten) entsprechend reduziert wird. Der Selbstbehalt umfasst derzeit 10 % des verbleibenden Rechnungsbetrages, jedoch bis zu einem Maximum von 700 CHF pro Jahr (Kinder und Jugendliche bis 18 Jahre: 350 CHF).

Zahnärztliche Versorgung von Kindern

Einige Schweizer Städte, wie z. B. die Stadt Zürich, verfügen über einen schulzahnärztlichen Dienst für Kinder, der sowohl durch öffentliche Einrichtungen wie Schulzahnkliniken als auch durch privat praktizierende Zahnärzte sichergestellt wird. Die Institutionen und Ärzte erhalten zum einen öffentliche Zuschüsse, zum anderen haben die Eltern ein festgesetztes Behandlungshonorar entsprechend ihres sozialen Einkommens zu zahlen. Der Schulzahnärztliche Dienst der Stadt Zürich ist z. B. für folgende Aufgaben zuständig (Stadt Zürich, Schul- und Sportdepartement, 2014):

- Organisation und Durchführung der gesetzlich vorgeschriebenen jährlichen Gebissuntersuchungen bei Kindern im Kindergarten und im schulpflichtigen Alter;
- Organisation und Durchführung der klassenweisen prophylaktischen Aufklärungen und Zahnputzübungen;
- individuelle Beratung von Patienten und deren Eltern;
- zahnärztliche Behandlungen.

Die Behandlung von Minderjährigen mit bestimmten angeborenen Fehlbildungen des Gesichts wird über die Eidgenössische Invalidenversicherung (IV) abgedeckt. Hierzu gehören die zahnärztlichen Maßnahmen für die Behandlung von Geburtsgebrechen bei minderjährigen Versicherten gemäß Artikel 3 des Bundesgesetzes über den Allgemeinen Teil des Sozialversicherungsrechts (ATSG) und Artikel 13 des Bundesgesetzes über die Invalidenversicherung (IVG). In solchen Fällen kommt die Eidgenössische Invalidenversicherung für die gesamte notwendige Behandlung auf, bis der Versicherte das 20. Lebensjahr vollendet hat. Als Geburtsgebrechen gelten alle Gebrechen, die bei vollendeter Geburt bestehen und in einer Liste enthalten sind bzw. vom Eidgenössischen Departement des Innern (EDI) als solche bezeichnet werden. Die Veranlagung zu einem Leiden gilt nicht als Geburtsgebrechen. Hingegen ist der Zeitpunkt, in dem ein Geburtsgebrechen als solches erkannt wird, unerheblich. Mit Überschreiten der Altersgrenze von 20 Jahren werden die Behandlungskosten dieser Personengruppe über die obligatorische Krankenversicherung abgedeckt.

Kieferorthopädische Behandlung

Das Krankenversicherungsgesetz verpflichtet die Krankenkassen nur bei genau definierten Krankheitsbildern zur Übernahme der Kosten der kieferorthopädischen Behandlung. Bei weit von der Norm abweichender Kieferposition übernimmt die Invalidenversicherung eine Behandlung bis zum Abschluss des 20. Lebensjahres. Für eine kieferorthopädische Behandlung bieten die Krankenversicherer eine Zusatzversicherung an, welche die Behandlung von Fehlstellungen von Zähnen und Kiefern abdeckt. Die Versicherung kostet je nach Krankenkasse und der jeweiligen Versicherungsform, z. B. für einen Versicherungsnehmer aus der Stadt Zürich bis zum 18. Lebensjahr pro Monat bis zu 64,40 CHF. Für erwachsene Personen ab 18 Jahren beträgt die monatliche Prämie zwischen 8,00 CHF und 121,50 CHF (Galli, 2010).

3.6.3 Honorierung zahnärztlicher Leistungen

In der Schweiz wurde der Zahnarzt-Tarif bereits 1976 von den Sozialversicherungspartnern nach betriebswirtschaftlichen Grundsätzen gestaltet. Dies bedeutet, dass die Preise der einzelnen zahnärztlichen Leistungen auf einer Kostenkalkulation beruht. Für diese Kostenkalkulation wurde eigens eine „Modellpraxis" geschaffen. Die letzte Revision des Tarifes ist 1994 in Kraft getreten. Der Zahnarzt-Tarif gilt einerseits für Sozialversicherer im Bereich der obligatorischen Unfallversicherung sowie der Invaliden- und Militärversicherung und andererseits für Privatpatienten (Zentralstelle für Medizinaltarife UVG, 2008). Keine Anwendung findet der Tarif auf die Krankenversicherung, da die Krankenkassen in der Grundversicherung nach Bundesgesetz und Rechtsprechung des eidgenössischen Versicherungsgerichtes keine zahnärztlichen Behandlungen übernehmen können (ausgenommen hiervon sind die bereits erwähnten gesetzlichen Ausnahmefälle). Kassen können allerdings aufgrund ihrer Satzungen oder im Rahmen einer Zusatzversicherung zahnmedizinische Leistungen vergüten; in beiden Fällen gilt dann der Tarif für Privatpatienten.

Der Schweizer Zahnarzt-Tarif umfasst insgesamt über 500 Einzelleistungen. Die Tarifskala beruht auf dem sog. Taxpunktsystem. Jeder Leistung ist eine Zahl von Taxpunkten zugeordnet. Diese Taxpunktzahl (TPZ) wird mit dem Taxpunktwert (TPW) multipliziert und ergibt so den Preis der einzelnen Leistung. Kosten für Material sowie die Arbeit des zahntechnischen Labors sind im Taxpunktwert nicht enthalten und werden vom Zahnarzt zusätzlich verrechnet. Zu dem von der Medizinaltarif-Kommission (MTK) zusammen mit dem Verband zahntechnischer Laboratorien der Schweiz (VZLS) erarbeiteten Tarif für zahntechnische Arbeiten gibt es keine offizielle Vereinbarung mit der SSO. Deshalb können die Preise für Zahnersatz sehr unterschiedlich sein.[5]

Bei Sozialversicherungsfällen nach dem Unfallversicherungsgesetz und dem Krankenversicherungsgesetz ist sowohl Taxpunktzahl als auch Taxpunktwert (derzeit 3,10 CHF) pro Leistung festgelegt (TPZ SV). Bei Privatpatienten kann die Taxpunktzahl (TPZ PP) in einem bestimmten Rahmen variiert werden. Der Taxpunktwert ist nach unten frei, darf für Mitglieder der Schweizerischen Zahnärzte-Gesellschaft nach oben aber nicht über

---

[5] Die Medizinaltarif-Kommission UVG (MTK) empfiehlt den Versicherern, Abrechnungen auf der Basis des Tarifs für zahntechnische Arbeiten zu akzeptieren. Militär- und Invalidenversicherung schließen sich dieser Empfehlung an.

5,80 CHF liegen. Die zahnärztlichen Honorare bei der Behandlung von Privatpatienten können somit von jedem Zahnarzt individuell festgelegt werden, wobei dieser, sofern er Mitglied der Schweizerischen Zahnärzte-Gesellschaft ist, an die Höchstpreisfestsetzung des Fixtarifes gebunden ist. Der Rahmentarif für Privatpatienten ermöglicht es, einerseits auf die besonderen Umstände beim Patienten (Dringlichkeit, Ansprüche an Komfort, Ästhetik und Qualität) und anderseits auf die Gegebenheiten der Praxis (Infrastrukturkosten, Lohnaufwand usw.) Rücksicht zu nehmen.

Die Kosten für Zahnbehandlungen werden von den Privatpatienten in den meisten Fällen direkt an den Zahnarzt bezahlt und dann von der privaten Zusatzversicherung rückerstattet (Kostenerstattungssystem). Daneben gibt es auch die Möglichkeit des Sachleistungsprinzips, nach dem der Zahnarzt direkt von der privaten Versicherung bezahlt wird.

Wie bei allen medizinischen Leistungen, so ist auch bei zahnärztlichen Arbeiten eine Garantie auf die Sorgfalt der Arbeit, nicht aber für den Erfolg der medizinischen Maßnahme gegeben. Verstößt der Zahnarzt gegen seine Sorgfaltspflicht, so hat er (bzw. seine Haftpflichtversicherung) dafür aufzukommen. Die Verjährungsfrist beträgt 10 Jahre und beginnt ab Behandlungsabschluss. Anders verhält es sich bei zahntechnischen Werkstücken. Juristisch handelt es sich hier um einen Werkvertrag und nicht um einen Auftrag zwischen Patient und Zahnarzt, wie dies für die übrige Behandlung gilt. Die Garantie aus dem Werkvertrag läuft ein Jahr. Diese einjährige Garantie betrifft das Vertragsverhältnis zwischen Zahnarzt und Zahntechniker. Der Zahnarzt ist dem Patienten aber während zehn Jahren für die Qualität des zahntechnischen Werkstückes haftbar.

3.6.4   Kennzahlen zur zahnärztlichen Versorgung

In der Schweiz wird ein Großteil der zahnärztlichen Versorgung durch frei praktizierende Zahnärzte erbracht. Im Jahre 2011 gab es in der Schweiz insgesamt 4.109 Zahnärzte. Dies entspricht einer Zahnarztdichte von durchschnittlich 0,52 Zahnärzten je 1.000 Einwohner.

Die Mehrheit der frei praktizierenden Zahnärzte arbeitet entweder einzeln oder in kleinen Gruppenpraxen außerhalb von Krankenhäusern oder Ausbildungseinrichtungen. Die Zulassung zur Ausübung einer selbstständigen zahnärztlichen Tätigkeit obliegt in der Schweiz den Kantonen und wird Inhabern des eidgenössischen Zahnarztdiploms erteilt. In der jüngeren Vergangenheit lässt sich ein Trend zu Großpraxen bzw. Praxisketten erkennen. Gerade bei jüngeren (berufstätigen) Patienten zählt ein verbesserter Service aufgrund längerer Öffnungszeiten, mehrerer unterschiedlicher „Spezialisten" in einer Praxis und einer möglichen Behandlung auch am Wochenende oder abends (Simer, 2012).

Dentalhygieniker, Prophylaxe-Assistenten und Zahntechniker zählen neben den Dentalassistenten (vormals Zahnarzthelferin) in der Schweiz zum zahnmedizinischen Hilfspersonal.

Für die Dentalassistentin ist Voraussetzung zur Berufsausübung eine vom Bundesamt für Berufsbildung und Technologie (BBT) anerkannte 3-jährige Lehre und der Abschluss mit dem eidgenössischen Fähigkeitszeugnis als „Dentalassistentin EFZ". Hierzu wurde 2009 ein neuer Bildungsplan für Dentalassistentinnen vom BBT genehmigt, der zusammen mit der neuen Bildungsverordnung (BiVo) zum 1. Januar 2010 in Kraft getreten ist.[6]

Im Hinblick auf die Gruppe der Parodontalpatienten, speziell ausgebildet in Therapie und Erhaltungsmaßnahmen, unterstützen die Dentalhygieniker die Arbeit des Zahnarztes, unter dessen Kontrolle und Verantwortung sie arbeiten. Die Prophylaxe-Assistenten sind in sämtlichen Belangen der Prophylaxe berufsbegleitend weitergebildete und geprüfte Dentalassistenten. Ihr Aufgabenfeld umfasst im Auftrag und unter fachlicher Kontrolle des Zahnarztes die Behandlung der Zahnfleischentzündung (Gingivitis) und die Vorbehandlung bei Zahnbetterkrankungen (Parodontitis) sowie die Entfernung von supragingival liegenden weichen und harten Zahnbelägen.

Zahntechniker hingegen dürfen in der Schweiz nur außerhalb der Mundhöhle der Patienten zugelassene fachliche Tätigkeiten im Auftrag und nach den zahnmedizinischen Vorarbeiten des Zahnarztes ausführen (in einigen Kantonen ist eine registrierfähige Bundesqualifikation erforderlich).

Daneben gibt es die Schulzahnpflegerin, einer gemäß der Zielgruppe (Kinder in Kindergärten, schulpflichtige Kinder) und den entsprechenden Tätigkeiten ausgebildeten Laienkraft mit rein präventiven Aufgaben. Sie arbeiten unter der Kontrolle staatlicher Organisationen und Behörden (Schulzahnpflege) und Institutionen (Spitäler und Heime). Die fachliche Betreuung übernehmen in der Regel öffentliche Kliniken oder privat praktizierende Zahnärzte.

Die Pro-Kopf-Ausgaben für zahnärztliche Leistungen im Jahre 2011 beliefen sich auf 260 EUR. Diese sind im Vergleich zu 1999 durchschnittlich jährlich um 3,3 % gestiegen. Der Anteil am Bruttoinlandsprodukt beträgt 2011 0,66 % und ist seit 1999 nahezu gleich geblieben (Tab. 8).

Betrachtet man die oralepidemiologische Entwicklung, so zeigt sich, dass der DMFT-Index bei den Kindern (12-Jährige) leicht zurückging. Auch der Anteil der völlig Zahnlosen der Altersgruppe der 65- bis 74-Jährigen reduzierte sich leicht.

---

[6]   Zum 1. Januar 2013 wurden das Bundesamt für Berufsbildung und Technologie (BBT) und das Staatssekretariat für Bildung und Forschung (SBF) zum Staatssekretariat für Bildung, Forschung und Innovation (SBFI) zusammengeführt.

Tabelle 8: Kennzahlen zur Oralepidemiologie und zur zahnärztlichen Versorgung in der Schweiz (1988–2011)				
Oralepidemiologie[1]				
DMFT (12-Jährige)	1,0 (2000)		0,8 (2009)	
DMFT (35- bis 44-Jährige)	18,5 (1992)[2]		14,5 (1999)[2]	
Anteil der völlig Zahnlosen (65- bis 74-Jährige)	15,3 % (1988)		13,8 % (2002)	
Zahnärztliche Versorgung	1999	2005	2011	Jährliches Wachstum (%)
Einwohner je Zahnarzt[3]	2.071	1.976	1.919	–0,6
Zahnärzte je 1.000 Einwohner[3]	0,48	0,51	0,52	0,6
Zahnarztkonsultationen pro Kopf[4]	1,3 (1997)	1,2 (2007)	–	–0,8
Zahnärztliche Ausgaben pro Kopf in EUR (KKP)[4]	177	210	260	3,3
Zahnärztliche Ausgaben in Prozent des BIP[4]	0,67	0,68	0,66	–0,1

[1] WHO, 2014
[2] Mittelwert aus den Altersgruppen 30- bis 39-Jährige und 40- bis 49-Jährige
[3] Bundesamt für Statistik, 2014
[4] OECD, 2014

3.6.5 Länderspezifische Eigennamen

ATSG   Allgemeiner Teil des Sozialversicherungsrechts
BBT   Bundesamt für Berufsbildung und Technologie
BiVo   Bildungsverordnung
CH   Confoederatio Helvetica || Schweizerische Eidgenossenschaft || Schweiz
EDI   Eidgenössisches Departement des Innern
IV   Eidgenössische Invalidenversicherung
IVG   Bundesgesetz über die Invalidenversicherung
KLV   Krankenpflege-Leistungsverordnung
KUVG   Kranken- und Unfallversicherungsgesetz
KVG   Krankenversicherungsgesetz
MTK   Medizinaltarif-Kommission
SBF   Staatssekretariat für Bildung und Forschung
SBFI   Staatssekretariat für Bildung, Forschung und Innovation
SSO   Société Suisse d'Odontostomatologie || Schweizerische Zahnärzte-Gesellschaft
TPZ PP   Rahmentarif für Privatpatienten
TPZ SV   Fixtarif für die Sozialversicherung
VZLS   Verband zahntechnischer Laboratorien der Schweiz

3.7   Ungarn

3.7.1   System der zahnärztlichen Versorgung

Organisation und Versicherungsschutz

Ungarn ist es gelungen, sein Gesundheitssystem von einem zentralstaatlich gesteuerten Semashko-Modell[7] in ein soziales Krankenversicherungssystem zu überführen. Mit dem 1. Juli 1992 trat ein mehrsäuliges Sozialversicherungsmodell mit einer Nationalen Krankenkasse (Országos Egészségbiztosítási Pénztár [OEP]) als Hauptfinanzierer in Kraft.

Die strategische Planung, die Vorbereitung von Gesetzen, die Verwaltung und die Kontrolle im Gesundheitswesen fallen im Wesentlichen in die Zuständigkeit des ungarischen Ministeriums für Humanressourcen (Emberi Erőforrások Minisztériuma). Das Ministerium für Nationalwirtschaft (Nemzetgazdasági Minisztérium) trägt jedoch die Verantwortung für die Finanzpolitik und Budgetplanung im Gesundheitswesen. Bei der Nationalen Krankenkasse handelt es sich um eine eigene Institution unter Aufsicht des Ministeriums für Humanressourcen. Der Nationalen Krankenkasse obliegen u. a. die Verträge mit den Leistungserbringern und die Wirtschaftlichkeitskontrollen. Seit 1999 werden die Beiträge zusammen mit den Steuern von den Finanzämtern eingezogen.

Die Nationale Krankenkasse wird aus den Beiträgen der Erwerbstätigen und aus Steuern finanziert. Der Krankenversicherungsbeitrag liegt in Ungarn derzeit bei 7 % des Bruttoeinkommens. Für Selbstständige gibt es Sonderregelungen basierend auf Einkommensstandards. Für Personen ohne eigenes Einkommen zahlt der Staat den Versicherungsbeitrag. Aus Steuergeldern finanziert der Staat darüber hinaus Betriebs- und Investitionskosten, unter anderem für Krankenhäuser.

Die Nationale Krankenkasse hat landesweit 20 regionale Geschäftsstellen, die auf Basis von Verträgen mit Ärzten, Zahnärzten und anderen Leistungserbringern medizinische Leistungen bezahlen. Das Gesetz bestimmt Art und Umfang der medizinischen Leistungen. Neben der Nationalen Krankenkasse gibt es in Ungarn auch private Krankenversicherungen. Viele Ungarn nutzen diese als Zusatzversicherung, um eine bessere bzw. komfortablere Versorgung vor allem bei der zahnärztlichen Behandlung, in der Gynäkologie oder in der Geburtshilfe zu erhalten.

---

[7]   Das Semashko-Modell ist in den ehemals kommunistischen mittel- und osteuropäischen Staaten vorherrschend und verbindet Sozialversicherungselemente mit einer vorwiegend öffentlichen Leistungserbringung (Klingenberger, 2004).

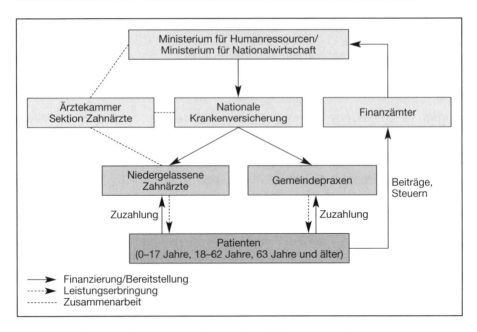

Abbildung 8: Organisation und Struktur der zahnärztlichen Versorgung in Ungarn

Verbände und Organisationen

Alle ungarischen Ärzte sind in der ungarischen Ärztekammer (Magyar Orvosi Kamara [MOK]) organisiert. Mit rund 35.000 Mitgliedern ist sie in Ungarn die wichtigste berufspolitische Organisation der Ärzte. In einer Art „Unterkammer" (MOK Fogorvosok Területi Szervezete) haben sich dort die Zahnärzte organisiert. Die Mitgliedschaft ist, ähnlich wie auch in den Handelskammern, Pflicht. Es wird in letzter Zeit jedoch immer öfter über die Abschaffung der Pflichtmitgliedschaft diskutiert. Seit 1994 arbeitet die Kammer als eine Körperschaft des öffentlichen Rechts und fungiert als Verhandlungspartner der Sozialversicherung und des Staates. Daneben existiert seit 1978 eine Ungarische Zahnärzte-Gesellschaft (Magyar Fogorvosok Egyesülete [MFE]) als wissenschaftliche Organisation der Zahnärzteschaft.

3.7.2   Leistungsumfang der zahnmedizinischen Versorgung

Mit der Einführung des neuen Versicherungssystems im Jahr 1992 wurden die zahnärztlichen Leistungen nicht mehr in dem selben Umfang wie früher beibehalten. Durch die Neuordnung des Versicherungsschutzes rückte die individuelle Verantwortung des Einzelnen stärker in den Vordergrund. Außerdem wurde den präventiven Leistungen ein größerer Stellenwert in der zahnärztlichen Versorgung beigemessen.

In Ungarn wird zwischen drei Arten der Zahnbehandlung unterschieden. Einerseits ist dies die zahnärztliche Grundversorgung. Die zahnärztliche Grundversorgung ist, wie die hausärztliche Versorgung, regional organisiert, allerdings mit dem Unterschied, dass der Patient seinen Zahnarzt nicht frei wählen kann (Kovacs et al., 2013). Zur Grundversorgung gehört u. a. die zahnärztliche Untersuchung, die zahnärztliche Versorgung in Schulen und für Schwangere. Andererseits gibt es die fachzahnärztliche Versorgung. Ergänzt werden die beiden Bereiche durch den zahnärztlichen Notfalldienst (Gaál et al., 2011).

Die Zuzahlung für zahnärztliche Leistungen ist abhängig von der jeweiligen Behandlung und dem Alter des Patienten. Allerdings gibt es auch Behandlungen, bei denen der Patient in Ungarn keine Zuzahlung entrichten muss; die nachstehenden zahnärztlichen Behandlungen werden ganz von der Nationalen Krankenkasse übernommen und sind für alle ungarischen Patienten ohne jegliche Altersbeschränkung zuzahlungsfrei:

- zahnärztliche Notfallversorgung,
- regelmäßige zahnärztliche Untersuchungen (zweimal im Jahr für Kinder und einmal im Jahr für Erwachsene),
- konservierende Zahnheilkunde (Prävention, Prophylaxe, Füllungstherapie, Extraktionen, Parodontalbehandlung, Endodontie),
- zahnärztliche Behandlung aufgrund einer Überweisung,
- zahnmedizinische Operationen,
- Entfernung von Plaque und
- Zahnfleischtransplantationen.

Darüber hinaus sind in Ungarn folgende Bevölkerungsgruppen generell von der Zuzahlung bei den Behandlungskosten (aber nicht von den Material- und Laborkosten) befreit:

- Patienten unter 18 Jahren,
- Patienten, die eine weiterführende Schule oder Berufsschule besuchen,
- schwangere Patientinnen (vom Tag der Bestätigung der Schwangerschaft bis 90 Tage nach der Geburt) und
- Patienten über 62 Jahre.

Abgesehen von den zuvor genannten Behandlungen müssen in Ungarn Erwerbstätige zwischen 18 und 62 Jahren ihre Behandlungskosten selbst tragen. Die Altersgruppen der 0- bis 18-Jährigen und über 62-Jährigen müssen lediglich eine Zuzahlung bei den Material- und Laborkosten leisten. Bei den kieferorthopädischen Leistungen muss der Patient beispielsweise bis zum 18. Lebensjahr 15 % der Kosten selbst tragen. 85 % der Kosten werden dann von der Nationalen Krankenkasse übernommen. Bei Teil- und Totalprothesen zahlen über 62-Jährige in Ungarn 100 % der Material- und Laborkosten selbst, die zahnärztlichen Leistungen werden hingegen von der Nationalen Krankenkasse übernommen (Kravitz et al., 2014).

3.7.3   Honorierung zahnärztlicher Leistungen

Zahnärzte im staatlichen Angestelltenverhältnis rechnen ihre Leistungen über die Gemeinden mit der Nationalen Krankenkasse ab. Die Leistungsverzeichnisse für Ärzte und Zahnärzte sind mit einer durch die Sozialversicherung und das Finanzamt festgelegten Gebührenordnung verbunden.

Die Honorierung zahnärztlicher Leistungen in Ungarn erfolgt nach einem Mischsystem, bestehend aus einem Festbetrag und nach einer Einzelleistungsvergütung mit einem Punktesystem, wobei das Letztere auch bei allen anderen ambulanten fachärztlichen Leistungen Anwendung findet. Der durchschnittliche Punktwert beträgt derzeit 2,20 HUF (Stand: 2013). Ein Teil der Bezahlung der zahnärztlichen Grundversorgung ist eine Kopfpauschale, die nach dem Patientenalter gestaffelt wird (berechnet mittels Punkten und Gewichtungen). Bei zahnärztlichen Leistungen gibt es eine feste Anzahl von Kopfpauschalenpunkten für 30 Stunden Behandlung pro Woche. Bei einer geringeren Behandlungszeit wird die Anzahl der Kopfpauschalenpunkte entsprechend verringert. Die Bewertung der Kopfpauschale (HUF pro Punkt) wird in einer Regierungsverordnung festgelegt. Bei zahnärztlichen Leistungen außerhalb der normalen Behandlungszeiten (Notfallbehandlung) hängt die Pauschale (Betrag in HUF) von der Anzahl der Einwohner am Leistungsort (weniger als 50.000, 50.000–100.000, mehr als 100.000) und der Anzahl der Arbeitsstunden pro Tag ab (Gaál et al., 2011).

3.7.4   Kennzahlen zur zahnärztlichen Versorgung

Im Jahr 2011 waren in Ungarn 5.236 Zahnärzte tätig, entweder in freier Praxis oder als Angestellte in einer Gemeindepraxis. Dies entspricht einem Zahnarzt-Patienten-Verhältnis von 1:1.902. Dies entsprach für das Jahr 2011 einem Durchschnitt von 0,53 Zahnärzten pro 1.000 Einwohner (Tab. 9). Rund die Hälfte der ungarischen Zahnärzte behandeln sowohl Versicherte der Krankenversicherung als auch Privatpatienten (Kivovics, 2013).

Tabelle 9: Kennzahlen zur Oralepidemiologie und zur zahnärztlichen Versorgung in Ungarn (1999–2011)

Oralepidemiologie[1]				
DMFT (12-Jährige)	3,3 (2001)		2,4 (2008)	
DMFT (35- bis 44-Jährige)	15,7 (2000)		15,4 (2003/04)	
Anteil der völlig Zahnlosen (65- bis 74-Jährige)	27,0 % (2000)		19,8 % (2004)	
Zahnärztliche Versorgung	1999	2005	2011	Jährliches Wachstum (%)
Einwohner je Zahnarzt[2]	2.220	2.238	1.902	−1,3
Zahnärzte je 1.000 Einwohner[2]	0,45	0,45	0,53	1,3
Zahnarztkonsultationen pro Kopf[3]	0,7	0,9	0,7	0,0
Zahnärztliche Ausgaben pro Kopf in EUR (KKP)[3]	23	39	40	4,7
Zahnärztliche Ausgaben in Prozent des BIP[3]	0,24	0,27	0,25	0,2

[1] WHO, 2014
[2] Eurostat, 2014
[3] OECD, 2014

Die Anzahl der Zahnärzte in Ungarn stieg in den letzten Jahren stetig an, obwohl die Bevölkerung Ungarns zurückging. Diese Entwicklung der Zahnarztzahlen muss auch vor dem Hintergrund gesehen werden, dass die Zahnärzte in Ungarn bereits in den frühen 1990er-Jahren die Möglichkeiten des Dentaltourismus[8] erkannt haben. Den in den 1990er-Jahren privatisierten Zahnkliniken stand es frei, ihre Dienste neben den ungarischen Patienten auch Ausländern anzubieten. Anfänglich wurden insbesondere Patienten aus dem benachbarten Österreich behandelt (Klar, 2013). So knüpfte Ungarn an die Tradition des Kurtourismus an und wurde in den letzten Jahren zum Zentrum des europäischen Dentaltourismus. Grund hierfür ist, dass die zahnmedizinischen Behandlungen in Ungarn um 50 % bis 70 % günstiger sind, als in den westeuropäischen Ländern. Die Preisdifferenz resultiert aus dem Lohngefälle. Die Löhne sind in Ungarn bedeutend niedriger als in den anderen EU-Mitgliedsstaaten.

Die Pro-Kopf-Ausgaben für zahnärztliche Leistungen belaufen sich 2011 auf durchschnittlich 40 EUR oder 0,25 % vom Bruttoinlandsprodukt. Das Niveau der Ausgaben und die Entwicklung lässt vermuten, dass die Versorgung von Ausländern (Dentaltourismus) in diese Zahlen nicht einbezogen wird.

[8] Im Falle des Dentaltourismus spricht man daher auch von einem „kostenorientierten Gesundheitstourismus" (Klingenberger et al., 2009).

Insgesamt besuchten die ungarischen Versicherten pro Jahr durchschnittlich 0,7 Mal ihren Zahnarzt (Tab. 9). Dieses ist der niedrigste Wert unter den in die Untersuchung einbezogenen Ländern.

Betrachtet man die Mundgesundheit der Ungarn anhand ausgewählter Kennziffern zur Oralepidemiologie, so ging der DMFT-Index sowohl bei den Kindern (12-Jährige), als auch bei den Erwachsenen (35- bis 44-Jährige) in den letzten Jahren zurück. Auch der Anteil der völlig Zahnlosen (65- bis 74-Jährige) reduzierte sich merklich.

3.7.5   Länderspezifische Eigennamen

HU	Magyarország	Ungarn
MFE	Magyar Fogorvosok Egyesülete	Ungarische Zahnärzte-Gesellschaft
MOK	Magyar Orvosi Kamara	Ungarische Ärztekammer
OEP	Országos Egészségbiztosítási Pénztár	Nationale Krankenkasse

4   Ergebnisse der Preiserhebung

Der folgende Abschnitt gibt einen systematischen Überblick über die Vergütung zahnärztlicher Leistungen für die elf ausgewählten Behandlungsanlässe aus den verschiedenen Bereichen der zahnärztlichen Versorgung:

1. Eingehende Untersuchung und Beratung eines neuen Patienten,
2. Individualprophylaktische Versorgung von Kindern,
3. Zweiflächige direkte Füllung an Zahn 45,
4. Subgingivale Kürettage,
5. Wurzelkanalbehandlung an Zahn 46,
6. Extraktion des Zahnes 31,
7. Verblendete Krone auf Zahn 21,
8. Implantatsetzung regio 11,
9. Vollverblendete Brücke von Zahn 45 bis Zahn 47,
10. Modellgussprothese,
11. Totalprothetische Versorgung im Ober- und Unterkiefer.

Die Preisangaben der sechs Länder Dänemark, Frankreich, Großbritannien, Niederlande, Schweiz und Ungarn werden jeweils als Index im Vergleich zu Deutschland dargestellt. Dabei wird der deutsche Wert gleich Hundert (Deutschland = 100) gesetzt.[9] Ferner erfolgt ein Vergleich mit den Ergebnissen der Erhebung im Jahr 1999.

Außerdem wird für die einzelnen Behandlungsanlässe die Preisentwicklung seit der letzten Erhebung dargestellt. Hierbei wird der Frage nachgegangen, inwieweit die Preise in den anderen Ländern stärker oder weniger stark als in Deutschland gestiegen sind.[10] Darüber hinaus wird jeweils in

---

[9] In der Erhebung 2013 wird bei der Berechnung des deutschen Wertes für die konservierenden und chirurgischen Leistungen nach dem BEMA Teil 1 ein durchschnittlicher Punktwert von 0,9030 EUR zugrunde gelegt. Dieser Punktwert ist ein rechnerischer Wert, der sich aus dem Mittelwert der Punktwerte aller KZVen für konservierende und chirurgische Leistungen ergibt. Für die individualprophylaktischen Leistungen nach dem BEMA Teil 1 beträgt der zugrunde gelegte durchschnittliche Punktwert 0,9624 EUR. Dieser Wert ist ebenfalls ein rechnerisches Ergebnis, das sich aus dem Mittel der Punktwerte aller KZVen für individualprophylaktische Leistungen errechnet. Ausgangspunkt für die Bewertung der Zahnersatzleistungen nach dem BEMA Teil 5 ist der bundeseinheitliche Punktwert von 0,7771 EUR. Für die GOZ-Leistungen bei der gleichartigen Versorgung mit einer vollverblendeten Brücke wird von einem derzeit gültigen Punktwert in Höhe von 5,62421 Cent bei 2,3-fachem Steigerungssatz ausgegangen.

[10] Zur Ermittlung der deutschen Preise bei der Erhebung im Jahr 1999 wurden die Punktwerte der KZVen Sachsen und Hessen für das 1. Quartal 1999 angesetzt. Für die konservierend-chirurgischen

einem eigenen Abschnitt für die ausgewählten Behandlungsanlässe die Höhe der entsprechenden Zuzahlung der Patienten sowohl für 1999 als auch für 2013 dargestellt.

Ausgangspunkt für die Preiserhebung ist die Behandlung eines „Durchschnittspatienten", d. h., es handelt sich um keinen „Angstpatienten" und es bestehen keine erschwerten Behandlungsbedingungen durch eingeschränkte Mundöffnung, Makroglossie, Zungenhypermotorik, vermehrten Speichelfluss, eingeschränkte Kommunikationsfähigkeit, verstärkten Würgereflex usw. Ferner beschränkt sich die Behandlung jeweils ausschließlich auf den angegebenen Behandlungsanlass und wird in einem regelrecht verzahnten Gebiss durchgeführt. Zusätzliche Arbeitsschritte wie z. B. eine Caries-Profunda-Behandlung oder Wurzelkanalbehandlungen werden nicht berücksichtigt.

Bei allen einbezogenen zahnärztlichen Behandlungsanlässen mit Ausnahme der „Eingehenden Untersuchung" wird angenommen, dass Untersuchung, Diagnose, Beratung und Behandlungsplanung bereits erfolgt sind, sodass zu Beginn und während der Behandlung der Patient nur noch kurz über den Ablauf aufgeklärt wird. Somit ist auch eine Untersuchung nicht Bestandteil der Behandlung bzw. der Vergütung.

Die Aufklärung des Patienten ist Bestandteil bei allen zahnärztlichen Leistungen. Bei den individualprophylaktischen Leistungen für Kinder wird, wie bei der Erhebung im Jahr 1999, die Aufklärung im Zusammenhang mit der Teilleistung „Beratung und Motivation" des Patienten abgefragt.

Für die Berechnung der zahntechnischen Leistungen ist das Verzeichnis für zahntechnische Leistungen der vertragszahnärztlichen Versorgung (BEL II[11]) Grundlage. Die Preise für die zahntechnischen Leistungen werden im Bundesdurchschnitt und zwischen gewerblichem Labor und Praxislabor gemittelt. Für die zu den GOZ-Positionen der gleichartigen Versorgung gehörenden zahntechnischen Leistungen bildet die BEB-Liste[12] die

---

Fälle betrug der Punktwert der KZV Sachsen im Primärkassenbereich (niedrigster Punktwert) 1,39 DM (0,71 EUR), der KZV Hessen für den Ersatzkassenbereich (höchster Punktwert) 1,689 DM (0,864 EUR). Für den Individualprophylaxefall lagen die Punktwerte der KZV Sachsen bei 1,40 DM (0,72 EUR), der KZV Hessen bei 1,689 DM (0,864 EUR). Für die prothetischen Leistungsfälle betrug der Punktwert der KZV Sachsen 1,15 DM (0,59 EUR) und der KZV Hessen 1,2989 DM (0,6641 EUR). Die durchschnittlichen Material- und Laborkosten wurden auf der Grundlage der 1999 gültigen Preisvereinbarungen für gewerbliche Laboratorien geschätzt.

[11] Für die Kosten, die in den Leistungsbereich der gesetzlichen Krankenversicherung (Regelversorgung) fallen, berechnet ein zahntechnisches Labor die Kosten nach dem BEL II (Bundeseinheitliches Verzeichnis der abrechnungsfähigen zahntechnischen Leistungen). Dieses gesetzliche Leistungsverzeichnis ist eine Höchstpreisliste, deren Positionen und Konditionen zwischen den gesetzlichen Krankenkassen und den Zahntechniker-Innungen ausgehandelt werden.

[12] Die zahntechnischen Leistungen, die über die Leistungen der gesetzlichen Krankenkasse hinausgehen, werden in der BEB (Bundeseinheitliche Benennungsliste) aufgeführt. Hierbei handelt es sich nicht um verbindliche Vorgaben. Vielmehr sind die Positionen und Preise des BEB unverbindliche Kalkulationsgrundlagen, die sich an den gängigen Kosten für zahntechnische Leistungen orientieren.

Ausgangsbasis. Die kalkulatorische Grundlage der Preise in der BEB-Liste sind die Preise der BEL-II-Liste mit einem Aufschlag in Höhe von 20 %.

Für die Berechnung der Vergleichswerte wurden die in nationaler Währung vorliegenden Preise mit Hilfe von Kaufkraftparitäten in EUR umgerechnet. Dies erfolgt, da eine Umrechnung mit dem jeweiligen Devisenkurs nicht die tatsächliche Kaufkraft widerspiegelt. Der Preisvergleich bezogen auf das Bruttoinlandsprodukt pro Kopf dient dazu, die Preise um die Einkommensunterschiede zwischen den Ländern zu bereinigen.

In Dänemark beruhen die Vergütungen auf den Angaben für Durchschnittspreise nach der Einschätzung der dänischen Zahnärztlichen Vereinigung, da dort eine freie Preisgestaltung existiert und es auch keine öffentliche Statistik über die Preise für die zahnärztliche Behandlung gibt.

Bei der Darstellung der Preisentwicklung zwischen 1999 und 2013 beschränkt sich der Preisvergleich für die Schweiz auf die vier Behandlungsanlässe, die keine Material- und Laborkosten beinhalten. Hier wird zu beiden Zeitpunkten jeweils von einem Taxpunktwert von 3,10 CHF ausgegangen. Vier zahnprothetische Leistungen, für die uns im Jahr 1999 keine Angaben zu den Material- und Laborkosten vorlagen, wurden aus der Darstellung der Preisentwicklung ausgeschlossen.

4.1 Eingehende Untersuchung und Beratung eines neuen Patienten

In der zahnärztlichen Versorgung wird prinzipiell davon ausgegangen, dass die Untersuchung und Beratung die Grundlage für die Durchführung anderer zahnärztlicher Leistungen ist. Im Rahmen der Vor-Ort-Gespräche wurde in diesem Zusammenhang abgeklärt, ob sich die einzelnen Behandlungseckpunkte der Untersuchung und Beratung ändern, je nachdem, ob es sich nachfolgend um eine individualprophylaktische, konservierend-chirurgische oder prothetische Leistung handelt. Dies ist in der Regel nicht der Fall.

Die Behandlungseckpunkte bei einer eingehenden Untersuchung und Beratung eines neuen Patienten umfassen: Anamnese, extraorale und intraorale Untersuchung, Röntgenaufnahmen zur Kariesdiagnostik, Dokumentation und Behandlungsplanung.

4.1.1 Landesspezifische Merkmale

– In *Dänemark* gelten die Angaben für Erwachsene (ab dem 26. Lebensjahr). Im Alter zwischen 18 und 25 Jahren reduziert sich die Selbstbeteiligung von 60 % auf 34 %. Kinder und Jugendliche werden bis zur Vollendung des 18. Lebensjahres kostenfrei durch angestellte Zahnärzte der Gemeinden versorgt.

– In *Deutschland* ist, wie in den anderen Ländern auch, die Untersuchung und Beratung Grundlage für die Durchführung anderer zahnärztlicher Leistungen. Sie beinhaltet neben der extra- und intraoralen Untersuchung Röntgenaufnahmen. Für die Anamnese, die Dokumentation und die Behandlungsplanung existieren keine eigenen Gebührenpositionen.

– Mit Ausnahme der Röntgenaufnahmen werden in *Frankreich* alle Behandlungseckpunkte durch die zugrunde gelegte Gebührenposition vergütet. Röntgenaufnahmen können nicht gemeinsam mit dieser Gebührenposition abgerechnet werden.

– In *Großbritannien* wird der Behandlungsanlass in die Gruppe 1 (Vergütung 1 UDA) eingeordnet: Diagnose, Behandlungsplanung und Zahnerhaltung.

– In den *Niederlanden* umfasst die eingehende Untersuchung und Beratung im Wesentlichen neben der Anamnese eine Untersuchung sowie die entsprechenden diagnostischen Röntgenaufnahmen.

– In der *Schweiz* gelten die Angaben für einen Privatpatienten.

– In *Ungarn* wird die Untersuchung und Beratung durch die Nationale Krankenkasse finanziert.

4.1.2 Preisvergleich und Preisentwicklung

Die eingehende Untersuchung und Beratung eines neuen Patienten stellt im Allgemeinen die erste Maßnahme des Zahnarztes dar. Betrachtet man die in die Untersuchung einbezogenen Länder, so zeigt sich, dass mit Ausnahme von Großbritannien und Frankreich die zahnärztliche Vergütung in der Regel aus zwei Abrechnungspositionen besteht. Zum einen ist dies eine Position zur extra- und intraoralen Untersuchung und zum anderen eine Position für die Röntgenleistungen zur Kariesdiagnostik. In Frankreich dürfen diese allerdings nicht zusammen mit der Untersuchung abgerechnet werden. Diese beiden Positionen beinhalten, außer in Ungarn, auch die dazugehörige patientenbezogene Dokumentation und Behandlungsplanung. Interessant ist dabei auch, dass in den Ländern, in denen aufgrund der Abrechnungspositionen eine differenzierte Betrachtung möglich ist, der Anteil der Röntgenleistungen einerseits für eine medizinisch-technische Leistung an der Vergütung relativ hoch ist und andererseits recht unterschiedlich ausfällt. So variiert der Anteil der Röntgenleistungen an der Gesamtvergütung bei diesem Behandlungsanlass zwischen rund 20 % und 60 %.

Die eingehende Untersuchung und Beratung eines neuen Patienten wird in Deutschland mit rund 45 EUR vergütet. Dies sollte auch vor dem Hintergrund gesehen werden, dass in Deutschland eine eingehende Untersuchung zur Feststellung von Zahn-, Mund- und Kieferkrankheiten einschließlich Beratung (BEMA-Z Nr. 01) je Kalenderhalbjahr nur einmal abgerechnet werden kann, frühestens nach Ablauf von vier Monaten.

Der Preisvergleich der eingehenden Untersuchung und Beratung eines neuen Patienten auf der Basis von Kaufkraftparitäten für das Jahr 2013 zeigt, dass das Preisniveau bei dieser Leistung in Dänemark, den Niederlanden und der Schweiz höher ist als in Deutschland (Abb. 9). In Frankreich, Großbritannien und Ungarn liegt das Preisniveau unter dem Deutschlands.

Legt man an Stelle von Kaufkraftparitäten Einkommensverhältnisse zugrunde, ändert sich das Bild für 2013 nur insofern, als nun Dänemark und die Niederlande ein höheres Preisniveau als Deutschland aufweisen.

Trotz der Preisunterschiede im Jahr 2013 fällt im Vergleich zum Jahr 1999 eine gewisse Konvergenz des Preisniveaus auf. Dies ist sowohl bei der Betrachtung nach Kaufkraftparitäten als auch auf der Basis von Einkommensverhältnissen der Fall.

Analysiert man für diesen Behandlungsanlass die Preisentwicklung, zeigt sich, dass der Preisanstieg in diesem Zeitraum in Dänemark mit Abstand am größten war. Deutschland liegt dabei mit seinem Preisanstieg auf Platz zwei. In den anderen Ländern sind die Preise im Beobachtungszeitraum ebenfalls gestiegen, allerdings nicht so stark wie in Dänemark und Deutschland.

In Deutschland ist für die Preisentwicklung vor allem die Umstrukturierung des BEMA-Z zum 1. Januar 2004 verantwortlich. Hiernach sollten nach Vorgabe des Gesetzgebers die zahnärztlichen Leistungen entsprechend einer ursachengerechten, zahnsubstanzschonenden und präventionsorientierten Versorgung insbesondere nach dem Kriterium der erforderlichen Arbeitszeit gleichgewichtig in und zwischen den Leistungsbereichen für Zahnerhaltung, Prävention, Zahnersatz und Kieferorthopädie bewertet werden. Die konservierend-chirurgischen Leistungen wurden im Schnitt um etwa 11 % aufgewertet (Liebold, Raff und Wissing, 2005). In diesem Zusammenhang wurde auch die Punktzahl dieser Leistungen erhöht. In einigen Bereichen kam es hingegen zu Abwertungen, so beispielsweise im Bereich der Füllungstherapie.

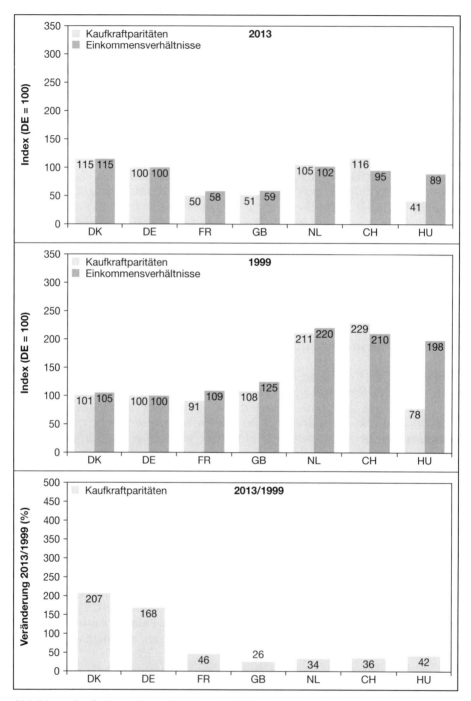

Abbildung 9: Preisvergleich (1999 und 2013) und Preisentwicklung (zwischen 1999 und 2013) bei einer eingehenden Untersuchung und Beratung eines neuen Patienten

4.1.3   Selbstbehalt des Patienten

Der Anteil, den ein Patient bei einer eingehenden zahnärztlichen Untersuchung und Beratung selbst zu bezahlen hat, ist in den einzelnen Ländern unterschiedlich hoch. 1999 war der Patient in Deutschland, den Niederlanden und in Ungarn gänzlich von jeder Zuzahlung befreit (Tab. 10).

In Frankreich betrug der Anteil des Patienten 1999 generell 30 %. In Dänemark und Großbritannien betrug die Zuzahlung 60 % bzw. 80 %. Lediglich in der Schweiz musste der Patient die eingehende Untersuchung und Beratung zu 100 % selbst bezahlen.

Im Vergleich zu 2013 hat sich in der Mehrzahl der Länder nichts bei der Zuzahlung geändert. Nur in den Niederlanden hat der Patient nun 100 % der Kosten selbst zu tragen. In Großbritannien erhöhte sich die Zuzahlung für den Patienten von 80 % auf 90 %.

Tabelle 10: Selbstbehalt des Patienten 1999 und 2013 bei einer eingehenden Untersuchung und Beratung eines neuen Patienten		
Land	**Selbstbehalt des Patienten (%)[1]**	
	1999	**2013**
Dänemark	60	60
Deutschland	0	0
Frankreich	30	30
Großbritannien	80	90
Niederlande	0[2]	100
Schweiz	100	100
Ungarn	0	0
[1] ohne private (Zusatz-)Versicherung [2] ohne Röntgenleistungen		

4.2   Individualprophylaktische Versorgung von Kindern

Zielsetzung der zahnmedizinischen Prävention ist, über die Reduktion der Krankheitsrisiken zu einer Verbesserung der Mundgesundheit beizutragen. Die Individualprophylaxe ist im Hinblick auf die Vorbeugung oraler Erkrankungen ein wichtiges Element der Prävention.

Die Behandlungseckpunkte der individualprophylaktischen Versorgung von Kindern umfassen die Feststellung des Mundhygienezustandes, Aufklärung, Beratung, Motivation, Zahnreinigung, lokale Fluoridierung, Fissurenversiegelung und Kontrolle.

4.2.1 Landesspezifische Merkmale

– In *Dänemark* wird die individualprophylaktische Versorgung der Kinder und Jugendlichen bis zum 18. Lebensjahr in der Regel (etwa zu 95 %) von angestellten Zahnärzten der Gemeinden in öffentlichen Praxen erbracht. In diesen Fällen wird die Gebührenordnung nicht angewendet. Nur in den Gemeinden, die keine Zahnärzte angestellt haben, sondern die individualprophylaktischen Maßnahmen bei Kindern und Jugendlichen durch einen niedergelassenen Zahnarzt erbringen lassen, kommt die Gebührenordnung zur Anwendung.

– Die individualprophylaktische Versorgung bei Kindern und Jugendlichen in *Deutschland* umfasst bis zum 6. Lebensjahr im Wesentlichen die Früherkennungsuntersuchungen und die lokale Fluoridierung der Zähne. Kinder und Jugendliche im Alter ab dem 6. und vor dem 18. Lebensjahr haben Anspruch auf eine erweiterte individualprophylaktische Versorgung (§ 22 SGB V).

– In *Frankreich* müssen Kinder und Jugendliche für die Inanspruchnahme individualprophylaktischer Leistungen einen Selbstbehalt von 30 % übernehmen.

– In *Großbritannien* entfällt dieser Behandlungsanlass auf die Gruppe 1 (Vergütung 1 UDA): Diagnose, Behandlungsplanung und Zahnerhaltung.

– In den *Niederlanden* bezieht sich die Mehrheit der Leistungspositionen für diesen Behandlungsanlass entweder auf eine Zeitspanne von je 5 Minuten oder auf die Behandlung eines Zahnes.

– In der *Schweiz* steht dem Zahnarzt ein umfangreicher Katalog individualprophylaktischer Leistungen zur Verfügung, die abgestimmt auf die individuelle Situation des Kindes zur Anwendung gelangen. Die Kosten der individualprophylaktischen Versorgung werden von den Krankenkassen nicht übernommen.

– In *Ungarn* wird die individualprophylaktische Versorgung durch die Nationale Krankenkasse finanziert.

4.2.2 Preisvergleich und Preisentwicklung

1999 erlaubte die Erhebung aus den unterschiedlichsten Gründen keine Erfassung eines vergleichbaren allgemeingültigen Leistungsbündels für diesen Behandlungsanlass. Ein Preisvergleich zwischen 1999 und 2013 ist deshalb an dieser Stelle nicht möglich. 2013 stellt sich nun die Situation bei dieser Leistung anders dar und es konnte ein entsprechender Preisvergleich durchgeführt werden.

In Deutschland besteht das Prophylaxe-Programm in der gesetzlichen Krankenversicherung für Kinder und Jugendliche aus Früherkennungsuntersuchungen bei Kindern unter 6 Jahren und den sog. individualprophylaktischen Leistungen bei Kindern ab dem 6. bis zum 18. Lebensjahr. Die Preisbetrachtung bezieht sich auf die Behandlung von Kindern zwischen dem 6. und dem 18. Lebensjahr.

Die individualprophylaktische Versorgung von Kindern zwischen dem 6. und dem 18. Lebensjahr wird in Deutschland mit 77 EUR vergütet. Wie auch in den anderen Ländern – mit Ausnahme von Großbritannien und Frankreich – setzt sich dabei die Vergütung des Behandlungsanlasses aus unterschiedlichen Leistungspositionen zusammen.

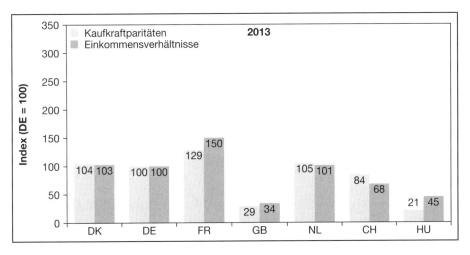

Abbildung 10: Preisvergleich 2013 bei einer individualprophylaktischen Versorgung von Kindern

Deutschland, Dänemark und die Niederlande haben ein ähnliches Preisniveau. Frankreich weist ein höheres Preisniveau auf. Das Preisniveau in der Schweiz liegt unterhalb des deutschen Wertes. Großbritannien und Ungarn weisen ein erheblich niedrigeres Preisniveau auf als alle anderen betrachteten Länder.

4.2.3   Selbstbehalt des Patienten

In der Mehrzahl der untersuchten Länder gibt es bei dieser Leistung keine Selbstbeteiligung für den gesetzlich versicherten Patienten (Tab. 11). 1999 wie auch 2013 muss man lediglich in Frankreich einen Eigenanteil in Höhe von 30 % zahlen. In der Schweiz sind diese Leistungen für Kinder zuzahlungsfrei, allerdings müssen die Eltern für den Schulzahnärztlichen Dienst einen eigenen Beitrag entrichten.

Tabelle 11: Selbstbehalt des Patienten 1999 und 2013 bei einer individualprophylaktischen Versorgung von Kindern		
Land	Selbstbehalt des Patienten (%)[1]	
	1999	2013
Dänemark	0	0
Deutschland	0	0
Frankreich	30	30
Großbritannien	0	0
Niederlande	0	0
Schweiz	0	0
Ungarn	0	0
[1] ohne private (Zusatz-)Versicherung		

4.3   Zweiflächige direkte Füllung an Zahn 45

Bei der zweiflächigen Füllung wird davon ausgegangen, dass die Füllung an einem Backenzahn 45 erfolgt (Klasse-II-Kavität [mo]). Als Werkstoff für die Füllung wird Komposit verwendet.

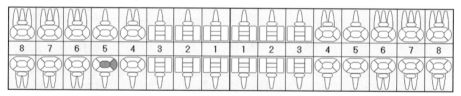

Abbildung 11: Zahnschema zur Erläuterung des Behandlungsplans der zweiflächigen direkten Füllung an Zahn 45

Die Behandlungseckpunkte im Rahmen einer zweiflächigen direkten Füllung umfassen die Aufklärung des Patienten, die Bestimmung der Zahnfarbe und die Anästhesie sowie das Anlegen eines Kofferdams, die Kariesentfernung und Kavitätenpräparation; weitere Behandlungseckpunkte sind die Unterfüllung, das Anlegen einer Matrize, Konditionierung der Kavitätenwände und Füllen der Kavität sowie die Polymerisation, Funktionskontrolle mit Einschleifen, Politur der Füllung und abschließende Fluoridierung.

4.3.1   Landesspezifische Merkmale

– In *Dänemark* entscheidet der Zahnarzt in Abhängigkeit vom Behandlungsaufwand über die Höhe seines Honorars. Der Patient erhält vom staatlichen Gesundheitsdienst für diese Leistung einen geringen Zuschuss in Form eines Festbetrages. Auch ist eine Differenzierung von zahnärztlichem Honorar und Material- und Laborkosten möglich.

– 1999 bezogen sich die Angaben für *Deutschland* auf die Regelungen der GOZ, denn bis auf Ausnahmefälle war diese Versorgung nicht Gegenstand des GKV-Leistungskatalogs. Aktuell wird dieser Behandlungsanlass neben der Anästhesie über die BEMA-Z Nr. 13b (Präparieren einer Kavität, Füllen mit plastischem Füllmaterial einschließlich Unterfüllung, Anlegen einer Matrize oder die Benutzung anderer Hilfsmittel zur Formung der Füllung und Polieren, zweiflächig) vergütet. In der GKV kann der Zahnarzt bei dieser Versorgung mit seinem gesetzlich versicherten Patienten eine Mehrkostenvereinbarung abschließen. Der Patient kann von seiner gesetzlichen Krankenkasse einen Zuschuss in Höhe der alternativen Füllungstherapie erhalten.

– Diese Leistung wird in *Frankreich* durch die gesetzliche Krankenversicherung zu 70 % übernommen. Der angegebene Preis gilt auch für Privatversicherte.

– In *Großbritannien* wird die Behandlung zur Gruppe 2 „Einfache Behandlung" (Vergütung 3 UDAs) gezählt.

– In den *Niederlanden* wird diese Leistung nicht durch die soziale Krankenversicherung übernommen.

– In der *Schweiz* gelten diese Angaben für einen Privatpatienten.

– In *Ungarn* wird die zweiflächige direkte Füllung von der Nationalen Krankenkasse übernommen.

4.3.2   Preisvergleich und Preisentwicklung

Bei der zweiflächigen direkten Füllung erfolgt nach einer Exkavation der Karies eine Präparation des erkrankten Zahnes. Im Anschluss wird die Kavität gefüllt und eine Funktionskontrolle mit Einschleifen und Politur durchgeführt.

Eine zweiflächige direkte Füllung an Zahn 45 wird 2013 in Deutschland mit 55 EUR vergütet. Zu Kaufkraftparitäten liegt der Preis dieser Leistungen in allen Ländern bis auf Frankreich und Ungarn über dem deutschen Wert. Dieses gilt auch, wenn die Einkommensverhältnisse als Vergleichsmaßstab zugrunde gelegt werden.

Im Hinblick auf die Preisentwicklung zeigen die Erhebungen in den einzelnen Ländern bei diesem Behandlungsanlass ganz unterschiedliche Entwicklungen. Während in Deutschland und in Ungarn deutlich die Vergütung für diese Leistung jeweils zurückging, stiegen in allen anderen Ländern die Preise in unterschiedlichem Ausmaß an (Abb. 12).

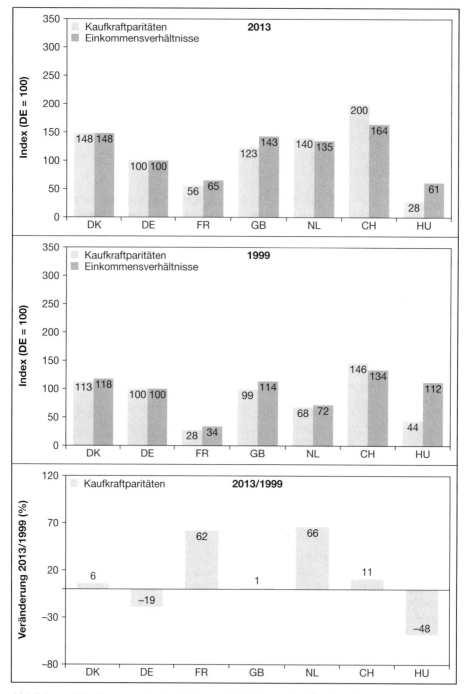

Abbildung 12: Preisvergleich (1999 und 2013) und Preisentwicklung (zwischen 1999 und 2013) für eine zweiflächige direkte Füllung an Zahn 45

4.3.3 Selbstbehalt des Patienten

Die zweiflächige direkte Komposit-Füllung mussten 1999 die Patienten in den Niederlanden, Großbritannien und der Schweiz vollständig selbst bezahlen. In Ungarn und Frankreich betrug die Selbstbeteiligung der Patienten 50 % bzw. 30 %. Für Deutschland und Dänemark ergab sich eine prozentuale Selbstbeteiligung von 54 % bzw. 91 %, wobei es sich hier um rechnerische Werte handelte (Tab. 12).

Tabelle 12: Selbstbehalt des Patienten 1999 und 2013 bei einer zweiflächigen direkten Füllung an Zahn 45		
Land	Selbstbehalt des Patienten (%)[1]	
	1999	2013
Dänemark	91[2]	90[2]
Deutschland	54[2]	0[3]/25[4]
Frankreich	30	30
Großbritannien	100	82[2]
Niederlande	100	100
Schweiz	100	100
Ungarn	50[2]	0

[1] ohne private (Zusatz-)Versicherung
[2] rechnerischer Wert
[3] bei Einschichttechnik (Bulk-Fill-Technik) als Regelleistung
[4] bei Mehrschichttechnik Mehrkostenvereinbarung gem. § 28 Abs. 2 Satz 2 SGB V möglich

Betrachtet man den prozentualen Selbstbehalt des Patienten für das Jahr 2013, so zeigt sich, dass in vier der sieben Länder – Dänemark, Deutschland, Großbritannien und Ungarn – die Zuzahlung gegenüber 1999 abgenommen hat.

4.4 Subgingivale Kürettage

Die subgingivale Kürettage ist die Standardtherapie bei Parodontitis marginalis. Nach einer Entfernung der verunreinigten Wurzeloberfläche von Konkrementen (deep scaling) wird das bakteriell besiedelte Wurzelzement entfernt und die Wurzeloberfläche geglättet (root planing). Der Eingriff selbst kann als geschlossene Kürettage oder unter Sicht als parodontalchirurgische Maßnahme (offene Kürettage) durchgeführt werden. Hier handelt es sich um das geschlossene Vorgehen an den Zähnen 16, 15, 24, 37, 33, 32, 31, 41.

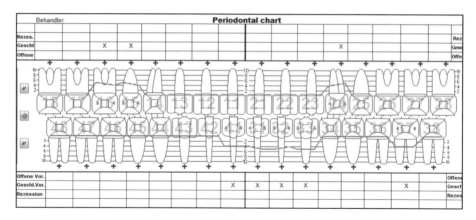

Abbildung 13: Zahnschema zur Erläuterung des Behandlungsplans der subgingivalen Kürettage

Die Behandlungseckpunkte einer subgingivalen Kürettage umfassen die Aufklärung des Patienten, Anästhesie, deep scaling, root planing, Taschenspülung und Verhaltensmaßregeln.

4.4.1   Landesspezifische Merkmale

–   In *Dänemark* ist die subgingivale Kürettage nur als Teil einer Parodontalbehandlung abrechenbar. Es existiert ein Gesamtbetrag für die Kürettage, bei der lediglich die Anästhesie (pro Segment) getrennt abrechenbar ist.

–   In *Deutschland* erfolgt neben der Anästhesie eine Vergütung des Behandlungsanlasses über die systematische Behandlung von Parodontopathien (BEMA-Z Nr. P200 und P201).

–   Diese Leistung wird in *Frankreich* durch die gesetzliche Krankenversicherung zu 70 % übernommen.

–   In *Großbritannien* entfällt der Behandlungsanlass auf die Gruppe 2 (Vergütung 3 UDAs): Einfache Behandlung.

–   In den *Niederlanden* wird das „deep scaling" als Teil einer subgingivalen Kürettage nach Zeitaufwand vergütet. Hier wurden Durchschnittswerte im Rahmen des Preisvergleichs zugrunde gelegt.

–   In der *Schweiz* gelten die Angaben für einen Privatpatienten.

–   In *Ungarn* wird diese Behandlung von der Nationalen Krankenkasse übernommen.

4.4.2 Preisvergleich und Preisentwicklung

Die subgingivale Kürettage wurde als Behandlungsanlass bei der Erhebung 2013 neu in den Preisvergleich aufgenommen. Aus diesem Grund ist hier nur ein aktueller Preisvergleich für das Jahr 2013 möglich. Auch lassen sich deshalb keine Rückschlüsse auf die Preisentwicklung seit 1999 ziehen.

Der Preis für diesen neu aufgenommenen Behandlungsanlass wird mit rund 170 EUR in Deutschland beziffert. Grundlage für die Abrechnung sind dabei insgesamt zwei Bereiche. Zum einen sind dies Anästhesieleistungen und zum anderen Positionen zur systematischen Behandlung von Parodontopathien.

Der Preis für diesen Behandlungsanlass liegt in Deutschland zu Kaufkraftparitäten fast auf gleicher Höhe mit Dänemark. Die Niederlande hat bei dieser Leistung im Vergleich zu Deutschland das höchste Preisniveau. Alle anderen Länder haben ein geringeres Preisniveau. Bezogen auf die Einkommensverhältnisse zeigt sich das gleiche Bild, allerdings mit einer Ausnahme: Ungarn liegt neben Dänemark und den Niederlanden über dem deutschen Preisniveau (Abb. 14).

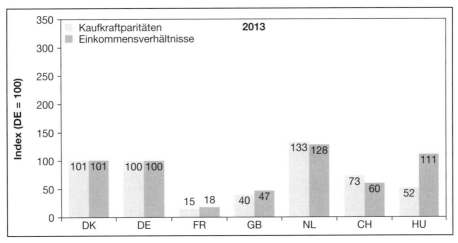

Abbildung 14: Preisvergleich 2013 bei einer subgingivalen Kürettage

4.4.3 Selbstbehalt des Patienten

Der Selbstbehalt bei dieser Leistung ist in den einzelnen Ländern sehr unterschiedlich (Tab. 13). Während der Patient in den Niederlanden und in der Schweiz die Behandlung vollständig selbst zahlen muss, erhält er diese in Ungarn und Deutschland ohne jegliche Zuzahlung. In Dänemark, Frankreich und Großbritannien bewegen sich die Selbstbehalte des Patienten zwischen 30 % und 82 %.

Tabelle 13: Selbstbehalt des Patienten 2013 bei einer subgingivalen Kürettage	
Land	Selbstbehalt des Patienten (%)[1]
	2013
Dänemark	60
Deutschland	0
Frankreich	30
Großbritannien	82[2]
Niederlande	100
Schweiz	100
Ungarn	0

[1] ohne private (Zusatz-)Versicherung
[2] rechnerischer Wert

4.5   Wurzelkanalbehandlung an Zahn 46

Bei der Ermittlung der Preise der Wurzelkanalbehandlung wird nicht aus-
drücklich betont, dass von der endodontischen Behandlung eines vitalen
Zahnes ausgegangen wird. Es wird unterstellt, dass die endodontische Behandlung notwendig geworden ist, weil das Pulpakavum bei der Kariesex-
kavierung eröffnet werden muss oder pulpitische Beschwerden vorliegen.
Weiterhin wird davon ausgegangen, dass der Mahlzahn 46 drei Wurzelka-
näle hat. Sonderfälle werden damit ausgeschlossen.

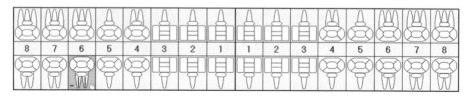

Abbildung 15: Zahnschema zur Erläuterung des Behandlungsplans einer Wurzel-
                 kanalbehandlung an Zahn 46

Die Behandlungseckpunkte im Rahmen einer Wurzelkanalbehandlung umfassen die Aufklärung des Patienten, die Anästhesie, das Anlegen eines
Kofferdams, die Präparation des Zahnes und Eröffnung des Pulpakavums
zur Darstellung der Kanaleingänge, die Nervexstirpation, die Röntgen-
messaufnahme zur Bestimmung der Arbeitslänge für alle Kanäle und Auf-
bereitung aller Kanäle sowie die Wurzelkanalfüllung. Anschließend erfolgt
eine Röntgenkontrollaufnahme zur Beurteilung aller Wurzelkanalfüllungen
sowie ein temporärer Verschluss der Kavität. Die Nutzung eines Opera-
tions- bzw. Dentalmikroskops wird bei der Vergütung nicht berücksichtigt.

4.5.1 Landesspezifische Merkmale

- In *Dänemark* erhält der Patient vom staatlichen Gesundheitsdienst einen Zuschuss in Form eines Festbetrages pro Wurzelkanal.

- In *Deutschland* übernimmt die gesetzliche Krankenversicherung die Kosten für eine Wurzelbehandlung, wenn eine der folgenden Bedingungen erfüllt ist: 1. Es handelt sich um einen Frontzahn. 2. Ein Backenzahn steht in einer vollständigen Zahnreihe ohne Lücke. 3. Die Behandlung verhindert, dass die Zahnreihe einseitig nach hinten verkürzt wird. 4. Durch die Behandlung kann vorhandener Zahnersatz erhalten werden. Im vorliegenden Fall trifft die zweitgenannte Begründung zu. Vergütungsbezogen wird zwischen der Behandlung eines Zahnes mit vitaler und devitaler Pulpa unterschieden. Wie auch im Jahr 1999 bezieht sich der Preisvergleich auf die Behandlung eines Zahnes mit vitaler Pulpa.

- In *Frankreich* sind die anfallenden Material- und Laborkosten nicht in den Leistungspositionen eingeschlossen; sie werden deshalb separat ausgewiesen.

- In *Großbritannien* gehört dieser Behandlungsanlass zur Gruppe 2 (Vergütung 3 UDAs): Einfache Behandlung.

- In den *Niederlanden* wird die Wurzelkanalbehandlung bei Erwachsenen nicht durch die soziale Krankenversicherung übernommen

- In der *Schweiz* gelten diese Angaben für einen Privatpatienten.

- In *Ungarn* wird diese Behandlung von der Nationalen Krankenkasse übernommen.

4.5.2 Preisvergleich und Preisentwicklung

In der gesetzlichen Krankenversicherung versteht man in Deutschland unter einer Wurzelkanalbehandlung die Ausräumung infizierten Gewebes mit einem anschließenden mechanischen Dentinabtrag unter Zuhilfenahme von Handinstrumenten zur konischen Erweiterung und Ausformung des Wurzelkanals mit anschließender Wurzelkanalfüllung. In dieser Preiserhebung bildet der provisorische Verschluss der Kavität den Abschluss der Behandlung. Die definitive Füllung wird in diesem Zusammenhang grundsätzlich nicht berücksichtigt, es sei denn, sie ist Leistungsbestandteil der endodontischen Behandlungsmaßnahme. Hier werden entsprechende Leistungsabgrenzungen beachtet, da die temporäre Füllung unter Umständen in bestimmten Ländern als Teil der definitiven Versorgung abgerechnet wird.

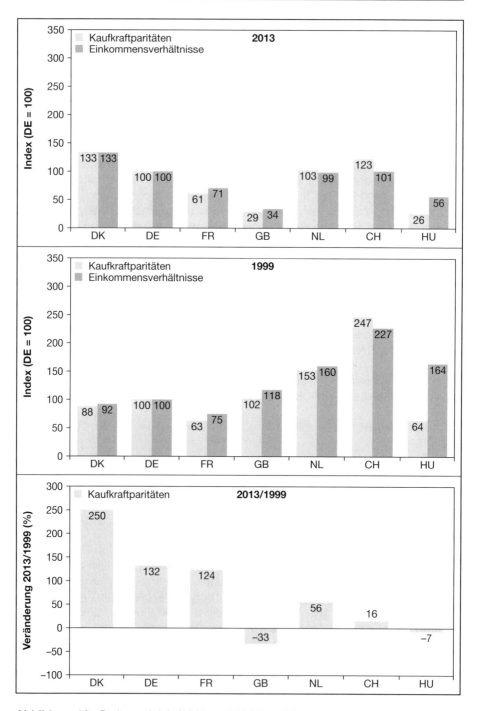

Abbildung 16: Preisvergleich (1999 und 2013) und Preisentwicklung (zwischen 1999 und 2013) für eine Wurzelkanalbehandlung an Zahn 46

Der Preis der Wurzelkanalfüllung für Deutschland liegt bei 231 EUR. Der Preisvergleich der Leistungen für die Wurzelkanalbehandlung zeigt, gemessen in Kaufkraftparitäten, im Vergleich zu Deutschland höhere Werte für Dänemark, die Niederlande und die Schweiz. Zu Kaufkraftparitäten liegen die Werte Großbritanniens, Ungarns und Frankreichs deutlich unter dem deutschen Wert.

Im Vergleich zum Jahr 1999 wurde in Dänemark, Deutschland, Frankreich sowie mit gewissem Abstand in den Niederlanden und in der Schweiz die Vergütung angehoben. Lediglich in Großbritannien und Ungarn ergibt sich zu allgemeinen Kaufkraftparitäten ein Preisrückgang (Abb. 16).

4.5.3 Selbstbehalt des Patienten

Bei der Wurzelkanalbehandlung zeigt sich im Hinblick auf die Höhe der Zuzahlung der Patienten in beiden Untersuchungsjahren ein recht unterschiedliches Bild (Tab. 14). Im Jahr 2013 hat der Patient in der Schweiz und den Niederlanden die Leistung zu 100 % selbst zu zahlen. Der Anteil der Zuzahlung beträgt im selben Jahr in Dänemark 20 %, in Frankreich 30 % und in Großbritannien 82 %. Nur in Deutschland und Ungarn hat der Patient keine Zuzahlung zu entrichten. Für Deutschland gelten allerdings Einschränkungen im Rahmen der GKV bei der Indikationsstellung endodontischer Maßnahmen.

Im Vergleich zu 1999 hat die Höhe der Zuzahlung des Patienten in zwei der sieben Länder – Dänemark und Ungarn – abgenommen.

Tabelle 14: Selbstbehalt des Patienten 1999 und 2013 bei einer Wurzelkanalbehandlung an Zahn 46		
Land	Selbstbehalt des Patienten (%)[1]	
	1999	2013
Dänemark	85[2]	20
Deutschland	0	0[5]
Frankreich	30	30
Großbritannien	80	82[2]
Niederlande	100[3]	100
Schweiz	100	100
Ungarn	50[2/4]	0

[1] ohne private (Zusatz-)Versicherung
[2] rechnerischer Wert
[3] über 18-jährige Patienten
[4] 18- bis 60-jährige Patienten
[5] ggf. außervertragliche Leistung nach GOZ (Behandlungsrichtlinie III.9)

4.6   Extraktion des Zahnes 31

Die Extraktion des Zahnes 31 erfolgt, so die Annahme bei der Ermittlung der Preise, ohne weitere chirurgische Maßnahmen und Adaptationsnaht.

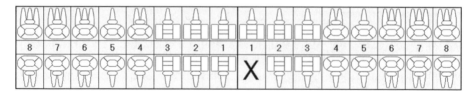

Abbildung 17: Zahnschema zur Erläuterung des Behandlungsplans der Extraktion des Zahnes 31

Die Behandlungseckpunkte bei einer Extraktion beinhalten die Aufklärung des Patienten, Anästhesie, Extraktion, Wundversorgung sowie Verhaltensmaßregeln für den Patienten.

4.6.1   Landesspezifische Merkmale

– Für *Dänemark* gelten die Angaben für einen erwachsenen Patienten.

– In *Deutschland* ist die Wundversorgung mit der BEMA-Position der Extraktion (BEMA-Z Nr. 43) abgegolten. Zusätzlich sind bei diesem Behandlungsanlass nur noch die entsprechenden Anästhesieleistungen abrechenbar.

– In *Frankreich* wird diese Leistung durch die gesetzliche Krankenversicherung zu 70 % übernommen.

– In *Großbritannien* erfolgt die Zuordnung des Behandlungsanlasses der Gruppe 2 (Vergütung 3 UDAs): Einfache Behandlung.

– In den *Niederlanden* wird diese Leistung bei Erwachsenen nicht durch die soziale Krankenversicherung übernommen. Die Extraktion wird mittels einer Leistungsposition vergütet, die alle Behandlungsschritte beinhaltet.

– In der *Schweiz* gelten die Angaben für einen Privatpatienten.

– In *Ungarn* wird diese zahnärztliche Behandlung von der Nationalen Krankenkasse übernommen.

4.6.2 Preisvergleich und Preisentwicklung

Bei der Extraktion handelt es sich in der Regel um den häufigsten oralchirurgischen Eingriff in einer Zahnarztpraxis. Im Rahmen des Preisvergleichs war zu beachten, ob die Versorgung der Wunde bereits im Leistungsumfang der Extraktion enthalten ist oder ob es hierfür eine eigene Leistungsposition gibt.

Die Vergütung der Extraktion des Zahnes 31 fällt mit 27 EUR in Deutschland deutlich – mit Ausnahme Ungarns – geringer aus als in den anderen Ländern. Dieses gilt sowohl beim Preisvergleich in Kaufkraftparitäten als auch auf Basis der Einkommensverhältnisse (Abb. 18). Dies ist umso bemerkenswerter, als der Preis für diesen Behandlungsanlass in Deutschland im Vergleich zu 1999 nicht unerheblich anstieg. Die auffällig hohe Bewertung in Großbritannien und der große Preisanstieg im Vergleich zu 1999 folgt unmittelbar aus der Einstufung der Extraktion in die Vergütungsgruppe 2 (Vergütung 3 UDAs: Einfache Behandlung).

Im Vergleich zu 1999 ist, bedingt durch die starke Aufwertung in Großbritannien und die Abwertung in Ungarn, eine Divergenz des Preisgefüges für diesen Behandlungsanlass erkennbar.

4.6.3 Selbstbehalt des Patienten

Die Variation der Höhe des Selbstbehalts ist bei diesem Behandlungsanlass recht groß. Mit Ausnahme von Deutschland und Ungarn hat der Patient im Jahr 2013 in allen untersuchten Ländern für die Extraktion eines Zahnes Zuzahlungen zu leisten. Diese variiert von 30 % in Frankreich bis 82 % in Großbritannien. In den Niederlanden und der Schweiz liegt der Selbstbehalt des Patienten bei 100 % (Tab. 15).

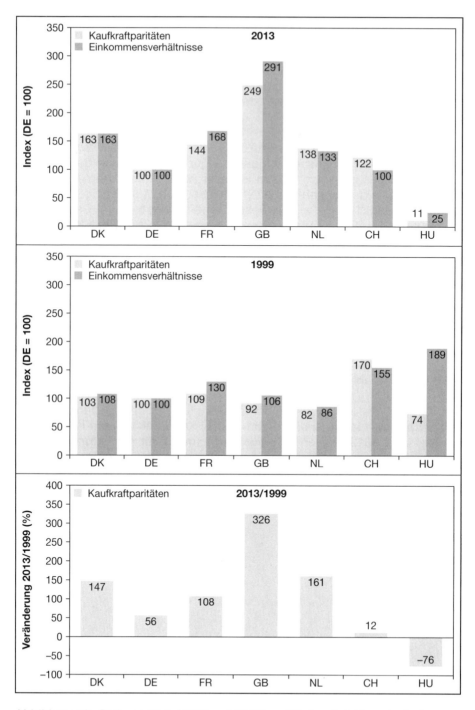

Abbildung 18: Preisvergleich (1999 und 2013) und Preisentwicklung (zwischen 1999 und 2013) für eine Extraktion des Zahnes 31

Tabelle 15: Selbstbehalt des Patienten 1999 und 2013 bei einer Extraktion des Zahnes 31		
Land	Selbstbehalt des Patienten (%)[1]	
	1999	2013
Dänemark	60	60
Deutschland	0	0
Frankreich	30	30
Großbritannien	80	82[2]
Niederlande	100[3]	100
Schweiz	100	100
Ungarn	0	0

[1] ohne private (Zusatz-)Versicherung
[2] rechnerischer Wert
[3] über 18-jährige Patienten

4.7   Verblendete Krone auf Zahn 21

Ausgangspunkt für die Erhebung ist die vestibulär verblendete Krone auf Zahn 21 (Werkstoff Gerüst: Gold, Werkstoff Verblendung: Keramik). Abgefragt wurden das Honorar und die Material- und Laborkosten.

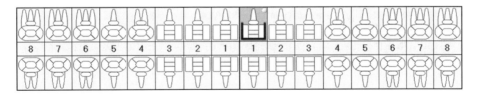

Abbildung 19: Zahnschema zur Erläuterung des Behandlungsplans einer verblendeten Krone auf Zahn 21

Die Behandlungseckpunkte umfassen die Aufklärung des Patienten, Anästhesie, Vorabformung für ein Provisorium, Stumpfpräparation, Bestimmung der Zahnfarbe für die Verblendung, Abformung des Ober- und Unterkiefers zur Herstellung von Meistermodellen sowie die Herstellung und Eingliederung eines Provisoriums; des Weiteren die Anprobe der Krone, Funktionskontrolle mit Einschleifen, Politur, Eingliederung der Krone, Funktions- und Nachkontrolle.

4.7.1   Landesspezifische Merkmale

– Diese Leistung wird in *Dänemark* nicht durch den staatlichen Gesundheitsdienst bezuschusst, deshalb entscheidet der Zahnarzt in Abhängigkeit vom Behandlungsaufwand über die Höhe seines Honorars. Eine Differenzierung erfolgt lediglich zwischen der notwendigen Anästhesie und den restlichen zahnärztlichen Leistungen.

– Eine vestibuläre Verblendkrone gilt in *Deutschland* als Standardversorgung im sichtbaren Bereich. Der hier aufgeführte Behandlungsanlass beschreibt insofern eine Regelversorgung. Die Höhe der sog. befundbezogenen Festzuschüsse ist so berechnet, dass er 50 % der für die Regelversorgung notwendigen Leistungen betragen soll. Wird für das Gerüst als Werkstoff Gold gewählt anstelle eines Nichtedelmetalls, so hat der Patient die Mehrkosten zu tragen.

– Die gesetzliche Krankenversicherung in *Frankreich* gewährt bis zu einer festgelegten Grenze einen Zuschuss von 70 % zu den Behandlungskosten.

– In *Großbritannien* fällt der Behandlungsanlass in die Gruppe 3 (Vergütung 12 UDAs): Komplexe Behandlung.

– In den *Niederlanden* wird diese Leistung nicht durch die soziale Krankenversicherung übernommen.

– In der *Schweiz* gelten die Angaben für einen Privatpatienten.

– In *Ungarn* ist die Zuzahlung für zahnärztliche Leistungen abhängig von der jeweiligen Behandlung und dem Alter des Patienten. Erwerbstätige zwischen 18 und 62 Jahren müssen in Ungarn ihre Behandlungskosten selbst tragen. Die Altersgruppen der 0- bis 18-Jährigen und über 62-Jährigen müssen lediglich eine Zuzahlung bei den Material- und Laborkosten leisten.

4.7.2 Preisvergleich und Preisentwicklung

Bei der vestibulär verblendeten Krone auf Zahn 21 handelt es sich um eine zahnärztliche Restauration der anatomischen Krone, die die zerstörten Teile des Zahnes rekonstruiert. Im Gegensatz zu einer Füllung, die immer intrakoronal verankert ist, charakterisiert eine Krone eine extrakoronale Verankerung. Kronen können aus unterschiedlichen Materialien hergestellt werden. In dieser Untersuchung wird von einer klassischen metallkeramischen Verblendkrone ausgegangen.

Der erhobene Preis für die Krone versteht sich einschließlich Material- und Laborkosten. In der Mehrzahl der Länder werden diese getrennt ausgewiesen. Lediglich in Großbritannien sind die Material- und Laborkosten bereits Bestandteil der entsprechenden Vergütungsgruppe.

Der Preis für die vestibulär verblendete Krone einschließlich Material- und Laborkosten beträgt in Deutschland 496 EUR. Zu Kaufkraftparitäten wird diese Leistung unter den Vergleichsländern nur in den Niederlanden, Großbritannien und Ungarn niedriger vergütet. In Frankreich (107), Dänemark (109) und der Schweiz (156) ist das Preisniveau hingegen höher als in Deutschland. Bezieht man die erhobenen Preise auf die Einkommensverhältnisse, so ist der Preisindex bei dieser Leistung in allen Vergleichsländern, außer in Großbritannien und den Niederlanden, höher als in Deutschland.

Im Vergleich zum Jahr 1999 fallen einerseits die Abwertung in Frankreich und Dänemark, andererseits die starke Aufwertung in Großbritannien auf (Abb. 20).

4.7.3   Selbstbehalt des Patienten

Deutschland weist bei der Zuzahlung 2013 mit einem rechnerischen Anteilswert von 72 % den geringsten Selbstbehalt auf. Hingegen ist die Zuzahlung für die Patienten in Frankreich (82 %), Großbritannien (89 %), Dänemark, den Niederlanden, der Schweiz und Ungarn mit jeweils 100 % höher (Tab. 16).

Tabelle 16: Selbstbehalt des Patienten 1999 und 2013 bei einer verblendeten Krone auf dem Zahn 21		
Land	**Selbstbehalt des Patienten (%)[1]**	
	1999	**2013**
Dänemark	100	100
Deutschland	42–55[2]	72[2/3]
Frankreich	93	82[2]
Großbritannien	80	89[2]
Niederlande	100	100
Schweiz	100	100
Ungarn	100	100/44[2/4]

[1] ohne private (Zusatz-)Versicherung
[2] rechnerischer Wert
[3] Berechnung ohne Bonus
[4] bei Nichterwerbstätigen zwischen 18 und 62 Jahren

Betrachtet man die beiden Erhebungsjahre, zeigt sich, dass in Deutschland und Großbritannien die Zuzahlung im Vergleich zum Jahr 1999 zugenommen hat.

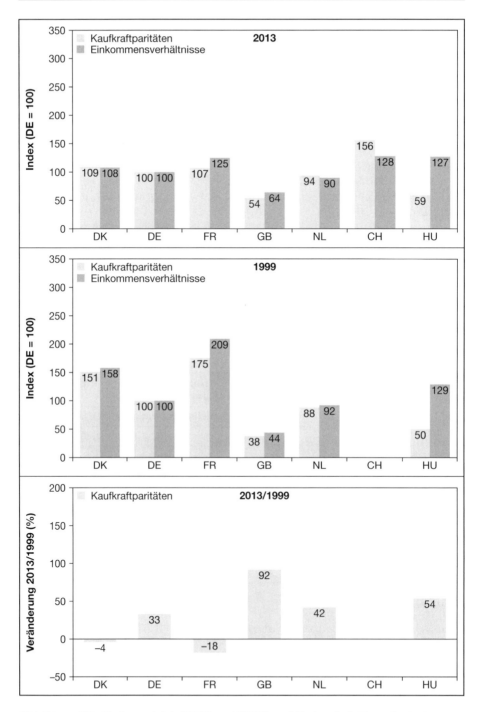

Abbildung 20: Preisvergleich (1999 und 2013) und Preisentwicklung (zwischen 1999 und 2013) für eine verblendete Krone auf dem Zahn 21

4.8   Implantatsetzung regio 11

Bei der Implantatsetzung regio 11 handelt sich um ein enossales, pfosten-
förmiges Schraubenimplantat, d. h. ein zweiphasiges Implantat, bestehend aus Implantatkörper und Aufbau, die miteinander verschraubt werden. Der Aufbau wird erst nach der Einheilung des Implantates aufge-
schraubt. Das Implantatmaterial ist Titan. Ferner unterscheidet man
zwischen Sofortimplantaten (direkt nach dem Zahnverlust), verzögerten
Sofortimplantaten (4 bis 8 Wochen nach Zahnverlust) und Spätimplantaten
(nach vollständiger Verknöcherung des Zahnfachs). Bei dieser Preisbetrachtung handelt es um ein Spätimplantat.

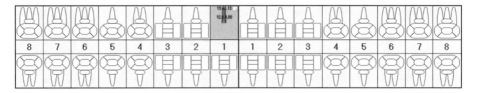

Abbildung 21: Zahnschema zur Erläuterung des Behandlungsplans einer Implantatsetzung regio 11

Die Behandlungseckpunkte der Implantatsetzung beinhalten die implantat-
spezifische Anamnese, Aufklärung des Patienten, Röntgendiagnostik (PSA
und CT), Situationsabformung zur Herstellung von Studienmodellen, Kieferrelationsbestimmung, Modellanalyse, Röntgendiagnostik mit Schablone,
Schleimhautdickenmessung, Anästhesie, Präparation eines Mukoperiostlappens und Darstellung des Knochens, Vorbohrung mit Bohrschablone
(Markierungsbohrung, Pilotbohrung, Erweiterungsbohrung, Normaufberei-
tung, Formaufbereitung), Setzen des Implantates, Aufsetzen der Deck-
schraube, Nahtverschluss, postoperative Kontrolle und Nahtentfernung.

4.8.1   Landesspezifische Merkmale

– In *Dänemark* beziehen sich die Angaben auf zwei Behandlungsblöcke.
   Der erste Block umfasst die Anamnese, die Aufklärung des Patienten
   und die Röntgendiagnostik (PSA). Zum zweiten Block gehören die restlichen Behandlungsschritte von der Situationsabformung über die Präparation eines Mukoperiostlappens und Darstellung des Knochens bis
   hin zum Setzen des Implantats und der postoperativen Kontrolle und
   dem Nahtverschluss.

– In *Deutschland* ist die Versorgung mit Implantaten eine außervertragliche Leistung, sofern nicht eine seltene Ausnahmeindikation gem. § 28
   Abs. 2 Satz 9 SGB V vorliegt. Da für implantologische Leistungen keine
   Gebührenpositionen im BEMA-Z existieren, wird dieser Heil- und Kostenplan nach GOZ erstellt.

– In *Frankreich* ist die Implantatsetzung keine Leistung der gesetzlichen Krankenversicherung und muss somit vom Patienten zu 100 % selbst bezahlt werden.

– In *Großbritannien* gehört dieser Behandlungsanlass zur Gruppe 3 (Vergütung 12 UDAs): Komplexe Behandlung. In Großbritannien werden Implantate nur in Ausnahmefällen vom Nationalen Gesundheitsdienst bezuschusst. Dies ist der Fall bei Patienten, die aus medizinischen Gründen keinen anderweitigen Zahnersatz tragen können oder deren Gesicht bzw. Zähne verletzt wurden (z. B. infolge von Mundkrebs oder Unfällen).

– In den *Niederlanden* wird diese Leistung nicht durch die soziale Krankenversicherung übernommen. Eine Kostenübernahme durch die Krankenversicherung (mit entsprechender Zuzahlung durch den Patienten) erfolgt lediglich, wenn das Implantat im zahnlosen Kiefer als Halterung für eine Totalprothese dient.

– In der *Schweiz* gelten die Angaben für einen Privatpatienten.

– In *Ungarn* ist die Zuzahlung für zahnärztliche Leistungen abhängig von der jeweiligen Behandlung und dem Alter des Patienten. Erwerbstätige zwischen 18 und 62 Jahren müssen in Ungarn ihre Behandlungskosten selbst tragen. Die Altersgruppen der 0- bis 18-Jährigen und über 62-Jährigen müssen lediglich eine Zuzahlung bei den Material- und Laborkosten leisten.

4.8.2 Preisvergleich und Preisentwicklung

Zahnimplantate übernehmen als Träger von Zahnersatz die Funktion künstlicher Zahnwurzeln. Somit ist sowohl ein Einzelzahnersatz oder das Schließen kleinerer Zahnlücken als auch die Befestigung von Totalprothesen im zahnlosen Kiefer möglich. Die Implantologie hat sich zu einem wichtigen Teil der modernen Zahnmedizin entwickelt. Aus diesem Grund wurde diese Leistung neu in den Vergleich aufgenommen. Allerdings sind deshalb keine Aussagen zur Preisentwicklung zwischen 1999 und 2013 möglich.

Bei dieser Leistung spielen, wie auch bei den anderen Leistungen der Prothetik, die Material- und Laborkosten bei der Vergütung eine entscheidende Rolle. Während sie in Deutschland, den Niederlanden, Ungarn und der Schweiz separat ausgewiesen werden, sind sie in den anderen Ländern Bestandteil der zahnärztlichen Leistungen.

Die Vergütung für ein Einzelzahnimplantat beträgt in Deutschland 1.210 EUR. Gemessen in allgemeinen Kaufkraftparitäten liegt das Preisniveau in Dänemark, Frankreich und Ungarn unter dem deutschen Wert. In den an-

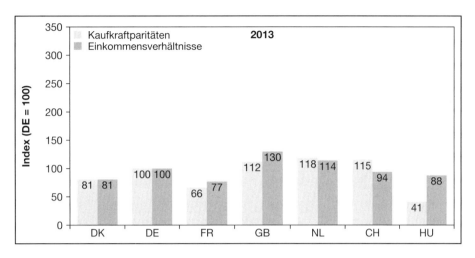

Abbildung 22: Preisvergleich 2013 für eine Implantatsetzung regio 11

deren Ländern ergeben sich hingegen höhere Indexwerte. Gemessen an den jeweiligen Einkommensverhältnissen übertreffen das Preisniveau Großbritanniens und der Niederlande den deutschen Wert (Abb. 22).

4.8.3   Selbstbehalt des Patienten

Der Selbstbehalt des Patienten bei einer Implantatsetzung regio 11 für die in die Untersuchung einbezogenen Länder beträgt generell 100 % (Tab. 17).

Tabelle 17: Selbstbehalt des Patienten 2013 bei einer Implantatsetzung regio 11	
Land	Selbstbehalt des Patienten (%)[1]
	2013
Dänemark	100
Deutschland	100[2]
Frankreich	100
Großbritannien	100
Niederlande	100
Schweiz	100
Ungarn	100/43[3/4]

[1] ohne private (Zusatz-)Versicherung
[2] Leistungen durch GKV nur bei seltenen Ausnahmeindikationen, dann Abrechnung über GOZ
[3] rechnerischer Wert
[4] bei Nichterwerbstätigen zwischen 18 und 62 Jahren

4.9   Vollverblendete Brücke von Zahn 45 bis Zahn 47

Bei einer vollverblendeten Brücke (auch Metallkeramik-Brücke) wird das
Metallgerüst, das die Pfeilerzähne umgibt und die Lücke zwischen den
Zähnen schließt, vollständig verblendet. Die vollverblendete Brücke soll in
diesem Fall den Zahn 46 ersetzen (Werkstoff Gerüst: Gold; Werkstoff Verblendung: Keramik).

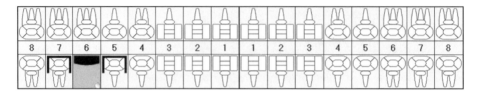

Abbildung 23: Zahnschema zur Erläuterung des Behandlungsplans einer vollverblendeten Brücke von Zahn 45 bis Zahn 47

Die Behandlungseckpunkte bei einer vollverblendeten Brücke beinhalten
die Aufklärung des Patienten, Röntgendiagnostik (PSA und CT), Vorabformung für Provisorien, Anästhesie, Stumpfpräparation, Bestimmung der
Zahnfarbe für die Verblendung, Abformung des Ober- und Unterkiefers zur
Herstellung von Meistermodellen, Bissregistrierung und die Herstellung
und Eingliederung der Provisorien, ferner die Gerüstanprobe, Anprobe der
Brücke mit Verblendung, Funktionskontrolle mit Einschleifen, Politur, Eingliederung der Brücke und anschließende Funktionskontrolle sowie eine
Nachkontrolle.

4.9.1   Landesspezifische Merkmale

–   Diese Leistung wird in *Dänemark* nicht durch den staatlichen Gesund-
    heitsdienst bezuschusst, deshalb entscheidet der Zahnarzt in Abhän-
    gigkeit vom Behandlungsaufwand über die Höhe seines Honorars.
    Neben der getrennt ausgewiesenen Anästhesie handelt es sich um eine
    Gesamtleistung differenziert nach zahnärztlichem Honorar und Mate-
    rial- und Laborkosten.

–   Für *Deutschland* beziehen sich die Angaben zum Teil auf die Regelun-
    gen der GOZ. Diese Versorgung ist nicht Gegenstand des GKV-Leis-
    tungskatalogs. Der Patient erhält von der gesetzlichen Krankenkasse
    einen Festzuschuss, der sich an der Regelversorgung orientiert. Dazu
    gelten die Bonusregelungen (Inanspruchnahme regelmäßiger Vorsorge-
    untersuchungen).

–   Die gesetzliche Krankenversicherung in *Frankreich* gewährt bis zu einer
    festgelegten Grenze einen Zuschuss von 70 % zum zahnärztlichen Ho-
    norar, jedoch nicht zu den Material- und Laborkosten.

- In *Großbritannien* fällt der Behandlungsanlass auf die Gruppe 3 (Vergütung 12 UDAs): Komplexe Behandlung.

- In den *Niederlanden* wird diese Leistung nicht durch die soziale Krankenversicherung übernommen.

- In der *Schweiz* gelten die Angaben für einen Privatpatienten.

- In *Ungarn* ist die Zuzahlung für zahnärztliche Leistungen abhängig von
  der jeweiligen Behandlung und dem Alter des Patienten. Erwerbstätige
  zwischen 18 und 62 Jahren müssen in Ungarn ihre Behandlungskosten
  selbst tragen. Die Altersgruppen der 0- bis 18-Jährigen und über 62-
  Jährigen müssen lediglich eine Zuzahlung bei den Material- und Laborkosten leisten.

4.9.2 Preisvergleich und Preisentwicklung

Bei der vollverblendeten Brücke wird der komplette Metallkern mit einer
Keramikschicht ummantelt. Wie bei den anderen prothetischen Leistungen
fallen auch hier Material- und Laborkosten an, die im Rahmen des Preisvergleichs berücksichtigt werden. In einzelnen Ländern werden diese separat ausgewiesen. Hier sieht man, dass der Anteil der Material- und Laborkosten zwischen den Ländern unterschiedlich hoch ist. In Deutschland
ist dieser z. B. 2013 mit nahezu 70 % im Vergleich zu Dänemark mit 40 %
vergleichsweise groß.

Die Vergütung für die vollverblendete Brücke beträgt in Deutschland 1.673
EUR. Vergleicht man diesen Wert auf der Grundlage von Kaufkraftparitäten, so hat die Schweiz das höchste Preisniveau. Alle anderen Länder liegen in ihrem Preisniveau darunter (Abb. 24).

Auf Basis von Einkommensverhältnissen liegen Frankreich und Ungarn
über dem deutschen Preisniveau. Das Preisniveau in Großbritannien fällt
wie bereits im Jahr 1999 sehr deutlich ab.

Betrachtet man die Preisentwicklung zwischen 1999 und 2013, so fällt auf,
dass einerseits das Preisniveau von Dänemark, Frankreich und Großbritannien gesunken und andererseits das Preisniveau in Deutschland, den
Niederlanden und Ungarn gestiegen ist.

4.9.3 Selbstbehalt des Patienten

In Dänemark, den Niederlanden, der Schweiz und in Ungarn müssen die
Patienten die Leistungen für diesen Behandlungsanlass zu 100 % selbst
bezahlen. Dies war bereits im Jahre 1999 der Fall.

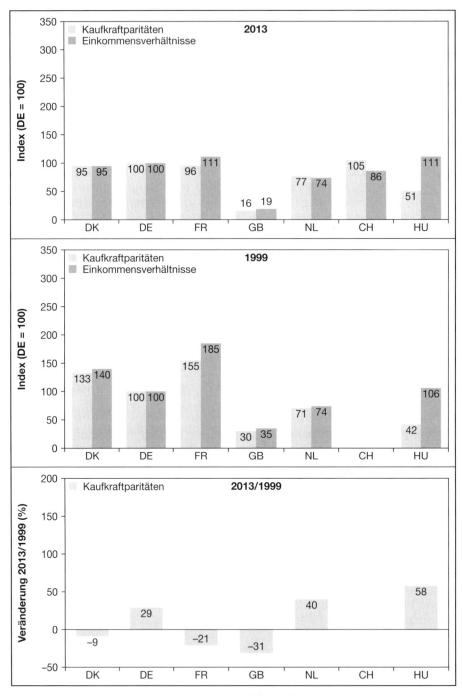

Abbildung 24: Preisvergleich (1999 und 2013) und Preisentwicklung (zwischen 1999 und 2013) für eine vollverblendete Brücke von Zahn 45 bis Zahn 47

In Deutschland, Frankreich und Großbritannien variiert die Zuzahlungshöhe für die Patienten 2013 zwischen 82 % und 89 %, wobei es sich jeweils um rein rechnerische Werte handelt (Tab. 18).

Tabelle 18: Selbstbehalt des Patienten 1999 und 2013 bei einer vollverblendeten Brücke von Zahn 45 bis Zahn 47		
Land	Selbstbehalt des Patienten (%)[1]	
	1999	2013
Dänemark	100	100
Deutschland	78–84[2]	82[2/3]
Frankreich	93	84[2]
Großbritannien	80	89[2]
Niederlande	100	100
Schweiz	100	100
Ungarn	100	100/61[2/4]

[1] ohne private (Zusatz-)Versicherung
[2] rechnerischer Wert
[3] Berechnung ohne Bonus
[4] bei Nichterwerbstätigen zwischen 18 und 62 Jahren

4.10   Modellgussprothese

Unter einer Prothese wird ein zahnärztliches und zahntechnisches Werk-
stück zum Ersatz einiger (= Teilprothese, partielle Prothese) oder aller
Zähne (= Vollprothese) meist auf Kunststoffbasis, bei Teilprothesen auch
auf Metallbasis, verstanden. Die Ersatzzähne können aus Kunststoff oder
Keramik gefertigt sein. In der Untersuchung wird davon ausgegangen,
dass die Zähne 36, 32, 31, 41, 42, 44, 45 und 46 durch Kunststoffzähne ersetzt werden.

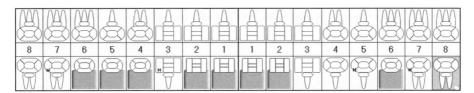

Abbildung 25: Zahnschema zur Erläuterung des Behandlungsplans einer Modellgussprothese

Die Behandlungseckpunkte im Rahmen einer Modellgussprothese umfassen die Aufklärung des Patienten, Situationsabformung zur Herstellung
von Studienmodellen beider Kiefer und eines individuellen Löffels für den
Unterkiefer, Festlegen des Klammerverlaufes auf dem Unterkiefer-Studien-

modell, Einschleifen der Klammerauflagen im Unterkiefer des Patienten, Funktionsabformung des Unterkiefers mit dem individuellen Löffel und des Oberkiefers mit einem konfektionierten Löffel zur Herstellung von Meistermodellen, Kieferrelationsbestimmung, Einsetzen des Oberkiefer-Meistermodells in den Artikulator, Anprobe der Modellbasis, Bestimmung der Zahnfarbe und Zahnform, Wachsanprobe, Eingliederung der Modellgussprothese, Funktionskontrolle mit Einschleifen der Prothesenzähne, Politur, Nachkontrolle.

4.10.1 Landesspezifische Merkmale

– Diese Leistung wird in *Dänemark* in der Regel nicht durch den staatlichen Gesundheitsdienst bezuschusst. Daher entscheidet der Zahnarzt in Abhängigkeit vom Behandlungsaufwand über die Höhe seines Honorars. Es handelt sich dabei um eine Leistung, bei der zwischen zahnärztlichem Honorar und Material- und Laborkosten unterschieden wird.

– Für *Deutschland* orientieren sich die Preise am BEMA-Z. Die GKV bezahlt davon einschließlich Material- und Laborkosten einen befundbezogenen Festzuschuss, der 50 % der für die Regelversorgung notwendigen Leistungen umfassen soll. Dazu gelten die Bonusregelungen (Inanspruchnahme regelmäßiger Vorsorgeuntersuchungen).

– Die gesetzliche Krankenversicherung in *Frankreich* gewährt bis zu einer festgelegten Grenze einen Zuschuss von 70 % zum zahnärztlichen Honorar, jedoch nicht zu den Material- und Laborkosten.

– In *Großbritannien* fällt der Behandlungsanlass auf die Gruppe 3 (Vergütung 12 UDAs): Komplexe Behandlung.

– In den *Niederlanden* wird diese Leistung nicht durch die soziale Krankenversicherung übernommen. Die Zuzahlung durch den Patienten beträgt 100 %.

– In der *Schweiz* gelten die Angaben für einen Privatpatienten.

– In *Ungarn* ist die Zuzahlung für zahnärztliche Leistungen abhängig von der jeweiligen Behandlung und dem Alter des Patienten. Erwerbstätige zwischen 18 und 62 Jahren müssen in Ungarn ihre Behandlungskosten selbst tragen. Die Altersgruppen der 0- bis 18-Jährigen und über 62-Jährigen müssen lediglich eine Zuzahlung bei den Material- und Laborkosten leisten. Bei Teil- und Totalprothesen zahlen über 62-Jährige in Ungarn 100 % der Material- und Laborkosten selbst, die zahnärztlichen Leistungen werden hingegen von der Krankenversicherung übernommen.

4.10.2 Preisvergleich und Preisentwicklung

Die Modellgussprothese ist die Grundvariante für den langfristigen Ersatz mehrerer fehlender Zähne. An den Zähnen gehalten wird diese Prothese über gegossene Klammern. Auch hier entstehen neben der Vergütung für die zahnärztlichen Leistungen Material- und Laborkosten. Diese variieren in den Ländern, in denen diese Kosten separat ausgewiesen werden, anteilig an der Gesamtvergütung zwischen 46 % und 77 %.

Die Vergütung für diese Modellgussprothese beträgt in Deutschland 689 EUR. Zu Kaufkraftparitäten finden sich die höchsten Preise für Modellgussprothesen 2013 in der Schweiz (179) und Dänemark (124). Ein mittleres Preisniveau findet sich in den Niederlanden (117) und in Deutschland (100). Geringer als in Deutschland sind die Preise in Frankreich (63), Ungarn (57) und Großbritannien (39) (Abb. 26).

Bei Einkommensverhältnissen als Vergleichsmaßstab ändert sich das Bild insofern, als Ungarn in der Rangfolge nach der Schweiz und Dänemark und noch vor Deutschland an dritter Stelle steht.

Die Betrachtung der Preisentwicklung seit 1999 zeigt vor allem einen starken Anstieg bei Ungarn (90 %). Mit deutlichem Abstand folgen die Niederlande mit einem Anstieg in Höhe von 52 % und Dänemark mit 29 %. In Frankreich ist demgegenüber ein deutlicher Preisrückgang erkennbar.

4.10.3 Selbstbehalt des Patienten

Wie auch bei den anderen bereits beschriebenen prothetischen Leistungen muss der Patient 2013 in Dänemark, den Niederlanden, der Schweiz sowie in Ungarn diese Leistungen zu 100 % selbst bezahlen. In den übrigen Ländern (Deutschland, Großbritannien und Frankreich) variiert die Zuzahlungshöhe zwischen 56 % und 89 % (Tab. 19).

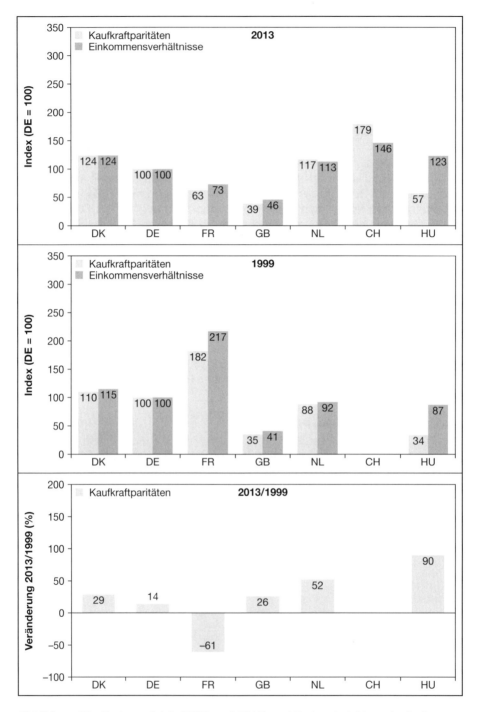

Abbildung 26: Preisvergleich (1999 und 2013) und Preisentwicklung (zwischen 1999 und 2013) für eine Modellgussprothese

Tabelle 19: Selbstbehalt des Patienten 1999 und 2013 bei einer Modellgussprothese		
Land	Selbstbehalt des Patienten (%)[1]	
	1999	2013
Dänemark	100	100
Deutschland	35–50	56[2/4]
Frankreich	86[2]	78[2]
Großbritannien	80	89[2]
Niederlande	100	100
Schweiz	100	100
Ungarn	100[3]	100/38[2/5]

[1]   ohne private (Zusatz-)Versicherung
[2]   rechnerischer Wert
[3]   18- bis 60-jährige Patienten
[4]   Berechnung ohne Bonus
[5]   bei Nichterwerbstätigen zwischen 18 und 62 Jahren

4.11   Totalprothetische Versorgung im Ober- und Unterkiefer

Die Totalprothese oder Vollprothese ist der zahnärztliche Ersatz aller Zähne des Ober- oder Unterkiefers durch einen herausnehmbaren Zahnersatz, der im Oberkiefer die Alveolarfortsätze und den harten Gaumen, im Unterkiefer nur die Alveolarfortsätze bedeckt und darauf durch Saugkräfte und statische Kräfte hält. Die Prothesenbasis wird in der Regel aus Kunststoff, die Ersatzzähne aus zahnfarbenem Kunststoff oder aus Keramik gefertigt. Im Rahmen dieser Untersuchung wird davon ausgegangen, dass der Ersatz der fehlenden Zähne durch Kunststoffzähne erfolgt.

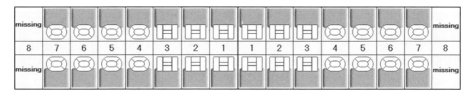

Abbildung 27: Zahnschema zur Erläuterung des Behandlungsplans einer totalprothetischen Versorgung im Ober- und Unterkiefer

Die Behandlungseckpunkte im Rahmen einer totalprothetischen Versorgung beinhalten die Aufklärung des Patienten, Situationsabformung zur Herstellung von Studienmodellen beider Kiefer und individueller Löffel für den Ober- und Unterkiefer, Funktionsabformung mit den individuellen Löffeln zur Herstellung der Meistermodelle, vertikale und horizontale Kieferrelationsbestimmung, Auswahl von Zahnfarbe und Zahnform, Wachsanprobe, Funktionskontrolle und Einschleifen von Okklusion und Artikulation der fertigen Prothese im Artikulator, Eingliederung der Oberkiefer- und Unterkieferprothese, Funktionskontrolle und Feineinschleifen im Mund, gegebenenfalls Remontage, Politur, Nachkontrolle.

4.11.1 Landesspezifische Merkmale

– Diese Leistung wird in *Dänemark* nicht durch den staatlichen Gesundheitsdienst bezuschusst, deshalb entscheidet der Zahnarzt in Abhängigkeit vom Behandlungsaufwand über die Höhe seines Honorars. Auch hier erfolgt eine Differenzierung zwischen dem zahnärztlichen Honorar und den Material- und Laborkosten.

– Für *Deutschland* orientieren sich die Preise am BEMA-Z. Die GKV bezahlt davon einschließlich Material- und Laborkosten einen befundbezogenen Festzuschuss, der 50 % der für die Regelversorgung notwendigen Leistungen umfassen soll. Dazu gelten die Bonusregelungen (Inanspruchnahme regelmäßiger Vorsorgeuntersuchungen).

– In *Frankreich* gewährt die gesetzliche Krankenversicherung bis zu einer festgelegten Grenze einen Zuschuss von 70 % zum zahnärztlichen Honorar, jedoch nicht zu den Material- und Laborkosten.

– In *Großbritannien* fällt der Behandlungsanlass auf die Gruppe 3 (Vergütung 12 UDAs): Komplexe Behandlung.

– In den *Niederlanden* erhält der Patient von der sozialen Krankenversicherung einen Zuschuss von 75 %.

– In der *Schweiz* gelten die Angaben für einen Privatpatienten.

– In *Ungarn* ist die Zuzahlung für zahnärztliche Leistungen abhängig von der jeweiligen Behandlung und dem Alter des Patienten. Erwerbstätige zwischen 18 und 62 Jahren müssen in Ungarn ihre Behandlungskosten selbst tragen. Die Altersgruppen der 0- bis 18-Jährigen und über 62-Jährigen müssen lediglich eine Zuzahlung bei den Material- und Laborkosten leisten. Bei Teil- und Totalprothesen zahlen über 62-Jährige in Ungarn 100 % der Material- und Laborkosten selbst, die zahnärztlichen Leistungen werden hingegen von der Krankenversicherung übernommen.

4.11.2 Preisvergleich und Preisentwicklung

Trotz der Erfolge zahnärztlicher Prävention wird es auch zukünftig weiter das Krankheitsbild der „totalen Zahnlosigkeit" geben. Die Häufigkeit des Krankheitsbildes wird zwar mittelfristig abnehmen, seine Behandlung, die Eingliederung eines vollständigen Zahn- und partiellen Kieferersatzes, aber unverändert Teil des Aufgabenspektrums prothetisch tätiger Zahnärzte bleiben. Wie auch bei den anderen prothetischen Leistungen setzt sich der

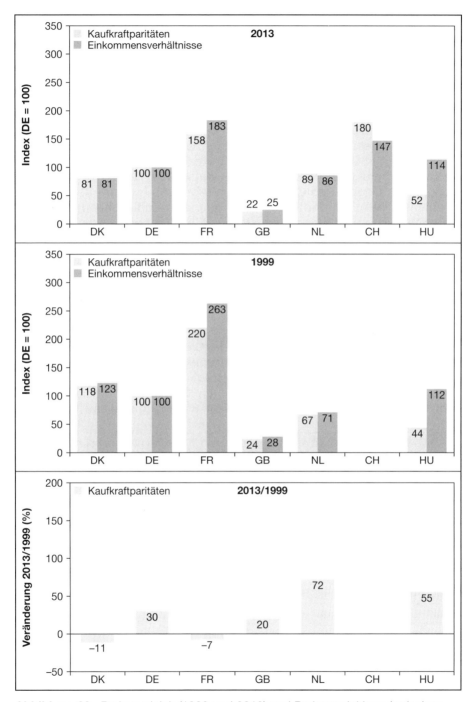

Abbildung 28: Preisvergleich (1999 und 2013) und Preisentwicklung (zwischen 1999 und 2013) für eine totalprothetische Versorgung im Ober- und Unterkiefer

Preis bei diesem Behandlungsanlass aus den zahnärztlichen Leistungen und den Material- und Laborkosten zusammen. Hier bewegt sich der Anteil der Material- und Laborkosten im Gegensatz zu den anderen in die Untersuchung einbezogenen prothetischen Behandlungsanlässen in einer relativ engen Spanne. In den Ländern, in denen die Material- und Laborkosten getrennt ausgewiesen werden, liegt deren Anteil zwischen 52 % und 59 %.

Der Preis für die Totalprothese beträgt in Deutschland 1.241 EUR. Betrachtet man die Ergebnisse des Preisvergleichs auf der Basis von Kaufkraftparitäten, so ist in der Schweiz das Preisniveau am höchsten, gefolgt von Frankreich. Unter dem Preisniveau von Deutschland liegen Dänemark, die Niederlande, Ungarn und Großbritannien (Abb. 28). Auf der Basis der Einkommensverhältnisse ändert sich die Rangfolge dahingehend, dass das Preisniveau in Frankreich am höchsten liegt. In allen Ländern bis auf Dänemark und Frankreich stiegen die Preise bei diesem Behandlungsanlass im Beobachtungszeitraum an.

4.11.3 Selbstbehalt des Patienten

Nur in Dänemark, der Schweiz und Ungarn ist die Totalprothese vollständig vom Patienten zu bezahlen (Tab. 20). Die Niederlande haben für diese Leistung die geringste Zuzahlungsrate (25 %). In Deutschland beträgt die Zuzahlung etwa die Hälfte des Preises. In Ungarn beträgt die Zuzahlung für die Nichterwerbstätigen zwischen 18 und 62 Jahren 41 %. In Großbritannien muss der Patient einen Eigenanteil von 89 % zahlen, in Frankreich sind es 92 %.

Tabelle 20: Selbstbehalt des Patienten 1999 und 2013 bei einer totalprothetischen Versorgung im Ober- und Unterkiefer		
Land	Selbstbehalt des Patienten (%)[1]	
	1999	2013
Dänemark	100	100
Deutschland	35–50	53[2/4]
Frankreich	89[2]	92[2]
Großbritannien	80	89[2]
Niederlande	25	25[5]
Schweiz	100	100
Ungarn	100[3]	100/41[2/6]

[1] ohne private (Zusatz-)Versicherung
[2] rechnerischer Wert
[3] 18- bis 60-jährige Patienten
[4] Berechnung ohne Bonus
[5] Falls Implantate in einem zahnlosen Mund im Rahmen der Prothetik verwendet werden, beträgt die Zuzahlung je Kiefer 125,00 Euro
[6] bei Nichterwerbstätigen zwischen 18 und 62 Jahren

5   Analyse der Preisunterschiede

Die folgenden Abschnitte führen die Ergebnisse der Preiserhebung des letzten Abschnitts zusammen und stellen diese in den Kontext der Entwicklung der institutionellen Rahmenbedingungen der zahnärztlichen Versorgung. Hierzu gehören nicht nur die Entwicklung der Vergütungstarife und die Selbstbeteiligungsregelungen, sondern auch die Veränderungen in der Organisation der zahnärztlichen Versorgung. Die institutionellen Rahmenbedingungen können dabei neben dem Einkommen als die entscheidenden Bestimmungsfaktoren für die Preisunterschiede angesehen werden.

Die Zahnmedizin zeichnet sich im Allgemeinen durch relative hohe Praxisinvestitionen aus.[13] Der medizinisch-technische Fortschritt bestimmt dadurch verhältnismäßig stark die Produktivität einer zahnärztlichen Praxis und die Erbringung der einzelnen zahnärztlichen Leistungen. Dadurch ergeben sich einerseits Kostenvorteile, andererseits wirken die Produktinnovationen auch kostensteigernd. Es erstaunt deshalb nicht, dass in den meisten Ländern die zahnmedizinischen Tarife und Leistungsverträge in der letzten Dekade angepasst wurden.

5.1   Preisvergleich

Das zentrale Anliegen dieser Erhebung ist es, einen systematischen Einblick in die aktuelle zahnmedizinische Vergütungssituation für sieben europäische Länder (einschließlich Deutschland) zu erhalten. Hierzu werden die Ergebnisse des Preisvergleichs zur besseren Übersichtlichkeit für die einzelnen zahnmedizinischen Leistungen nicht in absoluten Beträgen, sondern im Vergleich zu Deutschland als Index dargestellt. Für den Patienten ist entscheidend, wie teuer die zahnärztlichen Leistungen in Relation zu anderen Produkten der Lebenshaltung sind bzw. wie hoch der Einkommensanteil ist, der hierfür aufgewendet werden muss. Deshalb werden bei der Ermittlung der Preisunterschiede zur Umrechnung neben den Kaufkraftparitäten (Tab. 21) auch Einkommensverhältnisse (Tab. 22) herangezo-

---

[13] Die durchschnittlichen Aufwendungen allein für medizinisch-technische Geräte bei der Neugründung einer allgemeinzahnärztlichen Einzelpraxis beliefen sich in Deutschland im Jahr 2013 auf 252.000 EUR (Klingenberger und Köhler, 2014).

gen. Der Vergleich erhebt nicht den Anspruch, das Preisniveau im zahnmedizinischen Versorgungsbereich insgesamt zu messen.

Im Bereich der konservierenden und chirurgischen Leistungen liegt das deutsche Preisniveau des Jahres 2013 generell unter den Werten von Dänemark und den Niederlanden und zumeist auch unter den Werten der Schweiz (Tab. 21).

Tabelle 21: Preisvergleich 1999 und 2013 für ausgewählte zahnärztliche Leistungen nach Ländern – Vergleichsmaßstab: Kaufkraftparitäten (Deutschland = 100)							
Behandlungsanlass	DK	DE	FR	GB	NL	CH	HU
	2013						
1. Eingehende Untersuchung und Beratung eines neuen Patienten	115	100	50	51	105	116	41
2. Individualprophylaktische Versorgung von Kindern	104	100	129	29	105	84	21
3. Zweiflächige direkte Füllung an Zahn 45	148	100	56	123	140	200	28
4. Subgingivale Kürettage	101	100	15	40	133	73	52
5. Wurzelkanalbehandlung an Zahn 46	133	100	61	29	103	123	26
6. Extraktion des Zahnes 31	163	100	144	249	138	122	11
7. Verblendete Krone auf Zahn 21	109	100	107	54	94	156	59
8. Implantatsetzung regio 11	81	100	66	112	118	115	41
9. Vollverblendete Brücke von Zahn 45 bis 47	95	100	96	16	77	105	51
10. Modellgussprothese	124	100	63	39	117	179	57
11. Totalprothetische Versorgung im Ober- und Unterkiefer	81	100	158	22	89	180	52
	1999						
1. Eingehende Untersuchung und Beratung eines neuen Patienten	101	100	91	108	211	229	78
2. Individualprophylaktische Versorgung von Kindern	–	–	–	–	–	–	–
3. Zweiflächige direkte Füllung an Zahn 45	113	100	28	99	68	146	44
4. Dreiflächige indirekte Einlagefüllung an Zahn 36	–	–	–	–	–	–	–
5. Wurzelkanalbehandlung an Zahn 46	88	100	63	102	153	247	64
6. Extraktion des Zahnes 31	103	100	109	92	82	170	74
7. Verblendete Krone auf Zahn 21	151	100	175	38	88	–	50
8. Vollgussbrücke von Zahn 45 auf Zahn 47	–	–	–	–	–	–	–
9. Vollverblendete Brücke von Zahn 45 bis 47	133	100	155	30	71	–	42
10. Modellgussprothese	110	100	182	35	88	–	34
11. Totalprothetische Versorgung im Ober- und Unterkiefer	118	100	220	24	67	–	44

Der Vergleich mit 1999 bestätigt tendenziell das Ergebnis. Auch hier hat Deutschland bei den konservierenden und chirurgischen Leistungen ein geringeres Preisniveau als Dänemark und die Schweiz, aber auch Großbritannien und die Niederlande. Bei der zweiflächigen Komposit-Füllung waren damals allerdings die Niederlande und Frankreich günstiger.[14]

Tabelle 22: Preisvergleich 1999 und 2013 für ausgewählte zahnärztliche Leistungen nach Ländern – Vergleichsmaßstab: Einkommensverhältnisse (Deutschland = 100)							
Behandlungsanlass	DK	DE	FR	GB	NL	CH	HU
	2013						
1. Eingehende Untersuchung und Beratung eines neuen Patienten	115	100	58	59	102	95	89
2. Individualprophylaktische Versorgung von Kindern	103	100	150	34	101	68	45
3. Zweiflächige direkte Füllung an Zahn 45	148	100	65	143	135	164	61
4. Subgingivale Kürettage	101	100	18	47	128	60	111
5. Wurzelkanalbehandlung an Zahn 46	133	100	71	34	99	101	56
6. Extraktion des Zahnes 31	163	100	168	291	133	100	25
7. Verblendete Krone auf Zahn 21	108	100	125	64	90	128	127
8. Implantatsetzung regio 11	81	100	77	130	114	94	88
9. Vollverblendete Brücke von Zahn 45 bis 47	95	100	111	19	74	86	111
10. Modellgussprothese	124	100	73	46	113	146	123
11. Totalprothetische Versorgung im Ober- und Unterkiefer	81	100	183	25	86	147	114
	1999						
1. Eingehende Untersuchung und Beratung eines neuen Patienten	105	100	109	125	220	210	198
2. Individualprophylaktische Versorgung von Kindern	–	–	–	–	–	–	–
3. Zweiflächige direkte Füllung an Zahn 45	118	100	34	114	72	134	112
4. Dreiflächige indirekte Einlagefüllung an Zahn 36	–	–	–	–	–	–	–
5. Wurzelkanalbehandlung an Zahn 46	92	100	75	118	160	227	164
6. Extraktion des Zahnes 31	108	100	130	106	86	155	189
7. Verblendete Krone auf Zahn 21	158	100	209	44	92	–	129
8. Vollgussbrücke von Zahn 45 auf Zahn 47	–	–	–	–	–	–	–
9. Vollverblendete Brücke von Zahn 45 bis 47	140	100	185	35	74	–	106
10. Modellgussprothese	115	100	217	41	92	–	87
11. Totalprothetische Versorgung im Ober- und Unterkiefer	123	100	263	28	71	–	112

---

14 Tan, Redekop und Rutten (2008) kommen bei einem anderen Untersuchungsdesign zu einem durchschnittlichen Preis je Füllung von 67 EUR für Deutschland und geringeren Preisen für Dänemark, Frankreich und die Niederlande; allerdings bei nichtstandardisierten Leistungen.

Im Bereich der Prothetik zeichnet sich hingegen ein anderes Bild ab. Hier ist das Preisniveau in der Schweiz höher als in Deutschland (Tab. 21). Die Niederlande, Dänemark und Frankreich haben im Mittel beinahe dasselbe Preisniveau wie Deutschland. Lediglich in Ungarn und Großbritannien ist das Preisniveau im Prothetikbereich im Vergleich zu Deutschland deutlich geringer. Der Vergleich mit 1999 zeigt, dass sich die nationalen Preisniveaus im Bereich der Prothetik seither angenähert haben.

Zusammenfassend kann festgestellt werden, dass die Ergebnisse dieser Studie der Vermutung entgegentreten, Deutschland sei hinsichtlich des Preisniveaus der zahnärztlichen Versorgung ein Hochpreisland. Verantwortlich für die Preisunterschiede zwischen den Ländern sind vielfältige Faktoren. Die Preise für die zahnärztlichen Leistungen sind jeweils in die einzelnen Gesundheitssysteme eingebettet, deren komplexe Strukturen über lange Zeiträume gewachsen sind.

5.2   Preisentwicklung

Eine Zielsetzung dieser Studie ist es, aufbauend auf den Ergebnissen der Studie aus dem Jahr 1999 auch die Entwicklung der Vergütungssituation darzustellen und zu analysieren. Bei der Betrachtung der Preisentwicklung von 2013 zu 1999 ist zu beachten, dass die Veränderungsraten stark vom Basisjahr beeinflusst werden. Allerdings ist das Basisjahr aufgrund der Vorgängerstudie aus dem Jahr 1999 vorgegeben.

Die in Tabelle 23 aufgeführten Ergebnisse lassen keine Aussagen über die Preisentwicklung der zahnärztlichen Versorgung insgesamt zu, da die Preisentwicklung zahnärztlicher Leistungen nicht nur von der Preisänderung einzelner Leistungspositionen bestimmt wird, sondern z. B. auch von Struktureffekten, wie beispielsweise der vermehrten Abrechnung höherwertiger prothetischer Leistungen. Auch verändert sich die Behandlung im Zeitablauf vor allem durch den medizinisch-technischen Fortschritt. Der Einsatz neuer Untersuchungs- und Behandlungsmethoden ist oft mit höheren Kosten verbunden, die sich jedoch in der Regel auch in einer Qualitätsverbesserung niederschlagen.

Tabelle 23: Preisentwicklung zwischen 2013 und 1999 für ausgewählte zahnärztliche Leistungen nach Ländern							
Behandlungsanlass	DK	DE	FR	GB	NL	CH	HU
	Veränderung 2013/1999 (%)						
1. Eingehende Untersuchung und Beratung eines neuen Patienten	207	168	46	26	34	36	42
2. Individualprophylaktische Versorgung von Kindern	–	–	–	–	–	–	–
3. Zweiflächige direkte Füllung an Zahn 45	6	–19	62	1	66	11	–48
4. Subgingivale Kürettage	–	–	–	–	–	–	–
5. Wurzelkanalbehandlung an Zahn 46	250	132	124	–33	56	16	–7
6. Extraktion des Zahnes 31	147	56	108	326	161	12	–76
7. Verblendete Krone auf Zahn 21	–4	33	–18	92	42	–	54
8. Implantatsetzung regio 11	–	–	–	–	–	–	–
9. Vollverblendete Brücke von Zahn 45 bis 47	–9	29	–21	–31	40	–	58
10. Modellgussprothese	29	14	–61	26	52	–	90
11. Totalprothetische Versorgung im Ober- und Unterkiefer	–11	30	–7	20	72	–	55

Bei der Analyse der Preisentwicklung muss berücksichtigt werden, dass eine Preisanpassung nicht nur auf die veränderten Faktorkosten zurückzuführen ist, sondern auch neben gesundheitspolitischen Zielsetzungen eine Anpassung des Preises an das allgemeine Gebührenniveau zur Folge haben können. Dies zeigt sich auch, wenn man die allgemeine Preisentwicklung (Abb. 30) mit der Entwicklung der Preise für zahnärztliche Leistungen (Abb. 29) im Harmonisierten Verbraucherpreisindex (HVPI) vergleicht.[15] In diesem Zusammenhang ist aber auch interessant, dass die Preise für zahnärztliche Leistungen in allen Ländern – mit Ausnahme von Frankreich – stärker gestiegen sind als die Preise insgesamt.

5.3 Honorierungssystem

Das zahnärztliche Honorierungssystem besteht generell aus verschiedenen Elementen. Neben der Abrechnungseinheit, d. h. dem Kriterium, an das die Bezahlung anknüpft, sind die Zahlungsmodalitäten, der Nachweis der erbrachten Aktivitäten, das Kontrollverfahren sowie die Änderungsmöglichkeiten des Systems entscheidend. Anknüpfungspunkte für die Bezahlung sind dabei bestimmte Größen auf der Input- oder Outputebene. Im ambulanten zahnärztlichen Bereich sind Vergütungen, die an den Output anknüpfen, vorherrschend. Die Einzelleistungsvergütung ist dabei die gebräuchlichste Methode zur Honorierung zahnärztlicher Leistungen.

---

[15] Vergleichbare Daten liegen für die Schweiz erst ab 2005 vor, entsprechende Zahlen für Ungarn ab 2001.

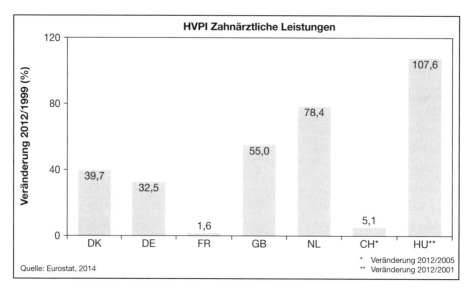

Abbildung 29: Preisentwicklung für zahnärztliche Leistungen 2012/1999 nach dem Harmonisierten Verbraucherpreisindex (HVPI)

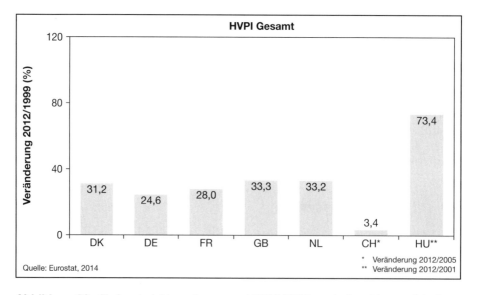

Abbildung 30: Preisentwicklung insgesamt 2012/1999 nach dem Harmonisierten Verbraucherpreisindex (HVPI)

Fünf der sieben Länder erstatten die Leistungen des Zahnarztes in der Grundversorgung nach Einzelleistungen. In Großbritannien gibt es seit 2006 Komplexpauschalen. In Ungarn ist die Pauschalvergütung für Leistungen der Grundversorgung von Kindern und Jugendlichen nach dem Alter gestaffelt.

In Deutschland, Frankreich, den Niederlanden und der Schweiz erfolgt die Bezahlung nach Einzelleistungen und teilweise nach Leistungskomplexen. Der Schweizer Zahnarzt-Tarif unterscheidet für jede Leistungsposition zwischen dem Preis für die Sozialversicherung und dem Preis für die privat Versicherten. Bei den privat Versicherten ist der Taxpunktwert auf Praxisebene frei vereinbar.

In Dänemark beziehen die bei den Gemeinden angestellten Zahnärzte für die Zahnversorgung von Kindern und Jugendlichen ein Gehalt. Die niedergelassenen Zahnärzte rechnen nach Einzelleistungsvergütung ab.

Tabelle 24: Vergütungsgrundlage (1999 und 2013) zahnärztlicher Leistungen in ausgewählten Ländern			
Jahr	Tarif	Vergütungsart	Art der Leistungen
Dänemark			
1999	Overenskomst Prislister for tandlægeydel	Gehälter für angestellte Zahnärzte der Gemeinden	Prophylaxe und konservierende Behandlung von Kindern und Jugendlichen einschl. Kieferorthopädie
		Einzelleistungen	Konservierende und oralchirurgische Behandlung, Parodontalbehandlung, Endodontologie von Erwachsenen
2013	wie 1999	wie 1999	wie 1999
Deutschland			
1999	Bewertungsmaßstab zahnärztlicher Leistungen (BEMA), Bundeseinheitliches Leistungsverzeichnis für zahntechnische Leistungen (BEL II) bzw. Bundeseinheitliche Benennungsliste (BEB)	Einzelleistungen für Kassenpatienten, Vergütung zahntechnischer Leistungen	Prophylaxe, konservierende und chirurgische Behandlung, Röntgenleistungen, Leistungen bei Kieferbruch und Kiefergelenkserkrankungen, Kieferorthopädie, Parodontalbehandlung, Prothetik, Endodontologie
	Gebührenordnung für Zahnärzte (GOZ) 1988	Einzelleistungen für Privatpatienten	Prophylaxe, konservierende und chirurgische Behandlung, Parodontalbehandlung, Kieferorthopädie, Aufbissbehelfe und Schienen, Prothetik, Funktionsanalyse und -therapie
2013	Bewertungsmaßstab zahnärztlicher Leistungen (BEMA), Bundeseinheitliches Leistungsverzeichnis für zahntechnische Leistungen (BEL II) bzw. Bundeseinheitliche Benennungsliste (BEB)	Einzelleistungen für Kassenpatienten, Festzuschusstarife bei Zahnersatz für Kassenpatienten, Vergütung zahntechnischer Leistungen	Prophylaxe, konservierende und chirurgische Behandlung, Röntgenleistungen, Leistungen bei Kieferbruch und Kiefergelenkserkrankungen, Kieferorthopädie, Parodontalbehandlung, Prothetik, Endodontologie
	Gebührenordnung für Zahnärzte (GOZ) 2012	Einzelleistung für Privatpatienten	Prophylaxe, konservierende und chirurgische Behandlung, Parodontalbehandlung, Kieferorthopädie, Aufbissbehelfe und Schienen, Prothetik, Funktionsanalyse und -therapie, Implantologie

Tabelle 24: Vergütungsgrundlage (1999 und 2013) zahnärztlicher Leistungen in ausgewählten Ländern

Jahr	Tarif	Vergütungsart	Art der Leistungen
Frankreich			
1999	Convention	Einzelleistung für Kassenpatienten, Festgebühr	Konservierende und chirurgische Behandlung, Kieferorthopädie, Prothetik
2013	NGAP	Einzelleistung für Kassenpatienten	Konservierende und chirurgische Behandlung, Kieferorthopädie, Prothetik
	CCAM	Einzelleistung für Zusatzversicherte	Konservierende und chirurgische Behandlung, Kieferorthopädie, Prothetik
Großbritannien			
1999	Statement of Dental Remuneration (Am. 83)	Einzelleistungen (ca. 400 Leistungen), Kopf- und Praxispauschale	Diagnose, Prophylaxe, Parodontalbehandlung, konservierende und chirurgische Behandlung, Zahnprothesen, kieferorthopädische und sonstige Behandlung
2013	wie 1999	seit 2006 in England und Wales Komplexpauschalen: 3 Gruppen von Pauschalen plus Pauschalen für den Notfall; in Schottland und Nordirland weitgehend noch wie 1999	Diagnose, Prophylaxe, Parodontalbehandlung, konservierende und chirurgische Behandlung, Zahnprothesen, kieferorthopädische und sonstige Behandlung
Niederlande			
1999	Wet Tarieven Gezondheidszorg	Festgebühr und festgelegte Maximaltarife (UTP)	Prävention, konservierende und kieferorthopädische Behandlung
2013	Tariefbeschikking Tandheelkundige Zorg	Einzelleistungen (abgesehen von Jugendgesundheitsvorsorge)	Prophylaxe, konservierende und chirurgische Behandlung, Parodontologie, Zahnersatz, Implantologie, kieferorthopädische Behandlung
Schweiz			
1999	Zahnarzt-Tarif (Verträge und Tarif über die Honorierung zahnärztlicher Leistungen)	Einzelleistungen (ca. 500 Leistungen)	Prophylaxe, konservierende und chirurgische Behandlung, Parodontologie, Zahnersatz, Implantologie
2013	wie 1999	wie 1999	wie 1999
Ungarn			
1999	Informeller Tarif	Kopfpauschale und Einzelleistungen	Prophylaxe, konservierende und chirurgische Behandlung, Parodontologie, Zahnersatz, Implantologie
2013	wie 1999	wie 1999	wie 1999

In allen Ländern wurden die Honorierungssysteme reformiert, am umfassendsten in Großbritannien, weshalb dort auch die stärksten Preisänderungen beobachtet werden konnten (Tab. 24).

5.4   Selbstbeteiligung

Der Selbstbehalt oder die Selbstbeteiligung bezeichnet den Anteil der Gesundheitsausgaben, der vom Versicherten selbst zu tragen ist, ehe die Erstattungspflicht des Versicherers eintritt. Selbstbehalte können unterschiedlich ausgestaltet sein, z. B. als prozentualer Anteil an den Leistungskosten, als Absolutbetrag pro Abrechnungszeitraum oder als eine Kombination davon. Die einzelnen Länder verfolgen in der Ausgestaltung der Selbstbeteiligung unterschiedliche Konzepte. Manche Länder setzen auf einen umfangreichen Leistungskatalog, verlangen dafür jedoch für viele Leistungen eine Selbstbeteiligung. Andere Länder konzentrieren sich hingegen bei den öffentlich finanzierten Leistungen auf einen „schlanken" Katalog mit einer geringen Selbstbeteiligung (Tab. 25).

Tabelle 25: Selbstbeteiligung für Kinder und Erwachsene (1999 und 2013) in ausgewählten Ländern		
Jahr	Kinder	Erwachsene
Dänemark		
1999	Für unter 18-Jährige freie Versorgung durch Gemeinden	ca. 77 %, eigene Leistungen 100 %
2013	Für unter 18-Jährige freie Versorgung durch Gemeinden	Anspruch auf staatliche Zuschüsse; Rentenempfänger: Gemeinden können bis zu 85 % der Selbstbeteiligung durch die Gesundheitszulage (Helbredstillæg) übernehmen
Deutschland		
1999	Prophylaxe, konservierend-chirurgische Behandlung frei; Kieferorthopädie: 20 %; Zahnersatz: 35-50 %	Konservierend-chirurgische Behandlung frei; Zahnersatz: 35-50 %
2013	Prophylaxe, konservierend-chirurgische Behandlung frei; Zahnersatz: seit 1.1.2005 Anspruch auf befundbezogene Festzuschüsse, die 50 % der Kosten für durch den Gemeinsamen Bundesausschuss festgesetzte Regelversorgung umfassen	Konservierend-chirurgische Behandlung frei; Zahnersatz: seit 1.1.2005 Anspruch auf befundbezogene Festzuschüsse, die 50 % der Kosten für durch den Gemeinsamen Bundesausschuss festgesetzte Regelversorgung umfassen
Frankreich		
1999	Je nach Behandlungsanlass, mindestens 30 %; Material- und Laborkosten 100 %	Je nach Behandlungsanlass, mindestens 30 %; Material- und Laborkosten 100 %
2013	Je nach Behandlungsanlass, mindestens 30 %; Material- und Laborkosten 100 %	Je nach Behandlungsanlass, mindestens 30 %; Material- und Laborkosten 100 %

Tabelle 25: Selbstbeteiligung für Kinder und Erwachsene (1999 und 2013) in ausgewählten Ländern		
Jahr	**Kinder**	**Erwachsene**
Großbritannien		
1999	Für unter 18-Jährige freie Versorgung	Konservierende und prothetische Leistungen: 80 % (max. 330 GBP); Ausnahme: bestimmte soziale Gruppen
2013	Für unter 18-Jährige freie Versorgung	Je nach erforderlicher Behandlung drei Standardsätze bei der zahnärztlichen Behandlung: 18 GBP, 49 GBP oder 214 GBP; Ausnahme: bestimmte soziale Gruppen
Niederlande		
1999	Für unter 18-Jährige freie Versorgung, ab dem 13. Lebensjahr Zuzahlungen möglich, wenn Kontrolluntersuchungen nicht nachgewiesen werden	Prophylaxemaßnahmen und Kontrolluntersuchungen bei jährlicher Inanspruchnahme frei; 25 % Totalprothese; 100 % für übrige untersuchte Leistungen
2013	Für unter 18-Jährige freie Versorgung (Zahnpflege für Kinder bis zu 18 Jahren einschließlich Prophylaxe, maximal zwei Fluoridanwendungen pro Jahr ab 6 Jahren, Versiegelungen, regelmäßige Zahnpflege und chirurgische Eingriffe)	Zahnprothese: 25 % (Zahnprothesen und spezielle chirurgische Eingriffe für Erwachsene nur gedeckt bei schweren Entwicklungs-, Wachstumsstörungen oder einem erworbenen Defekt im Zahn-, Mund- oder Kieferbereich)
Schweiz		
1999	Kinder und Jugendliche bis 20 Jahre in einzelnen Gemeinden zuzahlungsfreie Vorsorge und Behandlung durch den Schulzahnärztlichen Dienst	100 % (Ausnahmen bei nicht vermeidbaren Krankheiten: Art. 31 KVG, Art. 17–19 Krankenpflege-Leistungsverordnung)
2013	Kinder und Jugendliche bis 20 Jahre in einzelnen Gemeinden zuzahlungsfreie Vorsorge und Behandlung durch den Schulzahnärztlichen Dienst	100 % (Ausnahmen bei nicht vermeidbaren Krankheiten: Art. 31 KVG, Art. 17–19 Krankenpflege-Leistungsverordnung)
Ungarn		
1999	Für unter 18-Jährige freie Versorgung bis auf zahntechnische Leistungen	100 %; ca. 40–60 % für konservierend-chirurgische Leistungen; über 60-Jährige keine Zuzahlung außer für Brücken und Kronen
2013	Für unter 18-Jährige freie Versorgung bis auf zahntechnische Leistungen	100 %; für bestimmte Behandlungen (Notfallversorgung, Untersuchungen, konservierende Zahnbehandlung) keine Zuzahlung; über 62-Jährige nur Übernahme der Material- und Laborkosten

Der in Deutschland über die GKV gegen Krankheitsrisiken abgesicherte Patient wird im Verhältnis zu den Versicherten anderer Länder mit vergleichsweise niedrigen Selbstbehalten belastet (Tab. 26). Im europäischen Ausland gehören viele der untersuchten zahnmedizinischen Behandlungsanlässe, vor allem im Rahmen der Prothetik, nicht zum Leistungsumfang der gesetzlichen Krankenkassen bzw. der nationalen Gesundheitsdienste, d. h., die Patienten müssen die Behandlung vollständig selbst bezahlen.

In Dänemark übernehmen die Krankenkassen nur teilweise die Kosten für Zahnerhaltung. Für Erwachsene gilt eine Selbstbeteiligung, die leistungsabhängig variiert. Von den untersuchten 11 Leistungen hat der Patient zudem in Dänemark bei fünf Leistungskomplexen die Kosten zu 100 % zu tragen bzw. sich privat abzusichern. Von Zuzahlungen befreit sind lediglich Kinder und Schwerbehinderte. Zahnersatz ist generell keine Leistung des öffentlichen Gesundheitssystems. Die Kosten dafür trägt der Patient in voller Höhe.

In Frankreich erhält der Patient für konservierende und chirurgische Behandlungen auf der Basis des Kostenerstattungsprinzips von der Kasse bis zu 70 % zurückerstattet. Da die Festgebühren vielfach überschritten werden, differiert die Höhe der Eigenbeteiligung durch den Patienten je nach Behandlungsanlass und Zusatzversicherung. Kieferorthopädische und prothetische Behandlungen sind ebenfalls Teil des Leistungskatalogs. Allerdings erstattet die Kasse hier üblicherweise nur einen Teil der Kosten in Form eines Festbetrags. Für Zahnersatz ist ein Antrag bei der Krankenkasse zu stellen. Wird er genehmigt, gelten dieselben Regelungen wie bei der Zahnerhaltung. In Frankreich werden die Material- und Laborkosten generell nicht übernommen.

Im Nationalen Gesundheitsdienst von England gibt es drei Standardsätze für Zuzahlung. Der Patient muss je nach Aufwand 18 GBP, 49 GBP oder 214 GBP selbst bezahlen. Härtefälle sind von der Zuzahlung befreit. Der Nationale Gesundheitsdienst leistet aber lediglich für eine Grundversorgung. Über die Grundversorgung hinausgehende Leistungen muss der Patient in voller Höhe selbst bezahlen.

Zahnärztliche Behandlungen sind in den Niederlanden für Kinder und Jugendliche bis zum 22. Lebensjahr kostenlos. Danach müssen alle Leistungen privat bezahlt werden. Ausnahmen gibt es für Härtefälle. Die einzige erstattungsfähige Zahnersatzleistung ist eine Vollprothese für die der Patient eine Selbstbeteiligung von 25 % zu tragen hat.

Während in der Schweiz – mit Ausnahme der individualprophylaktischen Versorgung von Kindern – bei allen Leistungen der Patient den Preis zu 100 % selbst zu zahlen hat, trifft dies in Deutschland nur auf die Implantatversorgung zu (Tab. 26).

Im Rahmen der Grundversorgung sind in Ungarn seit 1996 zahnärztliche Notfallversorgung, Diagnose- bzw. Kontrolluntersuchungen, Zahnsteinentfernung, chirurgische Eingriffe und die Justierung von Prothesen für jeden Patienten zuzahlungsfrei. Bis zur Vollendung des 18. Lebensjahres werden die Kosten der zahnmedizinischen Versorgung mit Ausnahme der zahntechnischen Arbeiten durch die Nationale Krankenkasse übernommen. Zwischen dem 18. und dem 62. Lebensjahr müssen die Patienten für alle zahnmedizinischen Leistungen außerhalb der Grundversorgung selbst auf-

Tabelle 26: Selbstbehalt der Patienten (1999 und 2013) ausgewählter zahnärztlicher Leistungen nach Ländern

Behandlungsanlass	DK	DE	FR	GB	NL	CH	HU
	Selbstbehalt[1] 2013 (%)						
1. Eingehende Untersuchung und Beratung eines neuen Patienten	60	0	30	.90	100	100	0
2. Individualprophylaktische Versorgung von Kindern	0	0	30	0	0	0	0
3. Zweiflächige direkte Füllung an Zahn 45	90[2]	0[3]/25[4]	30	82[2]	100	100	0
4. Subgingivale Kürettage	60	0	30	82[2]	100	100	0
5. Wurzelkanalbehandlung an Zahn 46	20	0[5]	30	82[2]	100	100	0
6. Extraktion des Zahnes 31	60	0	30	82[2]	100	100	0
7. Verblendete Krone auf Zahn 21	100	72[2/6]	82[2]	89[2]	100	100	100/44[2/7]
8. Implantatsetzung regio 11	100	100[8]	100	100	100	100	100/43[2/7]
9. Vollverblendete Brücke von Zahn 45 bis 47	100	82[2/6]	84[2]	89[2]	100	100	100/61[2/7]
10. Modellgussprothese	100	56[2/6]	78[2]	89[2]	100	100	100/38[2/7]
11. Totalprothetische Versorgung im Ober- und Unterkiefer	100	53[2/6]	92[2]	89[2]	25[9]	100	100/41[2/7]
	Selbstbehalt[1] 1999 (%)						
1. Eingehende Untersuchung und Beratung eines neuen Patienten	60	0	30	80	0[10]	100	0
2. Individualprophylaktische Versorgung von Kindern	0	0	30	0	0	0	0
3. Zweiflächige direkte Füllung an Zahn 45	91[2]	54[2]	30	100	100	100	50[2]
4. Dreiflächige indirekte Einlagefüllung an Zahn 36	–	–	–	–	–	–	–
5. Wurzelkanalbehandlung an Zahn 46	85[2]	0	30	80	100[11]	100	50[2/12]
6. Extraktion des Zahnes 31	60	0	30	80	100[11]	100	0
7. Verblendete Krone auf Zahn 21	100	42–55[2]	93	80	100	100	100
8. Vollgussbrücke von Zahn 45 auf Zahn 47	–	–	–	–	–	–	–
9. Vollverblendete Brücke von Zahn 45 bis 47	100	78–84[2]	93	80	100	100	100
10. Modellgussprothese	100	35–50	86[2]	80	100	100	100[12]
11. Totalprothetische Versorgung im Ober- und Unterkiefer	100	35–50	89[2]	80	25	100	100[12]

[1] ohne private (Zusatz-)Versicherung
[2] rechnerischer Wert
[3] bei Einschichttechnik (Bulk-Fill-Technik) als Regelleistung
[4] bei Mehrschichttechnik Mehrkostenvereinbarung gem. § 28 Abs. 2 Satz 2 SGB V möglich
[5] ggf. außervertragliche Leistung nach GOZ (Behandlungsrichtlinien III.9)
[6] Berechnung ohne Bonus
[7] bei Nichterwerbstätigen zwischen 18 und 62 Jahren
[8] Leistungen durch GKV nur bei seltenen Ausnahmeindikatoren, dann Abrechnung über GOZ
[9] Falls Implantate in einem zahnlosen Mund im Rahmen der Prothetik verwendet werden, beträgt die Zuzahlung je Kiefer 125,00 Euro
[10] ohne Röntgenleistungen
[11] über 18-jährige Patienten
[12] 18- bis 60-jährige Patienten

kommen (Gesetz LXXXIII über die Leistungen der gesetzlichen Krankenversicherung 1997). Die Kosten der zahntechnischen Arbeiten müssen
unter 62-jährige Patienten voll übernehmen.

5.5 Systemunterschiede

Die Systeme der zahnärztlichen Versorgung in den sieben untersuchten
Ländern unterscheiden sich nicht nur im Hinblick auf die sozial abgesicher-
ten Leistungen und die Tarifgestaltung, sondern es bestehen auch Unterschiede in der Vertretung standesrechtlicher Belange, wie die Registrierung und Zulassung, Praxisführung, Preisverhandlungen usw. auf der
einen Seite und der Vertretung der öffentlichen Interessen gegenüber den
Zahnärzten, etwa im Hinblick auf die Qualitätssicherung, auf der anderen
Seite.

In der Regel werden die Preisverhandlungen von zahnärztlichen Standes-
vereinigungen geführt, die nicht nur Verhandlungspartner in Tariffragen
sind, sondern auch die Vertretung in berufsrechtlichen Fragen sowie Aufgaben der Qualitätssicherung übernehmen. In Frankreich und den Niederlanden, die wie Deutschland ein soziales Krankenversicherungssystem besitzen, erhalten Zahnärzte ihre Zulassung von den Zahnärztekammern. In
Dänemark übernimmt diese Aufgabe das Dänische Amt für Gesundheit
und in Großbritannien der Allgemeine Zahnärztliche Rat. Beides sind öffentliche Organisationen, die keine Verträge für die Leistungserbringung
abschließen. In Ungarn obliegt die Registrierung der Sektion „Zahnärzte"
der ungarischen Ärztekammer. In der Schweiz erfolgt die Zulassung über
die Gesundheits- und Sanitätsdirektionen der Kantone.

Ein Abrechnungssystem zahnärztlicher Leistungen nach dem Sachleistungsprinzip über eine Kassenzahnärztliche Vereinigung, wie in Deutschland, gibt es in keinem der anderen untersuchten Länder. In den beiden nationalen Gesundheitsdiensten von Großbritannien und Dänemark rechnen
die Zahnärzte jene Leistungsbeiträge, die nicht vom Patienten zu bezahlen
sind, direkt mit den regionalen Gesundheitsbehörden als Sachleistung ab.
Das Sachleistungssystem gilt ebenfalls in den Niederlanden und in Ungarn. Frankreich hat ein Kostenerstattungssystem. In der Schweiz gilt das
Kostenerstattungssystem bei der Behandlung von Erwachsenen, in der
schulzahnärztlichen Versorgung gilt hingegen das Sachleistungsprinzip.

6   Zusammenfassung

Die Preisgestaltung zahnärztlicher Leistungen hat einen Einfluss auf die zahnärztliche Versorgung, die Leistungsmöglichkeiten der Praxen, die Kosten der Versorgung und die Patientennachfrage. Preisunterschiede bei zahnärztlichen Leistungen sind zudem angesichts eines gemeinsamen europäischen Marktes im Hinblick auf die Wettbewerbsfähigkeit der Systeme von Interesse.

Bereits in der ersten Erhebung im Jahr 1999 wurden bei einzelnen zahnärztlichen Behandlungsanlässen erhebliche Preisunterschiede zwischen den europäischen Ländern festgestellt (Kaufhold und Schneider, 2000). Vor diesem Hintergrund hat nun das IDZ gemeinsam mit BASYS die Thematik der Vergütung zahnärztlicher Leistungen wieder aufgegriffen, um einen aktuellen Überblick über die zahnärztliche Vergütungssituation in den Ländern Dänemark, Frankreich, Großbritannien, Niederlanden, Schweiz und Ungarn im Vergleich zu Deutschland zu gewinnen. Zudem wird aufbauend auf den Ergebnissen der Vorgängerstudie die Entwicklung der Vergütungssituation analysiert. Dazu zählt auch die Entwicklung der Selbstbeteiligung der Patienten.

Die Untersuchung wurde weitestgehend in Kooperation mit den zahnärztlichen Berufsverbänden in den einbezogenen Ländern durchgeführt.[16] Um eine Vergleichbarkeit der elf ausgewählten zahnärztlichen Behandlungsanlässe zu gewährleisten, wurden diese durch die verbindliche Vorgabe der zu versorgenden Zähne und der zu verwendenden Materialien konkretisiert. Darüber hinaus wurden im Fragebogen die Behandlungseckpunkte für die jeweiligen Behandlungsanlässe vorgegeben. Wenn dadurch auch nicht jede Variation ausgeschlossen werden konnte, so ist davon auszugehen, dass mögliche Abweichungen in den einzelnen Behandlungskomplexen aufgrund dieser Vorgehensweise nicht zu grundlegenden Änderungen in den Ergebnissen führen. Aussagen zur Qualität der zahnärztlichen Leis-

---

[16] Für die Schweiz ist anzumerken, dass uns für diese Studie von der Schweizerischen Zahnärzte-Gesellschaft (SSO) keine Angaben zum Honorar bzw. zu Material- und Laborkosten zur Verfügung gestellt wurden (für die Schweiz beinhalten die ausgewiesenen Indexwerte für 1999 nur das zahnärztliche Honorar). Die Angaben in der Schweiz und Frankreich für das Jahr 2013 beruhen auf eigenen Zusammenstellungen, die extern durch Zahnärzte in Frankreich bzw. in der Schweiz kontrolliert wurden. Die zahnärztlichen Berufsverbände in der Schweiz und in Frankreich nahmen nicht an der Fragebogenstudie in 2013 teil.

tungen sind anhand der Ergebnisse des Preisvergleichs nicht möglich. Um hierzu Aussagen treffen zu können, wäre ein anderes Erhebungsdesign erforderlich.

Im Folgenden werden die wichtigsten Ergebnisse für die elf Behandlungsanlässe zusammengefasst. Darüber hinaus wird die Preisentwicklung seit 1999 angesprochen.

(1) Eingehende Untersuchung und Beratung eines neuen Patienten

Dieser zahnärztliche Behandlungsanlass wird in Deutschland mit rund 45 EUR vergütet. Das Preisniveau zu Kaufkraftparitäten ist bei dieser Leistung in den Niederlanden etwa gleich hoch. In Frankreich, Großbritannien und in Ungarn ist das Preisniveau niedriger als in Deutschland. In Dänemark und in der Schweiz hingegen ist das Preisniveau höher. Im Vergleich zu 1999 haben sich die Preisunterschiede von Deutschland zu den Niederlanden und der Schweiz verringert. Den größten Preisanstieg weisen Dänemark und Deutschland auf. Mit dem Wegfall der Praxisgebühr ist Deutschland neben Ungarn 2013 bei diesem Behandlungsanlass das einzige Land ohne Zuzahlung.

(2) Individualprophylaktische Versorgung von Kindern

Dieser Leistungskomplex für Kinder (einschließlich Zahnreinigung) wird in Deutschland mit 77 EUR vergütet. Deutschland hat hier im Vergleich zu den anderen in die Untersuchung einbezogenen Ländern einen mittleren Preis. Dänemark, Frankreich und die Niederlande liegen über dem deutschen Preisniveau. Das Preisniveau in der Schweiz liegt unterhalb des deutschen Wertes. Großbritannien und Ungarn weisen ein erheblich niedrigeres Preisniveau auf als alle anderen betrachteten Länder. Zur Preisentwicklung im Zeitraum 1999–2013 sind keine Aussagen möglich, da im Rahmen der Erhebung von 1999 noch kein „allgemeingültiges" Leistungsbündel für die individualprophylaktische Versorgung von Kindern definiert war.

(3) Zweiflächige direkte Füllung an Zahn 45

Die Vergütung für eine zweiflächige Komposit-Füllung beträgt in Deutschland 55 EUR. Zu Kaufkraftparitäten liegt der Preis in allen Ländern bis auf Frankreich und Ungarn über dem deutschen Wert. Im Vergleich zu 1999 ist eher eine Divergenz in den Preisen festzustellen. In den Ländern Deutschland, Großbritannien, Ungarn und geringfügig auch in Dänemark ist die Selbstbeteiligung im Beobachtungszeitraum gesunken.

(4) Subgingivale Kürettage

Dieser in den Preisvergleich 2013 neu aufgenommene Behandlungsanlass wird in Deutschland mit 170 EUR vergütet. Bei diesem Behandlungsanlass hat Deutschland das gleiche Preisniveau wie Dänemark.
Nur in den Niederlanden wird der Behandlungsanlass zu Kaufkraftparitäten höher vergütet als in Deutschland. Frankreich, Großbritannien,
die Schweiz und Ungarn liegen preislich unter dem Niveau von
Deutschland. Während der Patient in Deutschland und Ungarn keine
Zuzahlung entrichten muss, hat der Patient in der Schweiz und den
Niederlanden zu 100 % selbst zu zahlen.

(5) Wurzelkanalbehandlung an Zahn 46

Die Vergütung für diese Wurzelkanalbehandlung beträgt in Deutschland 231 EUR. Der Preisvergleich zu Kaufkraftparitäten zeigt im Vergleich zu Deutschland höhere Werte für Dänemark, Niederlande und
die Schweiz und geringere für Frankreich sowie weitaus geringere für
Großbritannien und Ungarn. Im Vergleich zum Jahr 1999 wurde in Dänemark, Deutschland und Frankreich sowie mit gewissem Abstand in
den Niederlanden die Vergütung deutlich angehoben. Lediglich in
Großbritannien und Ungarn ergibt sich im Vergleich zu 1999 ein Preisrückgang. In Dänemark und Ungarn hat die Zuzahlung des Patienten
im Zeitraum 1999–2013 abgenommen.

(6) Extraktion des Zahnes 31

Die Vergütung der Extraktion ist mit 27 EUR in Deutschland vergleichs-
weise gering. In allen untersuchten Ländern, mit Ausnahme Ungarns,
ist der Preis für die Extraktion des Zahnes höher als in Deutschland. In
Ungarn ist das Preisniveau noch deutlich geringer als in Deutschland.
Im Vergleich zu 1999 ist eine Divergenz des Preisgefüges erkennbar.
Allerdings gilt dies nicht für die Selbstbeteiligung. Hier gibt es im Ver-
gleich zu 1999 nur eine Änderung: In Großbritannien hat sich die
Selbstbeteiligung geringfügig erhöht.

(7) Verblendete Krone auf Zahn 21

Die Vergütung für die verblendete Krone einschließlich Materialkosten
beträgt in Deutschland 496 EUR. Zu Kaufkraftparitäten hat Deutschland annähernd dasselbe Preisniveau wie Dänemark, Frankreich und
die Niederlande. In der Schweiz ist das Preisniveau deutlich höher, in
Großbritannien und Ungarn dagegen deutlich niedriger als in Deutschland. Im Vergleich zum Jahr 1999 fällt einerseits die starke Aufwertung
in Großbritannien und andererseits die Abwertung in Frankreich auf.
Lediglich in Deutschland und Großbritannien hat die Zuzahlung im Vergleich zum Jahr 1999 zugenommen.

(8) Implantatsetzung regio 11

Die Vergütung für dieses Einzelimplantat beträgt in Deutschland 1.210 EUR. Gemessen in allgemeinen Kaufkraftparitäten liegt das Preisniveau in Dänemark, Frankreich und Ungarn unter dem deutschen Wert. In Großbritannien, den Niederlanden und der Schweiz ergeben sich hingegen höhere Indexwerte. In allen Ländern hat der Patient die Kosten für diesen Behandlungsanlass selbst zu tragen.

(9) Vollverblendete Brücke von Zahn 45 bis Zahn 47

Die Vergütung für die bukkal und okklusal verblendete Brücke beträgt in Deutschland 1.673 EUR. Auf der Grundlage von Kaufkraftparitäten hat nur die Schweiz im Vergleich zu Deutschland ein minimal höheres Preisniveau. Dänemark und Frankreich liegen knapp unter dem deutschen Preisniveau. Die anderen drei Länder befinden sich im Hinblick auf das Preisniveau deutlich unterhalb des deutschen Wertes, insbesondere Großbritannien. Hinsichtlich der Entwicklung fällt auf, dass sich die Werte Dänemarks und Frankreichs an Deutschland angeglichen haben.

(10) Modellgussprothese

Die Vergütung für die Modellgussprothese beträgt in Deutschland 689 EUR. Zu Kaufkraftparitäten finden sich die höchsten Preise in Dänemark, den Niederlanden und der Schweiz. Ein mittleres Preisniveau findet sich in Deutschland. Frankreich, Großbritannien und Ungarn liegen im Preisniveau deutlich unter Deutschland. Der Vergleich der Indexwerte zum Jahr 1999 zeigt vor allem einen starken Anstieg in den Niederlanden und Ungarn. In Frankreich ist das Preisniveau hingegen deutlich gesunken.

(11) Totalprothetische Versorgung im Ober- und Unterkiefer

Die Vergütung für die Totalprothese beträgt in Deutschland 1.241 EUR. Auf der Basis von Kaufkraftparitäten ist in der Schweiz das Preisniveau, gefolgt von Frankreich, am höchsten. Unter dem Preisniveau von Deutschland liegen Dänemark, die Niederlande und Ungarn sowie deutlich Großbritannien.

Zusammenfassend kann man sagen, dass das deutsche Preisniveau 2013 im Bereich der konservierenden und chirurgischen Leistungen unter den Werten von Dänemark, den Niederlanden und der Schweiz liegt. Im Bereich der Prothetik zeichnet sich hingegen ein anderes Bild ab. Hier ist das Preisniveau in der Schweiz höher als in Deutschland. Dänemark, Deutschland, Frankreich und die Niederlande haben bei den prothetischen Leistungen beinahe dasselbe Preisniveau.

7 Glossar

Bruttoinlandsprodukt (BIP): Das Bruttoinlandsprodukt ergibt sich als Summe aller Produktionswerte eines Landes abzüglich sämtlicher Vorleistungen aus dem In- und dem Ausland. Das Bruttoinlandsprodukt ist ein Maß für die wirtschaftliche Leistung einer Volkswirtschaft in einem bestimmten Zeitraum.

Devisenkurs: Der Devisenkurs, auch Wechselkurs genannt, drückt den Preis einer Währung in einer anderen Währung aus. Da der Devisenkurs auf dem Devisenmarkt gebildet wird, unterliegt er kurz- und längerfristigen Schwankungen. Er ist kein Indikator für die interne Kaufkraft einer Währung.

DMFT-Index: Der DMFT-Index beschreibt die Anzahl der Zähne (T = teeth), die eine kariöse Läsion besitzen (D = decayed), aufgrund von Karies extrahiert wurden (M = missing) oder durch restaurative Therapie einer kariösen Läsion mit einer Füllung versorgt wurden (F = filled). Die Summe dieser drei Faktoren beschreibt den DMFT-Index.

Einzelleistung: Einzelne definierbare und klar abgrenzbare Leistung im Rahmen einer Leistungs- oder Behandlungskette. Als Gegensatz zur Einzelleistung wird die Komplexleistung oder der Leistungskomplex verstanden.

Gesundheitsausgaben: Hierzu zählen Leistungen und Güter mit dem Ziel der Prävention, Behandlung, Rehabilitation und Pflege. Außerdem werden dabei auch Verwaltungsleistungen berücksichtigt. Die Gesundheitsausgaben beziehen sich immer auf den Konsum der Wohnbevölkerung (internationale Definition nach OECD, 2000).

Harmonisierter Verbraucherpreisindex (HVPI): Hierbei handelt es sich um einen Satz von Verbraucherpreisindizes für die Europäische Union, die nach einem harmonisierten Ansatz und einheitlichen Definitionen berechnet werden; hauptsächlich dienen sie zur Messung der Inflation.

Kaufkraftparitäten (KKP): Kaufkraftparitäten geben an, wie viele Währungseinheiten in unterschiedlichen Ländern erforderlich sind, um eine bestimmte Menge von Waren und Dienstleistungen zu erwerben. Werden in nationaler Währung ausgedrückte Ausgaben anhand von KKP in eine künstliche gemeinsame Währungseinheit, den Kaufkraftstandard (KKS) umgerechnet, werden dadurch die Auswirkungen der durch Wechselkursschwankungen verursachten Preisniveauunterschiede zwischen den Ländern ausgeschaltet.

Komplexleistung: Die Komplexleistung ist die Zusammenfassung von mehreren einzelnen Leistungen, die in einem sachlich-inhaltlichen Zusammenhang stehen, zu einem Leistungskomplex.

Komplexpauschalen: Komplexpauschalen vergüten Leistungspakete, die von mehreren Leistungserbringern gemeinsam erbracht werden.

Kopfpauschale: Fester Betrag pro festgelegter Zeit (monatlich, pro Quartal usw.), unabhängig davon, ob der Arzt aufgesucht wird und unabhängig von den Krankheitsarten sowie dem Arbeitsumfang zahnärztlicher Leistungen.

Kostenerstattungsprinzip: Der Versicherte bezahlt die Leistung dem Leistungserbringer direkt und reicht die Rechnung zur Erstattung bei der Versicherung ein. Es besteht kein direkter Vertrag zwischen Krankenversicherung und Leistungserbringer.

Nationaler Gesundheitsdienst: System der Gesundheitsversorgung mit allgemeinem Versorgungsanspruch für die gesamte Bevölkerung eines Landes, das auf einem überwiegend öffentlichen Leistungsangebot aufbaut und in der Regel über Steuereinnahmen des Staates finanziert wird.

Pauschale: Bei dieser Vergütungsform erhält der Leistungserbringer eine Pauschale je behandeltem Fall bzw. für die Behandlung in einem bestimmten Zeitraum.

Sachleistungsprinzip: Die Sachleistungen werden dem Leistungserbringer direkt von der Krankenversicherung bezahlt. Der Versicherte hat allenfalls eine Zuzahlung zu entrichten. Es bestehen direkte vertragliche Vereinbarungen zwischen der Krankenversicherung und dem Leistungserbringer.

Selbstbehalt: Der Selbstbehalt, die Selbstbeteiligung, ist der Anteil der Gesundheitsausgaben, der vom Versicherten selbst zu tragen ist, ehe die Erstattungspflicht des Versicherers eintritt.

Semashko-Modell: Länder Mittel- und Osteuropas haben ihre Wurzeln zumeist in einem staatlichen Gesundheitssystem des Semashko-Typs mit vollständiger staatlicher Lenkung, Finanzierung und Organisation (Nikolai A. Semashko war der erste Gesundheitsminister der Sowjetunion).

Sozialversicherung: Alle zentralen oder lokalen institutionellen Einheiten, deren Haupttätigkeit in der Gewährung von Sozialleistungen besteht und deren Haupteinnahmen Pflichtsozialbeiträge bilden.

Zahnarztdichte: Zahnärzte je 1.000 Einwohner; erfasst werden dabei alle in der Versorgung tätigen Zahnärzte, einschließlich Zahnärzte im Krankenhaus. Datengrundlage bilden hier die Register der jeweiligen Zahnärztekammern sowie nationale Statistiken der jeweiligen Statistischen Ämter.

Zahnarztkonsultationen: Durchschnittliche Anzahl der Kontakte von Zahnarzt und Patient aufgrund einer Beratung, Untersuchung oder Behandlung pro Jahr. Telefonische Kontakte sind nicht enthalten.

Zuzahlung: Die direkte finanzielle Beteiligung der Versicherten an den Kosten, die durch ihre persönliche Inanspruchnahme der Gesundheitsversorgung entstehen, wird als Zuzahlung bezeichnet. Es werden verschiedene Zuzahlungsformen unterschieden: Proportionale Zuzahlung, Abzugsfranchise, Integralfranchise, feste Gebühren, Leistungsbegrenzung.

8 Abbildungsverzeichnis

9   Tabellenverzeichnis

10 Literaturverzeichnis

Aizcorbe, A., Nestoriak, N.: Changing mix of medical care services: Stylized facts and implications for price indexes. J Health Econ, 2011, 30, (3), 568–574, ISSN: 0167-6296, [Veröffentlichungsdatum: 21.04.2011], DOI: 10.1016/j.jhealeco.2011. 04.002

Berndt, E. R., Cutler, D. M., Frank, R., Griliches, F., Newhouse, J. P., Triplett, J. E.: Price Indexes for Medical Care Goods and Services – An Overview of Measurements Issues. In: Cutler, D. M., Berndt, E. R. (Eds.): Medical Care Output and Productivity. University of Chicago Press, ISBN: 0-226-13226-9, Chicago, 2001, 141–200

Böcken, J., Braun, B., Meierjürgen, R. (Hrsg.): Gesundheitsmonitor 2014. Bürger-orientierung im Gesundheitswesen – Kooperationsprojekt der Bertelsmann Stiftung und der Barmer GEK. Verlag Bertelsmann Stiftung, ISBN: 978-3-86793-593-7, Gütersloh, 2014

Bradley, R., Cardenas, E., Ginsburg, D. H., Rozental, L., Velez, F.: Producing disease-based price indexes. Mon Labour Rev, 2010, 133, (2), 20-28, ISSN: 0098-1818, [Veröffentlichungsdatum: 02.2010]

Bundesamt für Statistik: Ärzte, Zahnärzte und Apotheken, Entwicklung des Be-standes. 1970–2013. [MS Office Excel-Dokument]. 30.09.2014 [Zugriffsdatum: 24.10.2014]. URL: <http://www.bfs.admin.ch/bfs/portal/de/index/themen/14/03/ 03/key/01.Document.21519.xls>

BZÄK [Bundeszahnärztekammer] (Hrsg.): Statistisches Jahrbuch 2011/2012. Ber-lin, 2012

BZÄK [Bundeszahnärztekammer] (Hrsg.): Statistisches Jahrbuch 2012/2013. Ber-lin, 2013

CBS [Centraal Bureau voor de Statistiek]: Health, lifestyle, health care use and sup-ply, causes of death; from 1900. [Datenbank], 19.12.2013 [Zugriffsdatum: 23.10.2014], URL: <http://statline.cbs.nl/Statweb/publication/?DM=SLEN&PA= 37852ENG&D1=105&D2=95-112&LA=EN&STB=T,G1&VW=T>

CNSD [Confédération Nationale des Syndicats Dentaires]: Nomenclature Générale des Actes Professionnels – Version Février 2013. [PDF-Dokument], 02.2013 [Zugriffsdatum: 23.10.2014], URL: <http://www.cnsd.fr/images/PDF/cnsd/tout-document/NGAP_MAJ_Fev_2013.pdf>

Collet, M., Sicart, D. – DREES [Direction de la recherché, des etudes, de l'evalua-tion et des statistiques]: Les chirurgiens-dentistes en France. Situation démogra-phique des comportements en 2006. Études et résultats, Septembre No. 594. [PDF-Dokument], 09.2007 [Zugriffsdatum: 23.10.2014], URL: <http://www.drees. sante.gouv.fr/IMG/pdf/er594.pdf>

Danmark Sygeforsikring: Coverage. [Online], 2014 [Zugriffsdatum: 23.10.2014], URL: <http://www.sygeforsikring.dk/Default.aspx?ID=439>

Eurostat (Hrsg.): NewCronos Datenbank. Kaufkraftparitäten (KKP) und vergleichende Preisniveauindizes für die Aggregate des ESVG95 [Online-Datenbank],
14.11.2014 [Zugriffsdatum: 25.11.2014], URL: http://appsso.eurostat.ec.europa.
eu/nui/show.do?dataset=prc_ppp_ind&lang=de, Pfad: prc_ppp_ind

Eurostat (Hrsg.): NewCronos Datenbank. BIP und Hauptkomponenten - Jeweilige
Preise [Online-Datenbank], 17.11.2014 [Zugriffsdatum: 25.11.2014], URL: http://
appsso.eurostat.ec.europa.eu/nui/show.do?dataset=nama_gdp_c&lang=de, Pfad:
nama_gdp_c

Eurostat (Hrsg.): NewCronos Datenbank. Praktizierende Zahnärzte. [Online-Daten-
bank], 09.10.2014 [Zugriffsdatum: 24.10.2014], URL: <http://epp.eurostat.ec.
europa.eu/tgm/table.do?tab=table&init=1&plugin=1&language=de&pcode=tps000
45>

Eurostat (Hrsg.): NewCronos Datenbank. Harmonisierte Verbraucherpreisindizes.
Jährliche Daten (Durchschnittsindex und Veränderungsrate). [Online-Datenbank],
15.05.2014 [Zugriffsdatum: 24.10.2014], URL: <http://epp.eurostat.ec.europa.eu/
portal/page/portal/hicp/data/database> Pfad: prc_hicp_aind

Gaal, P., Szigeti, S., Csere, M., Gaskins, M., Panteli, D.: Hungary health system review. Health Syst Transit, 2011, 13, (5), 1–266, ISSN: 1817-6119

Galli, A. M.: Krankenkassenleistungen für Zahn- und Kieferfehlstellungen. Schweiz
Monatsschr Zahnmed, 2010, 120, (2), 117–130, ISSN: 0256-2855

GDC [General Dental Council]: Annual report and accounts 2012. [PDF-Dokument],
11.07.2013 [Zugriffsdatum: 24.10.2014], URL: <http://www.gdc-uk.org/newsand
publications/publications/publications/gdc%20annual%20report%20and%20
accounts%202012.pdf>

Hawe, E., Cockroft, L.: OHE Guide to UK Health and Health Care Statistics. 2nd
ed., Office of Health Economics, London, 2013

IDZ [Institut der Deutschen Zahnärzte] (Hrsg.): Dritte Deutsche Mundgesundheitsstudie (DMS III). Ergebnisse, Trends und Problemanalysen auf der Grundlage be-
völkerungsrepräsentativer Stichproben in Deutschland 1997. Materialienreihe Bd.
21, Deutscher Ärzte-Verlag, ISBN: 3-7691-7848-3, Köln, 1999

IDZ [Institut der Deutschen Zahnärzte] (Hrsg.): Vierte Deutsche Mundgesundheitsstudie (DMS IV). Neue Ergebnisse zu oralen Erkrankungsprävalenzen, Risikogrup-
pen und zum zahnärztlichen Versorgungsgrad in Deutschland 2005. Materialienreihe
Bd. 31, Deutscher Zahnärzte Verlag DÄV, ISBN: 978-3-934280-94-3, Köln, 2006

IRDES [Institut de recherché et documentation en économie de la santé] (Hrsg.):
Enquête sur la santé et la protection sociale 2010. [PDF-Dokument], 07.2012 [Zu-
griffsdatum: 24.10.2014], URL: <http://www.irdes.fr/Publications/Rapports2012/
rap1886.pdf>

IRDES [Institut de recherché et documentation en économie de la santé] (Hrsg.):
Les professions de santé. [PDF-Dokument], 01.01.2013 [Zugriffsdatum 24.10.2014],
URL: <http://www.drees.sante.gouv.fr/IMG/pdf/seriestat183.pdf>

Kaufhold, R., Schneider, M.: Preisvergleich zahnärztlicher Leistungen im europäischen Kontext (EURO-Z). Aktuelle Vergütungssituation zahnärztlicher Leistungen
im europäischen Vergleich. IDZ-Information, 2000, (1), ISSN: 0931-9816

Kivovics, P.: Oral Health in Hungary 2012. Update to CECDO Database of key facts
and survey of utilisation of oral health care services. [PDF-Dokument], 25.08.2013
[Zugriffsdatum: 24.10.2014], URL: <http://semmelweis.hu/fszoi/files/2013/08/Dr.-
Kivovics-P.-Oral-Health-in-Hungary.pdf>

Klar, A.: Gesundheitstourismus in Europa. Eine empirische Transaktionskosten-Analyse. Andrássy Studien zur Europaforschung Bd. 6, Bos, E., Eckardt, M., Hansen, H., Kastner, G., Masát, A., Wegner, D. R. (Hrsg.), Nomos, ISBN: 978-3-8487-0314-2, Baden-Baden, 2013

Klingenberger, D.: Zuzahlungen zu zahnärztlichen Leistungen – ein internationaler Vergleich. Zwischen Bismarck, Beveridge und Semashko. Zahnärztliche Mitteilungen (zm), 2004, 94, (18), 2350–2358, ISSN: 0341-8995 [Veröffentlichungsdatum: 16.09.2004]

Klingenberger, D., Kiencke, P., Köberlein, J., Liedmann, I., Rychlik, R.: Dentaltourismus und Auslandszahnersatz. Empirische Zahlungsbereitschaftsanalysen auf der Grundlage repräsentativer Stichproben im Jahre 2008. Materialienreihe Bd. 32, Institut der Deutschen Zahnärzte (Hrsg.), Deutscher Zahnärzte Verlag DÄV, ISBN: 978-3-7691-3426-1, Köln, 2009

Klingenberger, D., Köhler, B.: Investitionen bei der zahnärztlichen Existenzgründung 2013 (InvestMonitor Zahnarztpraxis). IDZ-Information, 2014, (2), ISSN: 0931-9816

Kovács, E., Szócska, G., Török, B., Ragány, K.: Why is Hungary the main destination country in dental tourism? Why do patients choose Hungary for dental care? Hungarian Case Study on dental care and patient flow. [PDF-Dokument], 2013, [Zugriffsdatum: 24.10.2014], URL: <http://semmelweis.hu/emk/files/2013/02/Final_case_study_web.pdf>

Kravitz, A. S., Bullock, A., Cowpe, J., Barnes, E.: Manual of Dental Practice 2014 (Edition 5). [PDF-Dokument], Council of European Dentists (Hrsg.), 02.2014 [Zugriffsdatum: 24.10.2014], URL: <http://www.eudental.eu/library/eu-manual.html> Pfad: Download the EU Manual, here

KZBV [Kassenzahnärztliche Bundesvereinigung] (Hrsg.): Jahrbuch 2013. Statistische Basisdaten zur vertragszahnärztlichen Versorgung. ISBN: 978-3-944629-01-8, Köln, 2014

Liebold, R., Raff, H., Wissing, K.: Einheitlicher Bewertungsmaßstab für zahnärztliche Leistungen (BEMA-Z) – Der Kommentar. 80. Ergänzungslieferung. asgard Verlag, Sankt Augustin, 2005

Ministry of Health and Prevention (Hrsg.): Health Care in Denmark. ISBN: 978-87-7601-237-3, Copenhagen, 2008

MISSOC [Mutual Information System on Social Protection] (Hrsg.): Vergleichende Tabellen. [Online-Datenbank], 01.01.2013 [Zugriffsdatum: 24.10.2014], URL: <http://www.missoc.org/MISSOC/INFORMATIONBASE/COMPARATIVETABLES/MISSOCDATABASE/comparativeTableSearch_de.jsp> Pfad: Andere Aktualisierungen: 01.01.2013, Auswahl: Frankreich, I. Finanzierung, Beiträge der Versicherten und Arbeitgeber

NZa [Nederlandse Zorgautoriteit] (Hrsg.): Marktscan Mondzorg-december, Weergave van de markt tot en met september 2012, Utrecht, December 2012

OECD [Organisation for Economic Co-Operation and Development]: A System of Health Accounts. Version 1.0. Paris, 2000

OECD [Organisation for Economic Co-Operation and Development]: OECD Data. [Online-Datenbank], 2014 [Zugriffsdatum: 24.10.2014],
– Zahnarztkonsultationen pro Kopf: URL: <http://stats.oecd.org/viewhtml.aspx?datasetcode=HEALTH_PROC&lang=en>
– Zahnärztliche Ausgaben: URL: <http://stats.oecd.org/Index.aspx?DataSetCode=SHA#> Pfad: Entire Dataset, Customise, Selection, Function, Unlock all, Outpatient Dental Care, View Data, Country: auswählen, Year: 2005 und 2011, Unit: % gross domestic product und Million US$, purchasing power parity

Olejaz, M., Nielsen, A. J., Rudkjøbing, A., Birk, H. O., Krasnik, A., Hernández-Quevedo, C.: Health Systems in Transition. Denmark: Health System Review. European Observatory on Health Systems and Policies 2012, 14, (2), 1–192, ISSN: 1817-6127

PKV [Verband der Privaten Krankenversicherung] (Hrsg.): Zahlenbericht der Privaten Krankenversicherung 2012. Köln, 2013, ISSN: 0503-8839

Review Body on Doctors' and Dentists' Remuneration (Eds.): Forty-Second Report 2014. Chair: Professor Paul Curran, Office of Manpower Economics. ISBN: 978-1-474-10076-2, London, 2014

Schulze Ehring, F., Köster, A.-D.: Gesundheitssysteme im Vergleich: Die Gesundheitsreformen in den Niederlanden und in der Schweiz als Vorbild für Deutschland? PKV-Dokumentation Nr. 29, Köln, 2010, ISSN: 0340-1367

Simer, A., Germany Trade & Invest-Gesellschaft für Außenwirtschaft und Standortmarketing mbH (Hrsg.): In der Schweiz sind Zahnkorrekturen und -ersatz teuer. [Online], 04.06.2012 [Zugriffsdatum: 24.10.2014], URL: <http://www.gtai.de/GTAI/Navigation/DE/Trade/maerkte,did=585938.html>

Stadt Zürich Schul- und Sportdepartement: Über den Schulzahnärztlichen Dienst. [Online], 2014 [Zugriffsdatum: 24.10.2014], URL: <http://www.stadt-zuerich.ch/content/ssd/de/index/gesundheit_und_praevention/schulzahnarzt/wer_sind_wir.html>

Statistisches Bundesamt: Gesundheit. Personal. 2011. Fachserie 12, Reihe 7.3.1, Wiesbaden, 2013

Tan, S. S., Redekop, W. K., Rutten, F. F.: Costs and prices of single dental fillings in Europe: a micro-costing study. Health Econ, 2008, 17, Suppl 1, S83–S93, ISSN: 1057-9230, DOI: 10.1002/hec.1326

WHO [World Health Organization]: CAPP [Country/Area Profile Project]. Oral Health Database. [Online-Datenbank], 2014 [Zugriffsdatum: 20.08.2014],
– Dänemark: URL: <http://www.mah.se/CAPP/Country-Oral-Health-Profiles/EURO/Denmark/Oral-Diseases/Dental-Caries/>, <http://www.mah.se/CAPP/Country-Oral-Health-Profiles/EURO/Denmark/Oral-Diseases/Tooth-Mortality/>
– Deutschland: URL: <http://www.mah.se/CAPP/Country-Oral-Health-Profiles/EURO/Germany/Oral-Diseases/Dental-Caries/>, <http://www.mah.se/CAPP/Country-Oral-Health-Profiles/EURO/Germany/Oral-Diseases/Tooth-Mortality/>
– Frankreich: URL: <http://www.mah.se/CAPP/Country-Oral-Health-Profiles/EURO/France/Oral-Diseases/Dental-Caries/>, <http://www.mah.se/CAPP/Country-Oral-Health-Profiles/EURO/France/Oral-Diseases/Tooth-Mortality/>
– Großbritannien: URL: <http://www.mah.se/CAPP/Country-Oral-Health-Profiles/EURO/United-Kingdom-UK/Oral-Diseases/Dental-Caries/>, <http://www.mah.se/CAPP/Country-Oral-Health-Profiles/EURO/United-Kingdom-UK/Oral-Diseases/Tooth-Mortality/>
– Niederlande: URL: <http://www.mah.se/CAPP/Country-Oral-Health-Profiles/EURO/Netherlands/Oral-Diseases/Dental-Caries/>, <http://www.mah.se/CAPP/Country-Oral-Health-Profiles/EURO/Netherlands/Oral-Diseases/Tooth-Mortality/>
– Schweiz: URL: <http://www.mah.se/CAPP/Country-Oral-Health-Profiles/EURO/Switzerland/Oral-Diseases/Dental-Caries/>, <http://www.mah.se/CAPP/Country-Oral-Health-Profiles/EURO/Switzerland/Oral-Diseases/Tooth-Mortality/>
– Ungarn: URL: <http://www.mah.se/CAPP/Country-Oral-Health-Profiles/EURO/Hungary/Oral-Diseases/Dental-Caries/>, <http://www.mah.se/CAPP/Country-Oral-Health-Profiles/EURO/Hungary/Oral-Diseases/Tooth-Mortality/>

Zentralstelle für Medizinaltarife UVG (Hrsg.): Zahnarzt-Tarif, Verträge und Tarif über die Honorierung zahnärztlicher Leistungen. Stand: Januar 2008. Luzern, 2008

Comparison of Dental fees in Europe (EURO-Z-II)

Table of contents

Preface

Health services research is the new star in the firmament of health care research. Truly interdisciplinary in nature, its aim is to reconcile the different aspects of quality, patient-centered care and efficiency in (dental) health care provision, and to improve these through research. When the entire approach to research is changed in such a way as to address aspects of patient and health care systems at a higher level – i. e. the macro level – this allows a clear view of the entire spectrum of health systems research. In spite of numerous research efforts in this field, however, detailed information on dental health care systems remains scarce.

In addition to comparing different health care systems, this IDZ monograph's main focus is on providing a health economics analysis of selected dental treatment scenarios in a European context. It is in this highly specialized field of research that *Dr. David Klingenberger* of the Institute of German Dentists (IDZ) has been making a name for himself over the past few years. This monograph also provides a comparison of dental pricing in Europe, another area of research that the IDZ has become well known for: first instigated in 1999, the IDZ's EURO-Z project into dental pricing in Europe is currently undergoing a review. The decision to revisit dental pricing one-and-a-half decades after the project's inception was taken as a result of a number of countries undergoing currency switches in line with developments within the European Economic and Monetary Union – which in some cases were accompanied by fundamental reforms in the structure of dental fees. For this ambitious project, the author was once again able to secure the collaboration of BASYS, renowned consultants for applied systems research, who were responsible for the management of most of the operational aspects of the project, and who were instrumental in drafting the final manuscript. Thanks are therefore due to our project partners BASYS for their professionalism and comprehensive contribution to what was a truly collaborative research effort!

This book offers exciting insights into the health care systems that provide dental health services in Europe. Given the fact that this book provides a comparative analysis of only seven countries, it certainly does not claim to be exhaustive. Naturally, countries were not selected at random but instead were selected to represent the full spectrum of national health care systems and the concepts behind them – all of which are of course a direct result of historical and cultural differences: the traditional social security-based systems of Western Europe, whose origin can be traced back to Bismarck; the Beveridge model that is based on taxation and is found in Northern and Southern Europe; and the relatively recent social security systems of Central and Eastern Europe that, until 1989, were primarily based on the Semashko-style public health care system.

This is why we are pleased to be able to present this report in a bilingual format that is in keeping with the European spirit – with both German and English versions available.

We would like to thank *Thomas Lohmann* of Dampsoft Software Vertrieb GmbH for producing the dental illustrations included in this book, and for converting the relevant indications for treatment into appropriate dental charts.

We are also grateful to *Dr. Wolfgang Micheelis* and *Dr. Nele Kettler* of the IDZ for their constant and invaluable input into this project. Thanks also goes to *Inge Bayer* whose careful and meticulous editing of this book contributed greatly to its overall clarity and accuracy. Once again, my sincere thanks to you all for your cooperation and support, and for your help in producing a book of outstanding quality.

Cologne, October 2014   A. Rainer Jordan

1 Background and objective

Despite the introduction of a common market in Europe, dental care in individual European countries continues to be organised in very different ways. This not only relates to the structure of dental practices, but also the prices for dental services and services provided. The cause of this is predominantly national ideas about the design of dental care but also cultural particularities and economic framework conditions.

Despite a large amount of comparative health system research, detailed information on the field of dentistry continues to be an exception. The Institute of German Dentists (Institut der Deutschen Zahnärzte, IDZ) has been working with the Applied Systems Research Consulting Corporation Ltd. (Beratungsgesellschaft für angewandte Systemforschung mbH, BASYS) to address this issue since 1999 and carried out an investigation into important features of dental care (Kaufhold and Schneider, 2000).

At that time, the research project "EURO-Z" was concerned with providing a systematic insight into the situation in terms of dental remuneration in 1999 in seven European countries (including Germany). This health economics study was carried out in close collaboration with the professional dental associations in the selected countries. The organisations each named an expert who was available for written and oral questioning. The advantage of this two-stage research process was that the desired information was able to be recorded and validated at a justifiable organisational and financial cost. Although EURO-Z was primarily dedicated to looking at the monetary aspects of dental care, the significance of contextual information was also seen. On the basis of this contextual information, it was possible to identify approaches to explain possible price differences, but it did not allow for any clinical or medical comparison of the quality of dental services. The price comparison showed that in terms of the dental treatment taken into account, prices in Germany were around the average for Europe.

In the interim period, there has not only been a change in currency as part of the Economic and Monetary Union, but there have also been fundamental fee reforms, for example in Great Britain. Against this background, the IDZ is now looking at the subject of comparing the remuneration of dental services again in order on the one hand to gain a current, systematic overview of the situation in terms of dental remuneration in selected European countries and on the other to analyse the development of the situation in terms of remuneration building on the results of the 1999 study. This is also against the background of existing price differences between inland and foreign country dental services contributing to the development of what is known as dental tourism, as dentures constitute a small but dynamically growing market segment.

The aim of the investigation is therefore to determine the current prices for selected dental services in seven countries and to compare these with one another. The results of the recording of prices are also to be compared with the results of the "comparison of dental fees in Europe (EURO-Z)" study from 1999. In order to do this, the following work is necessary:

1. Selecting and determining the dental services for the price comparison,
2. Selecting and determining the countries included,
3. Carrying out the design of the questionnaires and creating and updating the questionnaire documents,
4. Recording the price and context information,
5. Assessing the information and data recorded,
6. Presenting and discussing the price differences and the development in prices.

The following chapter will first set out the methodical approach. There will then be a description of dental care in the seven countries which are part of the investigation. The description of the healthcare systems, in particular the dental healthcare structure in the individual countries, should put the prices for dental services identified into a broader context to enable these to be explained.

In a further chapter, following the approach used in the previous investigation the differences in price will be described and discussed. It is not only the differences between the individual countries which are to be examined; the similarities will also be recorded. The differences in terms of the fee systems, excesses and the health systems will also be discussed in this context. The consideration of the prices will be supplemented by an analysis of the development in prices since they were last recorded.

2 Methodical basis and approach

A research design with several work steps which are built up on one another is needed in order to achieve the objectives of the project. The following figure shows an overview of the progression of the investigation and the parties involved. The method and the approach used in the investigation will then be explained in greater detail.

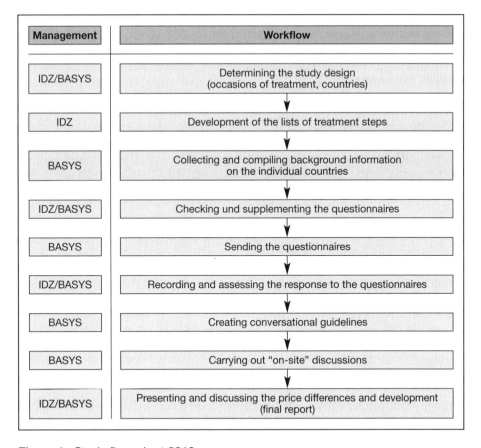

Figure 1: Study flow-chart 2013

2.1   Price of dental services

The total of the dental fees and material and laboratory costs for a clearly defined treatment is recorded as the price for the dental services. Alternatively,
it would have been conceivable to determine prices for individual service
items. However, there are problems making the comparison between the
countries if this method is used. It would also generally be possible to esti-
mate the prices of dental services for a comparison using national service
frequencies; but it is likely that differently defined services would be compared if this were done. The approach chosen here is based on treatments
with a fixed definition and therefore corresponds to a disease-based meas-
urement of price as is increasingly required in literature on health economics
(Berndt et al., 2001; Aizcorbe and Nestoriak, 2011; Bradley et al., 2010).

The price of the complex of dental services was requested in the currency
in which the remuneration is carried out. In this context, data was also
recorded on whether the prices, such as in the case of the dental fee
schedule in Germany (Gebührenordnung für Zahnärzte [GOZ]), could vary
as a result of the use of a fee framework for treatment. Respondents were
also asked who generally bears these costs. A distinction was made between whether this is a reimbursement price (statutory health insurance or
(private) additional health insurance) or whether the patient has to pay the
amount themselves.

The reference point for the current price comparison in 2013 is a person
with statutory health insurance in Germany. As in the previous study, for
dental services which are not completely covered by statutory health insurance (in the framework of the assessment criteria for dental services (Bewertungsmaßstab zahnärztlicher Leistungen [BEMA-Z])), the dental fee
schedule is used (e. g. in implant treatment). In order to classify the respective prices, the particularities of the countries in terms of the use and remuneration are taken into account. For example, in addition to exclusions
from invoicing this also includes age limitations or maximum amounts.

When comparing the prices of dental services in 1999, the national prices
recorded were converted to Deutsche Mark using purchasing power parity
(PPP) and income ratios (IRs). Purchasing power parity is determined from
the ratio between the amounts expressed in the currency of the countries
which are required to purchase a basket of goods which are comparable
and representative in the various different countries. The income ratio when
making the comparison with the year 1999 (Kaufhold and Schneider, 2000)
was based on the average hourly wages in the manufacturing industry.

The method was adapted in the price comparison in 2013. A broader basis
(namely the gross domestic product [GDP]) was used to determine the income ratio. The data from 1999 were also determined in accordance with
the gross domestic product in line with this new method (Tab. 1).

In order to ensure greater clarity, the price differences for dental services will be shown as an index rather than in absolute amounts. To assess the development of the prices among other things, the consumer price index in the individual countries will be used.

Table 1: Conversion factors in 1999 and 2013 for purchasing power parity and income ratios				
	1999 study		2013 study	
	Purchasing power parity	Income ratios	Purchasing power parity	Income ratios
	Exchange rate to EUR		Exchange rate to EUR	
Denmark	9.79	228.02	10.19	329.38
Germany	1.00	24.36	1.00	32.29
France	1.11	22.65	1.13	31.22
Great Britain	0.76	15.84	0.89	24.54
The Netherlands	1.05	24.42	1.09	36.37
Switzerland	2.17	57.52	1.93	76.05
Hungary	116.87	1,117.80	178.15	2,658.08

Statements on the quality of the selected services leading to a more de-tailed classification of the level of the fees (and how these are measured in the canon of the range of services) would go beyond the scope of this study and were not recorded in 1999 either. However, service-specific quality assurance measures were included by means of the specification of the individual treatment steps in the survey.

2.2   Selecting and determining the dental services

A price comparison based solely on the assessment of fee schedules or price lists is only meaningful to a certain extent. Prices can be taken from fee schedules or price lists, but if you do that you do not obtain any infor-mation on whether these services have, for example, the same content as in Germany or are used in the framework of the same dental treatment. The price comparison from 1999 showed that this primarily relates to the differ-ences in material costs, and information on this is rarely freely accessible.

The starting point for the price comparison is therefore the reference sys-tem for the dental treatment as a sum of typical treatment steps from the field of operative and surgical treatments, dentures and periodontal treat-ment. The basis for the investigation is therefore the determination of the treatment steps for the selected treatments in relation to the individual fee positions allocated to them taking into account dental expertise.

For practical reasons, it is not possible to compare the prices of all dental treatments, but rather this is limited, as in the 1999 study, to typical treatments from the individual fields of dental care. The treatments included in the study and the definition of the associated central focuses of treatment were determined by the Institute of German Dentists (IDZ) in coordination with dental experts.

The selection criteria for the dental treatment positions were essentially the frequency of the services (shown by the frequency statistics from the National Association of Statutory Health Insurance Dentists (Kassenzahnärztliche Bundesvereinigung [KZBV])) and the number of invoiced services within the individual field in Germany (the significance of the individual services in terms of sales within the overall provision of services is not taken into account). In addition to this, the selection was determined by the intention to use the selected services to create a type of "life cycle" representing a range of services in order to cover a broad spectrum of treatments from basic dental care to high level care. The selection of the individual dental treatments shaped by the services provided in Germany definitely does not always reflect the care situation in the six countries used for comparison. However, the discussion and subsequent assessment of the price differences is carried out from a German perspective, so this approach is deemed to be sensible.

Table 2: Dental services included in the 1999 and 2013 price comparisons	
1999	2013
1. Extensive examination and diagnosis of a new patient	Extensive examination and diagnosis of a new patient
2. Individual preventive care of children	Individual preventive care of children
3. Two-surface direct filling for tooth 45 (class II cavity [mo]), filling material: composite	Two-surface direct filling for tooth 45 (class II cavity [mo]), filling material: composite
4. Three-surface indirect inlay filling for tooth 36 (class II cavity [mod]), filling material: gold	Subgingival scaling of teeth 16, 15, 24, 37, 33, 32, 31, 41 (deep procedure)
5. Root canal treatment on tooth 46 (vital tooth)	Root canal treatment on tooth 46 (vital tooth)
6. Extraction of tooth 31	Extraction of tooth 31
7. Bonded crown on tooth 21, frame material: gold, veneer material: ceramic	Bonded crown on tooth 21, frame material: gold, veneer material: ceramic
8. Cast bridge from tooth 45 to tooth 47 (replacement of tooth 46), bridge material: gold	Insertion of an implant into region 11 (enossal post-shaped screw-type implant, material: titanium, late implant, heals in two phases)
9. Fully veneered bridge from tooth 45 to tooth 47 (replacement of tooth 46), frame material: gold, veneer material: ceramic	Fully veneered bridge from tooth 45 to tooth 47 (replacement of tooth 46), frame material: gold, veneer material: ceramic
10. Model cast denture (replacement of teeth 36, 32, 31, 41, 42, 44, 45, 46)	Model cast denture (replacement of teeth 36, 32, 31, 41, 42, 44, 45, 46)
11. Complete dentures in the upper and lower jaw	Complete dentures in the upper and lower jaw

Essentially the same services as for the 1999 price comparison were investigated (Tab. 2). However, two treatments were replaced by others. The aim of this was to take into account advances in dental care, the range of treatment options which has expanded in the interim period and a change in patient preferences.

2.3 Reference system (treatment steps)

A comparison is only sensible if the goods and services to be compared have largely similar or the same features. In terms of a price comparison for dental services, there is an issue that there is no internationally standardised procedure for dental treatments. There are also generally a large number of alternative treatments from which the dentist and the patient can choose. In order to reduce a lack of clarity in a price comparison as a result of this, the selected dental treatments are specified by setting out the teeth to be treated and the materials to be used, and in the questionnaires the individual treatment steps are listed as the focuses of the dental care. The treatments can also be classified by their frequency of use. However, domestic and international frequency statistics on the provision of services generally form fee positions and not the different dental treatments, so it is not possible to achieve a clear classification in this way.

The definition of the services and the associated treatment steps were compiled by the IDZ with the support of dental experts. At the same time, the prices for the defined dental treatments in Germany were determined, and these were used as comparative figures.

The following factors must be taken into account when interpreting the differences between the countries in the price level of the individual treatments and also in the comparison with 1999:

- Different distinction and flat-rate calculation of the services in the fee schedules and price lists which lead to deviations in terms of the classification to a treatment focus;
- Differences in the interpretation of the components of the complex of services by the organisations involved;
- Different material, laboratory and practice costs and times for process cycles.

An attempt was made to eliminate these factors by the study design, but inaccuracies as a result of confounders in this area are still conceivable.

2.4   Countries included

The countries included in the investigation were essentially determined by health policy considerations. As with the previous study, the following six countries were included in addition to Germany:

- Denmark,
- France,
- Great Britain,
- The Netherlands,
- Switzerland, and
- Hungary.

The selection therefore takes into account six states of the European Union and with Switzerland one country in the European Free Trade Association. On the basis of the EU Treaty and corresponding association agreements, there is free movement of goods and services between these countries.

Denmark and Great Britain are two countries included which have a public healthcare system.

France, which, like Germany, has a social insurance system, was included in the investigation due to its physical proximity and its weight as a political and economic partner of Germany.

Including the Netherlands as a further country for comparison was advantageous due to the restructuring of the healthcare system and the division of the dental healthcare system into basic and complementary care.

Switzerland was included as an example of predominantly private dental care.

The inclusion of Hungary takes into account a land whose healthcare system was organised by the state until the political changes in 1990. It recorded structural changes which led to a social insurance system. These structural reforms had wide-reaching consequences, particularly in terms of the newly introduced national health insurance and the scope of services insured. A further particularity of Hungary is that it is currently very significant in terms of dental tourism (Klar, 2013).

2.5   Data collection

The data collection for the price comparison was carried out in several stages primarily using a written questionnaire and a subsequent in-depth personal interview. The aim of the data collection was to record the material and laboratory costs and the regulations in terms of excess payments for the selected dental treatments in addition to the dental fees. The focus of this is the comparability of individual services in relation to the individual fee positions allocated to them and not a general comparison of the fees for dental services with the fee schedules on which they are based.

In a first step, the IDZ presented the objective and the approach of the investigation in a letter to the most important dental associations in the countries included in the investigation. This letter also expressed a request for the associations to name a contact person who would be the contact responsible for the project. This was able to be achieved in the majority of the countries. The dental associations in Switzerland and France did not complete the questionnaire, so in these cases dental experts had to be found without the involvement of the professional associations.

Written questionnaire

In a second step, a country-specific questionnaire was created by BASYS in collaboration with the IDZ, which was used as the basis for the data collection. In doing this, the data gathering instruments from the last investigation were used.

When the data was collected in 1999, the questionnaire was developed gradually. In order to ensure optimal acceptance of the questionnaire, it was subjected to a "pre-test" by practitioners in Germany before being completed. The aim was for the scope, structure, and design of the questionnaire to be orientated towards the practice and for it to be comprehensible for practitioners. The knowledge and experience gained from the pre-test were used to help shape the final questionnaire.

In order to facilitate the filling in and comparability, the individual treatments were subdivided into individual treatment steps in the current questionnaire. The questionnaire was also supplemented by the newly included treatments.

The German version of the questionnaire was then translated into English and French. The questionnaire was given in English in the investigation countries Great Britain, the Netherlands, and Hungary; in Germany, Switzerland, and Denmark it was in German and in France it was in French.

On-site discussions

In a further step of the investigation, contact was made with the relevant partners and an on-site meeting requested. The on-site discussion was to be viewed as the most significant source of information for the price comparison. Obstacles to communication are more easily overcome in direct contact with the expert than in a telephone or written questionnaire. The information gained in this way therefore has another quality. The personal interview gets closer to the real facts than other collection techniques.

The aim of the on-site discussions was to validate and substantiate the responses from the questionnaires in order to base the assessment from an approximate comparability of the treatment steps in the individual countries. In the on-site discussions, too, the focus of the interest was on gaining information and explanations from a dental, administrative, and accounts-based perspective in order to enable an extensive interpretation of the individual treatment steps and the fees and prices set out for these. If individual treatment steps or entire services were not offered or carried out in the countries, alternative treatments were included and discussed.

The assessment of the written questionnaires was used as the information on which the on-site discussions were based. Building on the knowledge from the responses to the questionnaire, country-specific discussion guidelines were developed for the interviewer. The discussion guidelines were designed to cover the aspects and topics to be discussed in more depth but also to leave room for interesting aspects and information beyond this. On the one hand this means that each topic could be addressed, but on the other meant that the questionnaire could be designed in an open manner.

During the on-site discussions, among other things the assessment of the questionnaire for Germany (translated into English where applicable) was used and included in the discussion in order to document transparency. In addition to this, what are known as "optional services" were also included in the survey. Questions were also asked on any existing country-specific invoice provisions relating to the individual treatment positions.

The on-site discussions were also used to collect the required context information and/or to check this if necessary. These measures were necessary to avoid variance of the results as can be possible particularly in the case of market prices for dental services. Furthermore, in the on-site discussions questions were also asked about the most important additional information such as the ability for individual services to be delegated for dental support staff, the significance or importance of certain services and the existence of official statistical data and figures on dental care.

The results of the written and oral survey were supplemented by generally accessible sources of data where necessary. If the open questions were not able to be clarified in the manner sketched out above, the experts were contacted again by telephone or in writing. Due to the complexity of the issue, it was necessary to further clarify individual points on a case by case basis after the assessment of the discussion.

2.6　Comparison of the prices and price development

The prices for dental treatment determined via the written questionnaire and the on-site discussions were subject to the following definition:

$$P = G + ML$$
(P = price, G = dental fee, ML = material and laboratory costs)

In order to ensure greater clarity, the results of the price comparison for the individual dental services are not shown in absolute amounts but rather in comparison to Germany as an index. The prices determined in the individual countries are given as a ratio to the German price (Germany = 100).

For patients (or payers), it is key what the price of dental services is in relation to other cost of living products and how high the proportion of income that has to be spent on this is. This is why when determining the price differences income ratios are used in addition to purchasing power parity for the conversion. The purchasing power parities are taken from the regular publications by the statistical office of the European Union (Eurostat, 2014). The gross domestic product per head (in the local currency) was used to convert the prices based on income ratios. The source for this is the Eurostat New Cronos database which is based on national information (Eurostat, 2014).

In order to control and ensure plausibility of the prices recorded, they were converted from the respective currency at the exchange rate. In comparison to 1999, the current collection in this context has the advantage that due to the introduction of the euro as a result of the European Economic and Monetary Union in the interim period the currency in some countries is the same.

There was a further analysis of the price development. The price differences in the respective countries between 1999 and the records from 2013 were taken into consideration for this. However, it is not possible to carry out longitudinal observations for two treatments as these were new additions to the current survey. Switzerland was also excluded partially from this analysis. The reason for this is essentially that in 1999 it was not possible to collect any data on material and laboratory costs in Switzerland.

A longitudinal price comparison for the goods and services can be carried out on the basis of different prices. There is also a consideration of the values converted on the basis of purchasing power parity.

The presentation of the price development is not carried out on the basis of an index, but by means of the nominal values of the price of the individual dental treatment, which has been converted into purchasing power parity. In this respect, the price development of the specific dental treat-

ments between 1999 and 2013 is not derivable by comparing the calculated price index of 1999 and 2013.

Among other things, the consumer price index in the individual countries
was used to assess the development of the prices. From each statistical
office, prices for dental services were also recorded and showed an individual price index for dental services. The price difference of the two years
in which the investigation was carried out, 1999 and 2013, was compared
with the price difference recorded by the respective statistical office.

3 Dental care system in the countries investigated

In all of the countries investigated, dental care is part of medical care which is subject to specific national regulations. The normative concepts which form the basis of these regulations are expressed in the design of the catalogue of services, the financing of the systems, and the ratio between private and public service organisations. In all of the countries investigated this also has an impact on the pricing. The pricing should enable dentists to provide services for an appropriate income, a financing of these services by the public budgets or by health insurance, high quality care for patients and finally a socially acceptable excess to be paid by patients.

The following chapter sets out the main features of dental care and the way in which it is embedded in the health systems of the seven countries. The description is divided into five sections in each case. Firstly the organisation of the healthcare, the institutional structure and the insurance cover are set out. Then there is a description of the catalogue of services within the scope of public care. There is then a section which looks at the fees for dental services. The fourth section addresses dental practices and presents key figures on dental care and oral epidemiological development. The final section itemises some of the country-specific terms.

3.1 Denmark

3.1.1 Dental care system

Organisation and insurance cover

In Denmark, the state health service has been responsible for the medical care of the population since 1973. Also the decentralised organisational structure is characteristic of the Danish health care system. The government and parliament set the legal and political framework. The central government, the local administrations, and the municipalities are responsible for financing and provision of medical services. The local administrations and the two city administrations of Copenhagen and Frederiksberg form the regional administration level. The municipalities supplement the medical care of the local administrations. The provision of dental care for children and adolescents has been part of their area of responsibility since

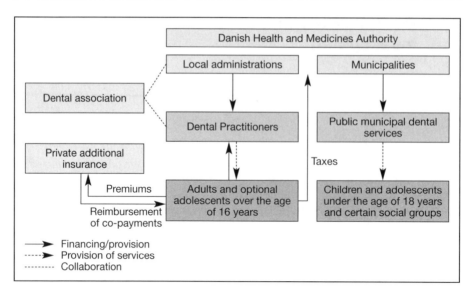

Figure 2: Organisation and structure of dental care in Denmark

1986. In 1994 it was expanded to include people with limited mobility and physical or mental disabilities.

With the reform in communal self-administration on 1 January 2007, the previous system of 15 local administrations (including the metropolitan regions) and the 275 municipalities was replaced by 5 local administrations, which primarily focus on the healthcare sector, and 98 municipalities which are responsible for a wide range of social services (Ministry of Health and Prevention, 2008).

In Denmark, more than 80% of the population have private additional insurance. Of these, approximately half are insured by the largest private health insurance provider, "Sygeforsikring Danmark". The cost coverage depends on the individual treatment, the scope of the patient's insurance, the age of the patient, and the duration of time for which they have held the insurance. However, the reimbursement of the costs is only above 50% for a very small number of treatments. Only in very rare cases 100% of the costs are reimbursed in the age group from 16 to 25 years.

The insured person can choose between three varying groups of different insurance cover for dental care (Danmark Sygeforsikring, 2014).

Associations and organisations

In Denmark, the Danish Health and Medicines Authority (Sundhedssty-relsen) manages the central register of approved dentists and grants dentists a permit to set up a practice.

The Danish Dental Association (Tandlægeforeningen [TF]) is the representative body for the profession of dentistry. It concludes contracts with the regions relating to the dental care of adults and the remuneration of services within the scope of the statutory fee schedule. In the Danish Dental Association, a complaints office is established in collaboration with the association from the respective administrative district which patients can contact directly with their concerns. However, there is no compensation.

In Denmark, the association of the regions is responsible for quality assurance and the monitoring of standards in dental treatment by means of statistical reviews of treatment figures and official procedural rules when handling patient complaints. If a deviation of more than 40% from the regional average is identified in the treatment profiles in the course of checks on profitability, this must be justified specifically (Kravitz et al., 2014).

3.1.2 Scope of dental care

In Denmark, a distinction is made between the scope of dental care for children and adolescents on the one hand and adults on the other. In Denmark, as in Germany, patients have the right to choose their dentist.

Dental care of children and adolescents

The public dental services of the 98 municipalities in Denmark ensure dental care for people up to the age of 18. Within this public care, all dental treatments including preventive and orthodontic treatment are free of charge (Olejaz et al., 2012). Adolescents aged 16 can choose whether they want to continue to make use of service in public facilities as they have done previously or change to a private dentist. Children and adolescents up to the age of 18 are completely exempt from paying excesses.

The state takes on the costs of the treatment of 16 to 18-year-olds who go to a private dentist rather than a public dentist; this also applies if the tasks of the public service are transferred to a private dentist within a (mostly rural) catchment area for economic reasons.

Dental care of adults

The dental treatment of adults is based on agreements between the regions and the Danish Dental Association. In this system, the patient pays part of the costs. The regions pay the remainder.

The public dental services also provide services to special groups of disabled people, also as part of home care. Otherwise, adults are treated by private dentists.

However, the costs of adult dental care are only partially covered by public health insurance (Sygeforsikring). The excess varies between 0% and 100% of the costs for the services listed in the fee schedule. In the case of services which are not listed in the fee schedule, which also includes dentures, the patient has to pay 100% of the costs themselves.

For examinations and diagnoses, fillings, oral surgery, periodontology, and endodontology services, patients receive a state subsidy. Most adults have to pay the full costs of orthodontic treatment, crowns and bridges and removable dentures themselves.

In the case of dentures, the municipalities can take on 85% of the excess through the health allowance (Helbredstillæg) depending on their financial situation and the physical symptoms.

On average, patients pay around 80% and the national health service approximately 20% of the costs of dental treatment. In general, share of costs for prevention and basic care borne by the state are higher while the level of subsidy for more expensive treatments such as oral surgery is lower. Subsidies for 18 to 25-year-olds are also higher for distinct services.

Welfare recipients can have their dental expenses reimbursed by the municipalities and those who do not receive unemployment benefit such as homeless people or substance dependents generally receive treatment free of charge. The condition for services on the basis of the municipalities regulation is prior authorisation for the treatment.

3.1.3   Fees for dental services

The fees for private practising dentists are based on an individual service tariff (Honorartabeller) which sets out the reimbursement prices for the local administration and the reimbursement prices for the patients.

All of the prices for state-subsidised services are summarised in the fee schedule mentioned above. It covers services such as examination and diagnosis, fillings, root canal treatment, extractions, and periodontal treatment. The adaptation of the fee schedule based on price developments is agreed every six months between the professional association of Danish dentists and the regions. The fee schedule is renegotiated every two to three years between the professional association and the association of the regions. The legislator is then presented with recommendations for the state subsidy system. For dental care which is not subsidised by the regions, the dentist can set his own fee himself depending on the actual workload.

3.1.4   Dental care figures

In 2009, there were approximately 4,500 practising dentists in Denmark. Of these approximately 2,300 were private dentists. Approximately 2,200 were employed. The employers are both freely practising dentists in private clinics and the public dental services in the municipalities, hospitals, university clinics, other public institutions, and the military. In rural areas in particular, the municipalities conclude contracts with local private dentists for the provision of public dental services. Since the reform of the communal self-administration on 1 January 2007, this type of care has become very rare. A very small proportion of private dentists treat exclusively private patients who pay the fees themselves.

From 1999 to 2009, the density of dentists in Denmark has decreased by an average of 1% a year (Tab. 3). While in 1999 this was still 0.86 dentists per 1,000 inhabitants, in 2009 it was 0.78. In parallel to this, the number of people a dentist had to treat increased from 1,161 to 1,285. This development will further increase over the course of the next ten years.

Dental hygienists are also allowed to be employed wherever dentists practise. Dental hygienists are allowed to carry out treatments independently to a limited extent. Dental technicians mostly work in laboratories, hospitals or dental faculties. However, some dental technicians are also employed in dental practices. There are no separate training courses for clinical dental technicians and they are able to settle privately under their own responsibility.

The costs per head for dental services in Denmark in 2011 were EUR 193. In comparison with 1999, the average annual increase is 3.1% (Tab. 3). The expenditure ratio of the gross domestic product was 0.61% in 2011. In Denmark in 2011, the inhabitants went to the dentist at an average of almost once per year (Tab. 3).

In Denmark, the oral health of children is recorded in a register by the public dental services, which ensures continuous monitoring. The DMFT index for children has improved considerably over time. At 0.6 for 12-year-olds, it is currently the lowest level of the seven countries taken into account. The oral health of adults has also improved. Edentulism occurs in 1.9% of 65 to 74-year-olds in Denmark (Tab. 3).

Table 3: Key figures on oral epidemiology and dental care in Denmark (1999–2012)				
Oral epidemiology[1]				
DMFT (12-year-olds)		1.0 (1999)		0.6 (2012)
DMFT (35 to 44-year-olds)		16.7 (2000/01)		13.5 (2008/09)
Proportion of edentulous people (65 to 74-year-olds)		–		1,9% (2008/09)
Dental care	1999	2005	2011	Yearly Growth (%)
Inhabitants per dentist[2]	1,161	1,169	1,285[4]	1.0
Dentists per 1,000 inhabitants[2]	0.86	0.86	0.78[4]	–1.0
Dental consultations per head[3]	1.0	0.9	0.9	–1.0
Dental costs per head in EUR (PPP)[3]	133	158	193	3.1
Dental costs as a percentage of GDP[3]	0.57	0.57	0.61	0.6

[1] WHO, 2014
[2] Eurostat, 2014
[3] OECD, 2014
[4] Values for 2009

3.1.5   Country-specific terms

DK   Danmark   Denmark
TF   Tandlægeforeningen   Dental Association

3.2   Germany

3.2.1   Dental care system

Organisation and insurance cover

The German healthcare system can be characterised as a statutory social insurance model, in other words the organisation and financing of the healthcare system is based on the traditional principles of solidarity, insurance, and self-administration. The role of the federal government is limited to setting the statutory framework for healthcare. Ensuring outpatient dental care for those with statutory health insurance is the task of the regional associations of statutory health insurance dentists, whereby in accordance with Section 72 et seq. of Volume V of the German Social Security Code dentists and health insurance providers collaborate.

Employees whose monthly salary from their employment is more than 450 euro and below the limit for mandatory insurance (2014: 4,462.50 euro) are compulsory members of the statutory health insurance (Gesetzliche

Krankenversicherung [GKV]). A salary above the limit for mandatory insurance gives the employee the option of becoming a member of private health insurance (Private Krankenversicherung [PKV]). In 2012, approximately 86% of the population were insured with statutory health insurance, and 11% of the population were fully insured by a private health insurance provider (PKV, 2013). In addition to this, there are further special systems of social protection in the form of benefit (for civil services), free medical care (for law enforcement officials and civilian servants among others), and free healthcare provision (for soldiers). Additional insurance, for dental services in particular, had become increasingly popular among those with statutory insurance. In 2012, 13.6 million people with statutory insurance had private additional insurance (PKV, 2013).

There is a uniform contribution rate to finance the statutory health insurance which is currently 15.5%, of which the employer pays 7.3% and the employee pays 8.2%. If they require it, those with statutory health insurance receive the necessary dental services as transfers in kind; there are special regulations for the reimbursement of costs.

In private health insurance, however, the cost reimbursement principle and the principle of contractual freedom apply, in other words the scope of the insurance chosen by the insured party and their individual risk of illness determine the level of their contributions.

In principle, patients with statutory health insurance can freely choose their dentist. The same applies to those with private health insurance.

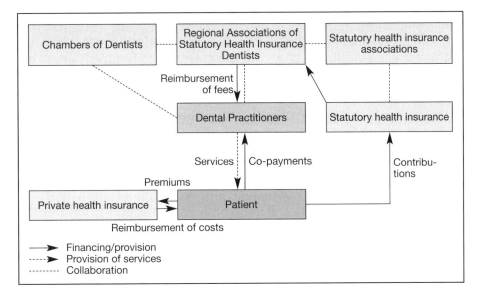

Figure 3: Organisation and structure of dental care in Germany

Associations and organisations

The overarching supervisory functions in the healthcare system are essentially carried out by the local authorities at a federal, state, and municipal level. The highest level is the Ministry of Health (Bundesministerium für Gesundheit [BMG]).

Within the statutory health insurance, dental care is organised at a national level by the National Association of Statutory Health Insurance Dentists (Kassenzahnärztliche Bundesvereinigung [KZBV]) and at a regional level by the Regional Associations of Statutory Health Insurance Dentists (Kassenzahnärztliche Vereinigungen [KZVs]) in collaboration with the health insurance providers. In the 16 federal states, there are currently 17 regional dental associations representing all dentists who are permitted to treat patients with statutory health insurance. These dental associations have the following tasks:

- Ensuring dental care for the population (service guarantee);
- Concluding contracts on the remuneration to be paid by the statutory health insurance providers including the fee-sharing and ensuring an appropriate fee for dentists' services;
- Invoicing for services provided by the dentists including assessment and correction;
- Implementing quality assurance measures and monitoring the mandatory continuing education of the members;
- Advising on all issues of working as a statutory health insurance dentist;
- Setting up joint committees for the registration of dentists and for complaints.

The German Dental Association (Bundeszahnärztekammer [BZÄK]) is the professional representation of all dentists in Germany. The members of the German Dental Association are the 17 regional dental associations in the federal states. Specifically, the tasks of the German Dental Association include:

- Representing the dental profession to politicians and the public at a national level;
- Creating framework conditions for the provision and recognition of dental services;
- Coordinating and developing dental training and continuing training in collaboration with dental academic organisations;
- Strengthening prevention and the promotion of health;
- Improving the dental care of the population;
- Representing the interests of the dental profession at a European and international level.

Membership of the dental association competent in the region is compulsory for all dentists in Germany.

Compulsory quality assurance measures and criteria for the indication-based need and the quality of expensive diagnostic and therapeutic services are determined by the Federal Joint Committee (Gemeinsamer Bundesausschuss [G-BA]). The Association of German Dental Technicians' Guilds (Verband Deutscher Zahntechniker-Innungen [VDZI]) is to be involved in the determination of the quality criteria for dentures; the opinions given are to be taken into account in the decision. For fillings and the provision of dentures, the dentist provides a two-year guarantee. Identical and partial repetitions of fillings and the replacement and restoration of dentures including crowns are to be carried out by the dentist free of charge during this period.

In patient consultation centres run by the various regional dental associations, patients are able to get further information from a qualified expert consultant – generally a dentist specially trained for this. This is a general consultation face to face, on the telephone or even in writing. In addition to this, the dental associations in Germany have set up a "second opinion model" as a neutral advisory authority, where patients can get a second opinion on a planned procedure to insert dentures. Options such as the Independent Patient Consultancy for Germany (Unabhängige Patientenberatung Deutschland [UPD]) or consumer associations supplement the range of consultancy on offer.

3.2.2   Scope of dental care

In principle, all adults and children with statutory health insurance are entitled to receive dental services within the statutory health insurance system.

The Federal Joint Committee makes many decisions on issues of healthcare within the scope of statutory health insurance. In particular, it has general competence to exclude or limit services if on the basis of general medical knowledge there is no evidence of the diagnostic or therapeutic benefit, the medical necessity or the cost effectiveness. Further key tasks of the Federal Joint Committee include passing guidelines which specify the individual services for dentists, insured persons, and health insurance providers, for example in the field of dental treatment, early diagnosis, and requirements planning.

The catalogue of services provided by general health insurance includes general conservative and surgical treatments, orthodontic services for insured persons under the age of 18, periodontal treatments, and dentures. These services are in principle taken on by the health insurance providers as transfers in kind. For filling services which go beyond the scope of panel dentist care and can be freely selected by insured persons within the scope of what is known as the additional cost regulation (e. g. inlays), the insured person must pay the additional costs. A written agreement for this must be concluded between the insured person and the dentist before the beginning of treatment. In general, implants are not included in the insured services for patients with statutory health insurance. Those with statutory health insurance must also pay for aesthetic or cosmetic services themselves.

The statutory health insurance provider will provide a diagnose-based fixed subsidy in the case of a medically necessary treatment which includes dentures, including crowns, bridges, and prostheses. This is based on the dental findings and on the costs of the care which is standard for this, known as basic care. The fixed subsidy is calculated to cover half of the costs of basic care. If insured persons are able to show that they have had regular preventive check-ups for a period of at least five years before the start of treatment, the fixed subsidy increases by 20% and after ten years this increases by 30% compared to the basic subsidy. The insured person must pay the rest of the treatment costs themselves.

Dentists are obliged to present their patients with statutory health insurance with a treatment and cost plan before the start of denture treatment. The patient must then submit this to their health insurance provider for checking and approval.

In cases of hardship, insured persons receive a higher subsidy for dentures. If the income of an insured person is below a particular level[1], they will receive twice the fixed subsidy for the basic care from their health insurance provider. If in individual cases this amount is not sufficient to cover the basic service, the insured person is entitled to request that the costs which actually arise for the basic care be covered. There is a sliding scale of hardship for all other insured persons: the maximum own contribution is three times the difference between the actual income and the maximum monthly income limit for the hardship rule.

3.2.3   Fees for dental services

In Germany, the remuneration of dental services for the statutory health insurance provider is regulated in the German Social Security Code (Sozialgesetzbuch [SGB], Section 85 SGB V et seq.). In dental care, the National Association of Statutory Health Insurance Dentists agrees the list of services known as the "standard assessment scale for dental treatment items" (Einheitlicher Bewertungsmaßstab für zahnärztliche Leistungen [BEMA-Z]) with the National Association of Statutory Health Insurance Funds (Section 87 SGB V). The BEMA-Z determines the content of the billable services and their ratio to one another in terms of value expressed in points. The BEMA-Z allocates a number of points to each individual dental

---

[1]   Monthly income limit (gross) for single people in 2013: EUR 1,078, for those with a dependant EUR 1,482.25, for those with two dependants EUR 1,751.75 and for those with three dependants EUR 2,021.25.

service, and the dental fee is generated by multiplying the number of points by the applicable score.

There are two levels to the remuneration of dental services in statutory health insurance. In the first level, the health insurance providers pay a fee to the dental associations for all of the services provided in a quarter. In the second level, dentists get the proportion of the overall remuneration due to them, if applicable on the basis of the fee-sharing scale used by the relevant dental association.

In addition to the remuneration for the dental services, the material and laboratory costs can be invoiced separately. The remuneration of dental technician services in basic care is based on the National Standardised Schedule of Dental Technician Services (Bundeseinheitliches Leistungs- und Vergütungsverzeichnis für abrechnungsfähige zahntechnische Leistungen [BEL II]). Remuneration by means of a score is negotiated at a regional level. In accordance with Section 88 paragraphs 2 and 3 SGB V, the regionally agreed prices are maximum prices.

The basis for the calculation of the remuneration of private dental services is the dental fee schedule (Gebührenordnung für Zahnärzte [GOZ]), which was updated on 1 January 2012. This applies to those with private health insurance and those with statutory health insurance to the extent that they make use of services which go beyond basic coverage. It was passed by the Federal Government with the approval of the Federal Council as an Implementing Decree. The dental fee schedule allocates a value in points and euro (basic rate) to the individual dental services, which the dentist can increase by up to three and a half times taking into account the particular circumstances of the individual case of treatment (and within certain limits). The fee rate in euro is the amount calculated by multiplying the number of points for the individual service in the list of fees by the point value (in 2013: 5.62421 cent).

Since there is not a full list of services provided by dentists in the list of fees of the dental fee schedule, on the basis of Section 6 GOZ the dental fee schedule also permits the use of the medical fee schedule (Gebührenordnung für Ärzte [GOÄ]), so dentists can, for example, charge for consultations and x-ray services in accordance with the medical fee schedule.

3.2.4 Dental care figures

In Germany, dental practices have the central care function of ensuring oral health. The vast majority of registered dentists provide care to patients with statutory health insurance. At the end of 2011, 87,539 dentists were registered with the dental associations in Germany. Of these, 68,502 were practising as dentists. These included 54,286 private dentists and 11,216 dentists employed in practices (BZÄK, 2012).

In 2011, 66.8% of private dentists were working in a single practice while 33.2% were part of a group practice with two or more owners (KZBV, 2014).

In 2011, according to the health personnel accounts carried out by the Federal Statistical Office (Statistisches Bundesamt, 2013), a total of 355,000 people were employed in dental practices. Of these, 102,000 or 28.7% worked part time. In total, in Germany in 2011 there were 0.84 dentists for every 1,000 inhabitants, in other words each dentist treated an average of 1,194 inhabitants (Tab. 4).

In accordance with the guideline of the Federal Joint Committee on planning the demand for dental care (Guideline for Dentists on Requirements Planning; version of 14 August 2007), the demand is deemed to be met in the former West German states if there is one dentist for 1,280 inhabitants in the major cities. In the other areas, this applies when the ratio reaches 1:1,680. In the former East German states, the ratios are 1:1,180 and 1:1,580. In terms of orthodontic specialists, a ratio of 1:4,000 is assumed for care which meets the demands. The reference group for this was 0 to 18-year-olds.

Table 4: Key figures on oral epidemiology and dental care in Germany (1997–2011)				
Oral epidemiology[1]				
DMFT (12-year-olds)	1.7 (1997)		0.7 (2005)	
DMFT (35 to 44-year-olds)	16.1 (1997)		14.5 (2005)	
Proportion of edentulous people (65 to 74-year-olds)	24.8% (1997)		22.6% (2007)	
Dental care	1999	2005	2011	Yearly Growth (%)
Inhabitants per dentist[2]	1,313	1,265	1,173	−0.9
Dentists per 1,000 inhabitants[2]	0.76	0.79	0.85	0.9
Dental consultations per head[3/4]	2.4	2.5	2.4	0.0
Dental costs per head in EUR (PPP)[4]	154	177	212	2.7
Dental costs as a percentage of GDP[4]	0.71	0.68	0.70	−0.2
[1] WHO, 2014 [2] BZÄK, 2013 and own calculations [3] Böcken, Braun and Meierjürgen, 2014, and own calculations according to the OECD, 2014 [4] OECD, 2014				

In 2011, the costs per head for dental care were EUR 212. The health expenditure ratio of the gross domestic product for the same year was 0.70% (Tab. 4). The average number of dental consultations per person and per year was 2.4. While the dental consultations per head remained almost constant to 2011, the density of dentists and the costs per head for dental services continued to increase compared to 1999.

The Third German Oral Health Study (Dritte Deutsche Mundgesundheitsstudie [DMS III]) from 1997 (IDZ, 1999) and the Fourth German Oral
Health Study (Vierte Deutsche Mundgesundheitsstudie [DMS IV]) from
2005 (IDZ, 2006) are used as a basis for comparison, there was a significant reduction in the prevalence of caries in 12-year-olds. In Germany, the
DMFT index for this age group decreased from 1.7 to 0.7. Furthermore, a
reduction from 16.1 to 14.5 on the DMFT index was also determined for the
age group of 35 to 44-year-olds (Tab. 4). The proportion of edentulous people (65 to 74-year-olds) also decreased in the observation period.

3.2.5 Country-specific terms

BEB	Bundeseinheitliche Benennungs-liste für die Abrechnung zahn-technischer Leistungen	Nationally Standardised Designation List for Billing of Dental Technician Services
BEL	Bundeseinheitliches Verzeichnis der abrechnungsfähigen zahn-technischen Leistungen	Nationally Standardised Schedule of Dental Technician Services
BEMA-Z	Einheitlicher Bewertungsmaßstab für zahnärztliche Leistungen	Standard Assessment Scale for Dental Treatment Items
BMG	Bundesministerium für Gesundheit	Federal Ministry of Health
BZÄK	Bundeszahnärztekammer	Federal Chamber of Dentists
DE	Deutschland	Germany
DMS III	Dritte Deutsche Mundgesund-heitsstudie	Third German Oral Health Study
DMS IV	Vierte Deutsche Mundgesund-heitsstudie	Fourth German Oral Health Study
G-BA	Gemeinsamer Bundesausschuss	Federal Joint Committee
GKV	Gesetzliche Krankenversicherung	Statutory Health Insurance
GOÄ	Gebührenordnung für Ärzte	Medical Fee Schedule
GOZ	Gebührenordnung für Zahnärzte	Dental Fee Schedule
KZBV	Kassenzahnärztliche Bundes-vereinigung	National Association of Statutory Health Insurance Dentists
KZV	Kassenzahnärztliche Vereinigung	Regional Association of Statutory Health Insurance Dentists
PKV	Private Krankenversicherung	Private Health Insurance
SGB	Sozialgesetzbuch	Social Security Code
UPD	Unabhängige Patientenberatung Deutschland	German Independent Patient Consultancy
VDZI	Verband Deutscher Zahntechniker-Innungen	Association of German Dental Technicians' Guilds

3.3   France

3.3.1   Dental care system

Organisation and insurance cover

The statutory health insurance model in France fundamentally differs from the German system as the basic care does not include either different social health insurance providers who are in competition with one another or an income limit for mandatory insurance which enables those with higher incomes to have private health insurance.

In France, health insurance as part of social security comes under the Ministry for Social Affairs and Health (Ministère des Affaires sociales et de la Santé), which is responsible for health policy decisions at a national level.

Since the health reform in 2004, the health insurance providers have been united under the umbrella of a common organisation, the national union of health insurance funds (Union nationale des caisses d'assurance maladie [UNCAM]). Essentially, statutory healthcare in France is divided into three major branches:

1. The general sickness insurance regime for employees (Régime général d'assurance maladie des travailleurs salaries [RGAMTS]) offers insurance cover to employees in industry, trade and services, and similar fields. Approximately 89% of the population of France, in other words 56 million people, are insured in this way. In contrast to Germany, French health insurance also covers the financial risks of disablement and pays benefits in the case of accidents at work and occupational diseases in a separate branch. The risk of dependence on care is also partially covered.
2. The statutory social insurance fund for agriculture households (Mutualité sociale agricole [MSA]) has approximately 5.5 million members (2012) and primarily insures farmers and agricultural employees against illness.
3. The social security scheme for the self-employed (Régime Social des Indépendants [RSI]) combines the various different insurance companies who cover the free professions (craftsmen and freelance workers; 2011: 4 million insured persons of approximately 6% of the population).

The health insurance services comprise the reimbursement of part of the costs borne by the insured person (cost reimbursement) for visits to the doctor or dentist, hospital stays, medications etc. and payments to mothers, those who are unable to work, and disabled people. The health insurance is predominantly financed by social security contributions from wages and salaries (employers 12.8%, employees 0.75%) and by universal social security tax (Contribution Sociale Généralisée [CSG]) with a rate of 7.5% on all types of income (MISSOC, 2013).

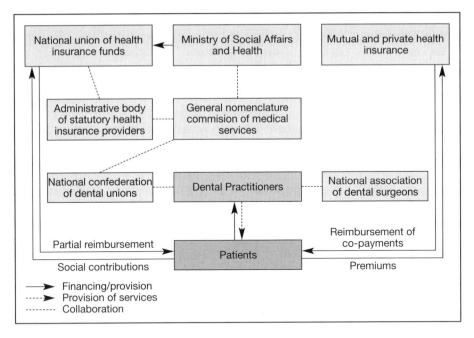

Figure 4: Organisation and structure of dental care in France

Since the health insurance providers only take on part of the costs, the mutual insurance providers (Mutuelles) and private insurance providers who offer additional insurance play a role in France. 96% of households in France have additional insurance (couverture complémentaire). In 2000, universal health care coverage (couverture maladie universelle de base [CMU]) and supplementary universal health insurance coverage (couverture maladie universelle complémentaire [CMU-C]) were introduced for socially less advantaged groups (Law No. 99-651 of 27 July 1999). Socially less advantaged people have the option to choose additional insurance freely. The additional insurance receives an annual subsidy from the state to cover the cost (IRDES, 2012).

Associations and organisations

The National Confederation of Dental Unions (Confédération Nationale des Syndicats Dentaires [CNSD]) is the most important association for dentists and at the same time is the government's official partner in the planning of dental care. Approximately one in two dentists is a member of the CNSD. The negotiation of the national agreement between dentists and the health insurance providers (la convention nationale des chirurgiens-dentistes) is also part of their remit.

Dentists in France are obliged to register with the National Association of Dental Surgeons (Ordre National des Chirurgiens-Dentists [ONCD]), which is subdivided into several regional chambers. This organisation is responsible for the registration of dentists, compliance with professional regulations, and disciplinary procedures. There is also a complaints office for patients, as there is with the health insurance providers. As part of the "convention", a commission can also convict a dentist or impose sanctions. These can range from a simple warning to exclusion from the "convention".

The tasks of the French Dental Association (Association Dentaire Française [ADF]) include information and PR activities, certification of products, training, and representation at an international level.

Since the reform in 2004, all outpatient service providers are united in a union of health professionals at a national (Union Nationale des Professionnels de Santé [UNPS]) and since 2010 at a regional level (Union Régionale des Professionnels de Santé [URPS]).

3.3.2   Scope of dental care

All persons working in France have access to treatment within the scope of the national agreement between the dentists and the health insurance providers.

In France, dental care in accordance with the general sickness insurance regime for employees comprises preventive and conservative surgical treatment, and if applications are approved also orthodontic treatment and dentures. Services are reimbursed in accordance with a uniform fee schedule, as for medical treatment, with an excess of 30%.

In France, according to the fee agreement 100% of orthodontic treatment is covered by the health insurance for children up to the age of 16. However, this is only up to a maximum of EUR 193.50 every six months.

In France, the amount of excess paid by the patients differs depending on the treatment. For conservative and surgical treatments, the patients receive up to 70% reimbursement based on the cost reimbursement principle of their health insurance provider. There is an additional payment of EUR 1 per visit to the dentist that the patient must bear.

France also has exemption regulations on additional payments for dental services. The health insurance providers take on the total cost of treatment in accordance with the fee schedule in particular:

- for recipients of disability allowance;
- for recipients of a work accident allowance with an inability to work of more than 66.66% and their relatives;
- for certain diseases, but only for services to treat these diseases and
- for persons with income below a certain level.

The following are exempt from the flat-rate additional payment of EUR 1 for each visit to the dentist:

- children under 18 years of age;
- women from the sixth month of pregnancy and up to 12 days after birth;
- persons with income below a certain level.

3.3.3   Fees for dental services

In France, the majority of dental services are provided by freely practising dentists. The general fee schedule (Nomenclature Générale des Actes Professionnels [NGAP]) negotiated between the dentists and the health insurance providers sets out the fees for the majority of services. The general fee schedule is negotiated between the National Confederation of Dental Unions and the National Health Insurance Fund for Salaried Workers. 99% of French dentists practise within the scope of the "convention".

Each type of treatment (e. g. conservative treatment) within the "convention" is allocated a price category (quotation). The price category is determined by the Commission for the general fee schedule (Commission de la Nomenclature Générale des Actes Professionnels). You can find the dental services in the nomenclature primarily in Chapter VII. "teeth, periodontal services", which is subdivided into individual sections (CNSD, 2013):

- Section I: conservative treatment (section I: soins conservateurs),
- Section II: surgery (section II: soins chirurgicaux),
- Section III: prosthetics (section III: prothèse dentaire),
- Section IV: multiple agenesis in the jaw of children (section IV: Agenesies dentaires multiples chez l'enfant),
- Section V: multiple agenesis in the jaw of adults (section V: Agenesies dentaires multiples chez l'adult).

In the French fee schedule, each position is allocated a letter or a combination of letters. Each of these letters or combinations of letters represent a value in euro (valeurs des lettres clés), so, similarly to the Dental Fee Schedule in Germany, the dental service can be determined using a demonstrated weighting (coefficient). Exceptions to this for dental services are consultation and check-up visits. For these two services amounts in euro are already shown.

3.3.4   Dental care figures

In 2011, France had a total of 40,599 attending dentists practising freely; in 1999 this figure was 40,539. The remaining dentists are employed in practices which are run by insurance providers, municipalities or mutual insurance associations. There is no public dental service in France.

There is no limit to the size of a dental practice in terms of the number of associated dentists or employees in France. Dentists can work alone or in an association, or with a dental assistant in a practice.

In France, dental support staff are qualified dental nurses whose area of activity is limited to providing assistance. Only qualified dentists may carry out intraoral treatments (including scaling). Dental hygienists are not permitted.

In 2011, there was an average of 0.63 dentists per 1,000 inhabitants in France (Tab. 5). However, there are significant regional differences. The number of dentists as a ratio to the number of inhabitants is greater in major cities than in rural areas. In Paris, for example, the density of dentists was four times greater than in rural municipalities in 2006 (Collet and Sicart, 2007). In France, patients visited the dentist an average of 1.7 times a year (2011).

The costs per head for dental services were approximately EUR 135 in 2011. The share of the gross domestic product was 0.50%. The costs per head show a continuous increase compared to the previous years (Tab. 5).

Table 5: Key figures on oral epidemiology and dental care in France (1994–2011)				
Oral epidemiology[1]				
DMFT (12-year-olds)	1.9 (1998)		1.2 (2006)	
DMFT (35 to 44-year-olds)	14.6 (1994)		–	
Proportion of edentulous people (65 to 74-year-olds)	16.3% (1995)		15.5% (2000)[2]	
Dental care	1999	2005	2011	Yearly Growth (%)
Inhabitants per dentist[3]	1,505	1,523	1,592	0.5
Dentists per 1,000 inhabitants[3]	0.66	0.65	0.63	–0.5
Dental consultations per head[4]	1.5	1.7	1.7	1.0
Dental costs per head in EUR (PPP)[4]	96	122	135	2.9
Dental costs as a percentage of GDP[4]	0.47	0.49	0.50	0.5
[1] WHO, 2014 [2] 65-year-olds [3] IRDES, 2013 [4] BASYS, own calculations, 2014; OECD, 2014				

The DMFT value among children (12-year-olds) in France is almost twice as high as in Denmark and in Germany, but like those two countries has seen a reduction compared to previous years.

The rate of complete edentulism in elderly people (65-year-old)s) in France was 15.5% in 2000 (Tab. 5).

3.3.5   Country-specific terms

ADF	Association Dentaire Française	French Dental Association
CMU	Couverture maladie universelle de base	Universal health care coverage
CMU-C	Couverture maladie universelle complémentaire	Supplementary universal health insurance coverage
CNSD	Confédération nationale des syndicats dentaires	National Confederation of Dental Unions
CSG	Contribution Sociale Généralisée	Universal social security tax
MSA	Mutualité sociale agricole	Statutory Social Insurance Fund for Agriculture Households
NGAP	Nomenclature générale des actes professionnels	General fee schedule
ONCD	Ordre National des Chirurgiens-Dentistes	National Association of Dental Surgeons
RGAMTS	Régime général d'assurance maladie des travailleurs salariés	General Sickness Insurance Regime for Employees
RSI	Régime social des indépendants	Social Security Scheme for the Self-Employed
UNCAM	Union nationale des caisses d'assurance maladie	National Union of Health Insurance Funds
UNPS	Union Nationale des Professions de Santé	National Union of Health Professionals
URPS	Union Régionale des Professionnels de Santé	Regional Union of Health Professionals

3.4   Great Britain

3.4.1   Dental care system

Organisation and insurance cover

Since 1948, there has been a state-funded dental care system in Great Britain as part of the National Health Service (NHS). Dental care is predominantly provided by freely practising dentists. Where they treat NHS patients, General Dental Practitioners (GDP) belong to the General Dental

Service (GDS), which is coordinated and remunerated at a municipal level by Clinical Commissioning Groups (CCGs). Access to freely practising dentists is in principle open to all insured persons, but is dependent on whether the dentist in question accepts "registered patients" (and therefore also treatment and payment in accordance with NHS conditions).

In addition to this, within the NHS there is a public dental service, the Community Dental Service (CDS), which covers the treatment of students. This treatment has now been extended to social groups who would otherwise not have any access to dental care (e. g. asylum seekers). Special dental treatments, primarily dental treatments requiring general anaesthesia, are carried out by the public dental services in hospitals or health centres.

An increasing proportion of patients in Great Britain have additional private insurance for dental treatments. This is either in the form of dental insurance or an addition to general medical insurance.

Associations and organisations

The British Dental Association (BDA) was founded in 1880 and is the professional association for dentists in Great Britain, the union for employed

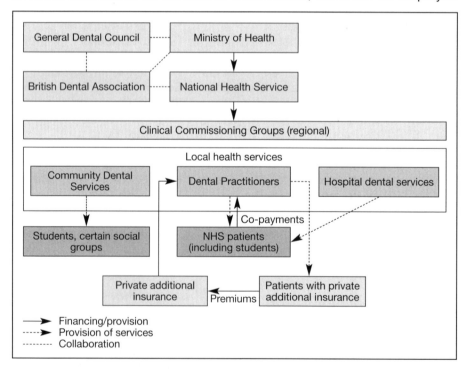

Figure 5: Organisation and structure of dental care in Great Britain

dentists and an academic society. The BDA negotiates the employment conditions for dentists with the Department of Health.

The General Dental Council (GDC), which is associated with the BDA, is responsible both for the registration of dentists in Great Britain and for the development and monitoring of ethical guidelines (patient protection through the monitoring of standards of training, and behaviour and professional standards, promotion of training and development of monitoring and reform programmes). The Professional Conduct Committee (PCC), which reports to the General Dental Council makes decisions on cases of professional misconduct, which could lead to a conviction and in particularly severe cases to a suspension and a withdrawal of the registration.

Each practising dentist must be registered with the General Dental Council. Dental assistants are also required to register. There are special legal regulations for dental hygienists, dental therapists, and oral hygiene consultants in terms of delegation and the requirement for supervision by the dentist. All dental practices must also be registered. However, the relevant authority for this is the Care Quality Commission (CQC).

3.4.2 Scope of dental care

Within the National Health Service (NHS), every person has access to dental and medical care. The dental services reimbursed by the NHS include diagnosis, prevention, periodontological treatment, conservative treatment, surgical treatment, dental prostheses as well as other, and orthodontic treatment. In the case of some treatments such as complicated crowns or bridges and in the case of orthodontic treatment in adults, prior approval from the Dental Practice Board (DPB) is necessary.

With the exception of children under the age of 18 years, young people under 19 years and receiving full-time education, pregnant women and members of certain social groups[2], patients must make an additional payment for dental treatments under the NHS system. Persons with low income can receive a subsidy for the treatment costs. An additional payment can be payable for dental treatment in hospitals or dental services in the municipalities depending on the type of treatment. There are three standard rates for excess on dental treatment provided by the National Health Service in England based on the individual remuneration groups (1 April 2013):

---

[2] Recipients and their partners of income-dependent Employment and Support Allowance (ESA), income support, income-based jobseekers' allowance, pension credit which is listed in a tax credit NHS exemption certificate.

- Group 1 (additional payment GBP 18.00) covers the examination, diagnosis, and consultation. If necessary, this can also include x-rays, scaling and polishing, and the planning of further treatment.
- Group 2 (additional payment GBP 49.00) covers all treatments which are covered by standard rate 1 and additional treatments such as fillings, root canal treatments, and extractions.
- Group 3 (additional payment GBP 214.00) covers all treatments which are covered by standard rates 1 and 2 and also more complex procedures such as dentures.

In Wales, there are also three different rates of contribution. However, at GBP 12.70, GBP 41.10 and GBP 177.00 (2013) the amounts are somewhat lower than in England.

3.4.3 Fees for dental services

Since 1 April 2006, NHS dentists in England and Wales have been paid by Units of Dental Activity (UDAs). Both remuneration systems are very similar.

The basis of the remuneration in Scotland and Northern Ireland continues to be individual services.

Fees calculated using UDAs are a flat-rate remuneration of services based on cost. With the introduction of UDAs, the previous approximately 400 individual services were bundled into three service complex groups. This bundling is linked to a fee contract which sets the scope of the UDAs to be provided each year.

The level of remuneration for the individual UDAs is determined by the regional clinical commissioning groups (England) or the Local Health Board (Wales) in collaboration with the contractual partners (a dentist in own praxis as well as several dentists practising together). The average remuneration for one UDA is approximately GBP 20, but this differs by region. In general, remuneration is higher in areas in which there is a lack of dentists. In England, this varies between GBP 12.00 and GBP 25.00 for one UDA.

Each dental treatment is allocated a category or group within the scope of the remuneration which sets out what a patient has to pay and what remuneration the dentist gets. In total, a distinction is made between three groups:

- Group 1 (remuneration 1 UDA): diagnosis, treatment planning, and tooth maintenance;
- Group 2 (remuneration 3 UDAs): simple treatment;
- Group 3 (remuneration 12 UDAs): complex treatment.

The relevant remuneration per patient and treatment (within a defined period of time) is paid.

Adjustments to the fees are determined by the British Department of Health in consultation with the BDA. Each year, the Review Body on Doctors' and Dentists' Remuneration makes recommendations to the government in terms of the fees for doctors and dentists within the NHS (Review Body on Doctors' and Dentists' Remuneration, 2014).

The different regional regulations must be taken into account when comparing the prices of the individual services between Great Britain and Germany; these also include special payments in Scotland.

3.4.4   Dental care figures

In 2011, there were approximately 33,000 dentists working in Great Britain[3]. This results to a density of dentists of an average of 0.53 per 1,000 inhabitants. If you relate the number of dentists to the population, each dentist in Great Britain has to provide care for an average of 1,912 patients (Tab. 6). On average, each inhabitant of Great Britain visited a dentist 0.8 times in 2011.

Dental hygienists are also involved in dental care in Great Britain. They are only allowed to work under the supervision of a dentist, who prepares the treatment plan. The dentist does not have to be present during the treatment. Until 2003, the area of activity was set out in a regulation by the General Dental Council, but legislative changes led to their range of activities being now more dependent on their training. In order to work in Great Britain, they must also be registered with the General Dental Council.

Dental therapists do the same work as dental hygienists. However, their area of responsibility is broader. They are also permitted to carry out fillings on teeth, extractions and pulpotomies, place pre-prepared crowns on milk teeth, and plan patient care.

Dental technicians can repair prostheses for patients, but they are not permitted to work inside the oral cavity. They used to be mainly employed in a laboratory in dental practices or as employees of dentists. Since 2008 this has become less common. Today, the majority works in dental laboratories which in turn work for dentists, the clinical commissioning groups or other health authorities. Some are also employed in hospitals.

---

[3]   The number of dentists registered with the General Dental Council is significantly higher; in 2013 it was approximately 40,000 dentists (GDC, 2013).

The costs per head for dental services in Great Britain in 2011 were approximately EUR 124. The share of the gross domestic product for the same year was 0.45% (Tab. 6). Since the introduction of the UDAs in 2006, the number of treatments and the proportion of additional payments has continued to increase. The additional payments by patients for NHS services increased from approximately GBP 505 million to GBP 742 million in the period from 2006 to 2012 (Hawe and Cockroft, 2013, Figure 2.4).

In 2009, approximately 15% of elderly adult patients (65 to 74-year-olds) in Great Britain had no left natural teeth. The DMFT index has decreased in both children and adults in the past few years (Tab. 6). The value of the DMFT index for children is at the same level as in Germany.

Table 6: Key figures on oral epidemiology and dental care in Great Britain (1988–2011)				
Oral epidemiology[1]				
DMFT (12-year-olds)	1.1 (1996/97)		0.7 (2008/09)	
DMFT (35 to 44-year-olds)	19.0 (1988)		16.6 (1998)	
Proportion of edentulous people (65 to 74-year-olds)	–		15.0% (2009)	
Dental care	1999	2005	2011	Yearly Growth (%)
Inhabitants per dentist[2]	2,368	2,122	1,912	−1.8
Dentists per 1,000 inhabitants[2]	0.42	0.47	0.53	1.9
Dental consultations per head[3]	0.7	0.7	0.8	1.1
Dental costs per head in EUR (PPP)[4]	83	117	124	3.4
Dental costs as a percentage of GDP[4]	0.39	0.42	0.45	1.2
[1] WHO, 2014 [2] Eurostat, 2014 [3] OECD, 2014 [4] BASYS, own calculations, 2014; Hawe and Cockroft, 2013				

3.4.5   Country-specific terms

BDA   British Dental Association
CCG   Clinical Commissioning Group
CDS   Community Dental Service
CQC   Care Quality Commission
DPB   Dental Practice Board
ESA   Employment and support allowance
GB   Great Britain
GDC   General Dental Council
GDP   General Dental Practitioner
GDS   General Dental Service

NHS National Health Services
PCC Professional Conduct Committee
UDA Unit of Dental Activity

3.5 The Netherlands

3.5.1 Dental care system

Organisation and insurance cover

On 1 January 2006, a new health insurance act entered into force in the Netherlands (Zorgverzekeringswet [Zvw]). Since then, there is no longer a distinction between statutory and private health insurance, but rather both insurance systems are compiled in a common, competition-oriented health insurance system. Responsibility for health and care has changed as a result. The Ministry for Health, Welfare, and Sport (Ministrie van Volks-gezondheid, Welzijn en Sport [VWS]) is responsible for the former, and the Dutch Healthcare Authority (Nederlands Zorgautoriteit [NZa]) is responsible for the latter.

The system is financed in approximately equal shares from contributions deducted by the tax office which are dependent on income and contributions which are not income-related (nominal premiums or per-head premiums). The state also bears some of the burden, for example by paying the contributions of children and adolescents under the age of 18 years. The income-related contributions are collected by the tax office.

Beyond this, with very few exceptions (e. g. military service), in principle every employed Dutch person is legally obliged to have basic insurance with a private health insurance provider which costs around EUR 1,100 per year and covers the costs, for example, of general practicioner services, hospital care, and medications.

The scope of the basic package is determined by the government on the basis of recommendations from the National Health Care Institute (Zorginstituut Nederland). Among other things, this includes

- medical treatment, including medical care by general practicioners, hospitals, medical specialists, and midwives;
- medicines;
- IVF (in-vitro fertilisation) treatment up to three treatments;
- postnatal care;
- medical appliances;
- paramedical care; limited physiotherapy/exercise therapy, speech therapy, ergotherapy, diet consultancy;
- dental care up to the age of 18 years;

- specialist dental treatment and full dentures;
- stays in hospital;
- transport with an ambulance and seated transport.

An annual excess which is currently set at EUR 360 is set out in law, but does not apply in the case of general practicioner services. Socially disadvantaged persons receive a state subsidy.

There is an obligation to contract for the basic insurance, and insurers are not permitted to charge higher premiums as a result of existing conditions, age or other risk factors.

It is possible to save on the premiums for example by agreeing a higher annual excess, arranging group insurance or arranging the insurance via internet. The insurance can only be switched once a year at the end of the year if the person wishes to change the contract or swap providers.

For medical services which are classified as not absolutely essential and which therefore must be privately financed, such as dental treatments (including orthodontic treatment) in adults or spa stays, it is possible to conclude voluntary additional insurance: an option taken up by the majority of Dutch people.

The scope, conditions and premiums for this additional insurance vary significantly, and unlike for the basic insurance there is no obligation to conclude a contract.

Approximately 86% of people in the Netherlands have additional insurance for dental and orthodontic care (Schulze Ehring und Köster, 2010).

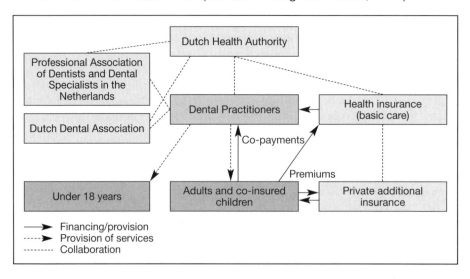

Figure 6: Organisation and structure of dental care in the Netherlands

Associations and organisations

The Professional Association of Dentists and Dental Specialists in the Netherlands (Koninklijke Nederlandse Maatschappij tot bevordering der Tandheelkunde [KNMT]) and the Dutch Dental Association (Associatie Nederlandse Tandartsen [ANT]) represent the interests of the dental profession. There are also several dental societies (e. g. for parodontologists, endodontologists etc.). Membership is voluntary.

In addition to compulsory registration in the BIG register (Beroepen in de Individuele Gezondheidszorg) held by the Dutch Ministry of Health, dentists can also register voluntarily with the quality register for dentists (Kwaliteitsregister Tandartsen [KRT]), which requires that its members attend regular training sessions. Patients can therefore look through the list of members and see whether their dentist is meeting the minimum requirements set out by the dental quality register and dentists can communicate their training activities by having the KRT seal. There is currently no law requiring additional training.

Each dentist or practice is obliged to organise complaint regulations (Klachtenregeling), which can be used out of court in the case of any dispute between the dentist and the patient. There are several providers, but the ombudsman institution is generally the professional organisation of which the dentist is a member.

Dentists are generally also members of so-called "krings". These are regional unions of dentists which, for example, arrange emergency dental services among one another.

3.5.2 Scope of dental care

The scope of dental care in the Netherlands distinguishes between children and adolescents up to the age of 18 years and adults.

Dental care of children

The basic insurance covers the costs of dental treatment for children and young people up to the age of 18 years. This applies both to regular check-up examinations and to preventive and curative measures. The basic insurance only covers crowns and bridges of the front teeth if these are necessary due to a trauma or agenesis. Patients must pay for orthodontic treatment themselves unless there are severe developmental disorders, or this may be covered by the parents or parents' additional insurance.

Dental Care of adults

Dental treatment in adults is in principle to be paid for by the insured person themselves or is reimbursed through private additional insurance.

The statutory basic tariff generally only covers the cost of full dentures (also lower jaw implants under certain conditions), with an excess to be paid by the insured person of EUR 250 per jaw.

Dental care in people with congenital dental defects or severe disabilities is also covered by the basic tariff.

Unlike dental treatment, treatments which are carried out following a referral from the dentist to an oral surgeon are covered by the basic package, with an annual excess of EUR 360 to be paid.

There are special regulations relating to excesses and authorisation to be acquired in advance (for example in the case of implants, certain osteotomies, treatments under anaesthetic etc.).

3.5.3   Fees for dental services

Since early 2012, dentists in the Netherlands have been able to set the prices for their dental services themselves. However, most insurance only covers a fixed amount for the individual dental services, so patients have to pay the difference themselves. In the meantime, government resolution to liberalise the prices for dental services was revoked as the price increased significantly following liberalisation.

The government now determines the increase in prices for dental services again by setting maximum tariffs. They are updated each year by the central office for monitoring the healthcare markets and apply to all dentists working in the Netherlands (NZa, 2012).[4]

Treatments by specialists such as parodontologists and endodontologists can be more expensive than normal dental treatment, as specialists can charge for services (such as the use of operation microscopes or special treatment methods) which go beyond the range of services on offer in a standard dental practice. There is also a price list for dental services which is issued by the Dutch Health Authority.

---

[4]   The basis is Article 45 of the Law for the Market Regulation of Healthcare (Wet marktordening gezondheitszorg [Wmg]).

3.5.4   Dental care figures

In 2011, there were 8,345 dentists and approximately 5,600 dental practices operating in the Netherlands. In the past, generally a single dentist
(the practice owner) would work in a practice. This now only applies to
61% of dentists. The trend is towards larger practices and several dentists
who work together in a practice. Young dentists who have only recently
completed their studies generally work in a large practice with several dentists initially. 77% of all dentists in the Netherlands have their own practice.
15% of the dentists who work in the Netherlands graduated abroad.

In the Netherlands, in addition to dental nurses, dental technicians in dental laboratories, dental hygienists (mondhygiënist), and denture specialists
(Tandprotheticus) are part of dental care.

Dental hygienists form their own profession which is subject to authorisation: they can work independently of a dentist in their own practice. Their
scope of activity covers teeth cleaning and oral hygiene consultation. Dental hygienists and clinical dental technicians can also work in independent
practices. They also carry out non-surgical parodontal therapy and for example small conservative measures on the instructions of a dentist.

Denture specialists can also work in independent practices, where they are
also able to carry out total and partial denture fittings as a recognised profession, but only on the instructions of a dentist. They are also allowed to
work in the oral cavity.

In the Netherlands, there was an average of 0.48 dentists per 1,000 inhabitants in 2011, or in other words each dentist in the Netherlands had to
treat an average of 2,119 patients (Tab. 7). In the Netherlands, patients visited the dentist an average of 2.3 times a year (2011).

Table 7: Key figures on oral epidemiology and dental care in the Netherlands (1986–2011)				
Oral epidemiology[1]				
DMFT (12-year-olds)		0.6 (1998)		0.8 (2002)
DMFT (35 to 44-year-olds)		17.4 (1986)		–
Proportion of edentulous people (65 to 74-year-olds)		65.4% (1986)		61.0% (1998)[2]
Dental care	1999	2005	2011	Yearly Growth (%)
Inhabitants per dentist[3]	2,579	2,434	2,119	–1.8
Dentists per 1,000 inhabitants[3]	0.39	0.41	0.48	1.7
Dental consultations per head[4]	2.3	2.3	2.3	0.0
Dental costs per head in EUR (PPP)[4]	86	125	164	5.5
Dental costs as a percentage of GDP[4]	0.37	0.42	0.50	2.6

[1] WHO, 2014
[2] 65-year-olds
[3] CBS, 2013 and own calculations
[4] BASYS, own calculations, 2014; OECD, 2014

The average annual costs of dental care per head in the Netherlands were EUR 164 in 2011. In comparison to 1999, these costs have increased by an annual average of 5.5% (Tab. 7). The share of dental care costs in the gross domestic product was 0.50%.

Regarding the dental health of children, the DMFT index was 0.8 in 2002 (WHO, 2014).

3.5.5   Country-specific terms

ANT	Associatie Nederlandse Tandartsen	Dutch Dental Association
BIG	BIG-Register (Beroepen in de Individuele Gezondheidszorg)	BIG-Register (Professions in the individual health care)
KNMT	Koninklijke Nederlandse Maatschappij tot bevordering der Tandheelkunde	Professional Association for Dentists and Dental Specialists in the Netherlands
KRT	Kwaliteitsregister Tandartsen	Quality register for dentists
NL	Nederland	The Netherlands
NZa	Nederlandse Zorgautoriteit	The Dutch Healthcare Authority
VWS	Ministerie van Volksgezondheid, Welzijn en Sport	Ministry of Health, Welfare, and Sport
Wmg	Wet marktordening gezondheitszorg	Health Market Structure Act
Zvw	Zorgverzekeringswet	Health Insurance Act

3.6   Switzerland

3.6.1   Dental care system

Organisation and insurance cover

Social health insurance in Switzerland is regulated in the Health Insurance Act (Krankenversicherungsgesetz [KVG]). This replaced the Health and Accident Insurance Act (Kranken- und Unfallgesetz [KUVG]) of 1911. With the introduction of the Health Insurance Act on 1 January 1996, health insurances were changed into a general, compulsory insurance. Every person living in Switzerland is subject to an obligation to insure themselves. All members of a family, both adults and children, are insured individually. Each person staying in Switzerland must insure themselves within three months. The insured person has a free choice of health insurance provider. The provider must accept the person, regardless of their age and their state of health.

Social health insurance provides services in the case of illness, accident (unless accident insurance pay the cost), and pregnancy. In addition to a voluntary daily allowance insurance, it also covers the obligatory health-care insurance. The obligatory health insurance only reimburses the cost of dental treatments if the patient has a severe disease of the masticatory system, if the dental treatment is linked to a severe general disease and is necessary to support and guarantee medical treatment or if no other insurance covers the cost of treatment after an accident. In contrast to this, for example the costs for general fillings in the case of tooth decay or the correction of malpositioned teeth are not paid. However, it is possible to insure yourself against this risk with additional insurance.

In Switzerland, the majority of the population have special dental insurance or additional insurance which covers a wide range of medical treatments in addition to dental services. Since 1997, additional insurance has no longer been subject to the social insurance law and is instead subject to private insurance law. Under this, the premiums are designed on the basis of risk to an increased extent, in other words based on age, gender, state of health, and health-related behaviour. The level of the premiums is linked to the scope of the insurance, and it is at the discretion of the individual insurance company to decide whether to reject cover following a relevant examination of oral health. The problem with additional insurance is that people with good oral hygiene and therefore lower costs do not obtain insurance because their annual dental costs are lower than the insurance premiums. Insurance is attractive, however, to those who have high costs. This leads to a selection of insured persons, and as a result additional insurance for dental care costs can only be concluded with high premiums.

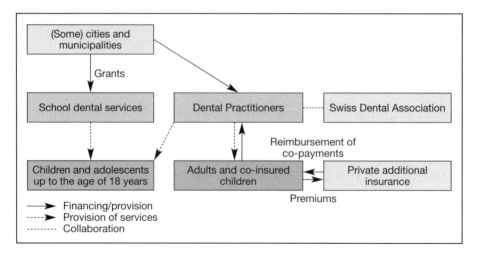

Figure 7: Organisation and structure of dental care in Switzerland

The provision of dental care for children and adolescents is regulated by the health laws in the cantons. The cantons generally delegate these services to the communities, some of which set up their own school dental services to carry out regular dental examinations and treatment of school children. The parents may be obliged to pay contributions for the full cost or part of the cost of treatment, depending on their financial standing.

Associations and organisations

The Swiss Dental Association (Schweizerische Zahnärzte-Gesellschaft [SSO]) has a federal structure. Its core elements are the 20 cantonal sections, which act predominantly independently. They work with the cantonal governments on important legislative issues in the field of dentistry and also play an important role in the organisation of training. In addition to this, the SSO also concludes collective bargaining agreements for dental services on behalf of its members. Specific details of working privately etc. are regulated by the Swiss Dental Association.

3.6.2 Scope of dental care

In terms of dental care, Switzerland works on the principle of personal responsibility. A result of this is that dental indications are excluded from basic insurance. With a few exceptions, no services are provided by social insurance. This means that insured persons in Switzerland who do not have additional insurance have to pay for dental treatments themselves. The calculation of these payments is subject to the dental tariffs set out.

Dental care of adults

In accordance with the Health Insurance Act, the costs of dental treatment in Switzerland are only taken on by the obligatory health insurance if the patient was not able to avoid the disease which caused the damage to the tooth. The disease must also be classified as severe.

In the Health Insurance Benefits Ordinance (Krankenpflege-Leistungsverordnung [KLV]), the individual diseases for which the costs of dental treatment are taken on are listed, in addition to the individual congenital defects which are to be covered by insurance.

These are mostly rare clinical pictures which can generally not be recognised by the patient themselves but have to be diagnosed by a dentist or doctor. If a patient has a disease of this type and it is classified as severe, the health insurance provider will not only pay for the individual services but also all of the necessary treatment. This must be appropriate and economic and may not include any "luxury" measures.

Dental treatments as a result of accidents are remunerated if they are not covered by accident insurance. This mostly applies to those who are not in work (children and pensioners).

Except in emergency cases, the dentist will submit a treatment plan to the health insurance provider before the appointment. The disadvantage for the patient is that they have to wait a while for treatment, but can then rely on the fact that the health insurance provider really will pay for the treatment. The invoicing is done in accordance with the principle of the "tiers payant", in other words the dentist sends the invoice directly to the social health insurance provider. The health insurance provider pays the dentist's bill and charges the insured person for the amount they must pay. This includes excesses and deductibles (fixed amount). The standard deductible is CHF 300 per year; children and adolescents up to the age of 18 do not pay any deductibles. Insured persons can choose to pay higher deductibles, and the insurance premiums (contribution of the insured persons) are reduced as a result. The excess is currently 10% of the remaining invoice amount, up to a maximum of CHF 700 per year (children and adolescents up to the age of 18: CHF 350).

Dental care of children

Some Swiss cities, such as Zurich, have a school dental service for children which is ensured by both public facilities such as school dental clinics and also privately practising dentists. The institutions and doctors receive a public subsidy, and the parents have to pay a fixed fee for the treatment which corresponds to their social income. The school dental services of the city of Zurich are responsible, for example, for the following tasks

(Stadt Zürich, Schul- und Sportdepartement [City of Zurich, Department of School and Sport], 2014):

- Organisation and implementation of the annual dental check-ups set out in law for children in nursery and of school age;
- Organisation and implementation of preventive clarification examinations and dental cleaning by class;
- Providing individual advice to patients and their parents;
- Dental treatments.

The treatment of minors with certain congenital facial defects is covered by the Disability Insurance (Invalidenversicherung [IV]). This includes dental measures for the treatment of congenital defects in minors insured in accordance with Article 3 of the Federal Law on the General Section of the Federal Social Insurance Act (Bundesgesetz über den Allgemeinen Teil des Sozialversicherungsrechts [ATSG]) and Article 13 of the Federal Law on Disability Insurance (Bundesgesetz über die Invalidenversicherung [IVG]). In cases of this type, the Disability Insurance pays for all of the treatment that is necessary until the insured person turns 20 years. Congenital defects are all defects which occur following a completed birth and are included in a list or are designated as such by the Federal Department of Home Affairs (Eidgenössisches Departement des Innern [EDI]). A predisposition for a condition is not deemed to be a congenital defect. However, the point at which a congenital defect is recognised as such is insignificant. When patients reach the age limit of 20 years, the treatment costs for this group of people are covered by the obligatory health insurance.

Orthodontic treatment

The Health Insurance Act only obliges the health insurance providers to take on the costs of orthodontic treatment for very precisely defined clinical pictures. If the position of the jaw deviates significantly from the norm, disability insurance will cover treatment until the person turns 20 years. For orthodontic treatment, health insurance providers offer additional insurance which covers the treatment of incorrectly positioned teeth and jaws. Depending on the health insurance provider and type of insurance, an insured person from the city of Zurich will pay a maximum of CHF 64.40 per month until they turn 18 years. For adults over the age of 18, the monthly premium is between CHF 8.00 and CHF 121.50 (Galli, 2010).

3.6.3   Fees for dental services

In Switzerland, the dental tariff was created in 1976 by the social insurance partners on the basis of economic principles. This means that the prices of individual dental services are based on a cost calculation. A "model practice" was created for this cost calculation. The most recent revision of the tariff entered into force in 1994. The dental tariff applies to both social insurance providers in the field of obligatory accident insurance and disability and military insurance and also to private patients (Zentralstelle für Medizinaltarife UVG, 2008). The tariff is not used in health insurance since in accordance with federal law and the jurisdiction of the federal insurance court health insurance providers cannot take on the costs of any dental treatments in their basic insurance (besides the legal exceptions mentioned above). However, the insurance providers can remunerate dental services on the basis of their statutes or as part of additional insurance; in both cases the private patient tariff applies.

The Swiss dental tariff comprises a total of more than 500 individual services. The tariff scale is based on what is known as the tax point system. Each service is allocated a certain number of tax points. This tax point number is multiplied by a tax point value to generate the price of the individual service. The tax point value does not include costs for materials or the work of dental technicians in the laboratory and are charged separately by the dentist. There is no official agreement with the SSO on the tariff for dental work developed by the Medical Tariff Commission (Medizinaltarif-Kommission [MTK]) in collaboration with the Swiss Dental Laboratories (Verband zahntechnischer Laboratorien der Schweiz [VZLS]). The prices for dentures can therefore vary greatly.[5]

In social insurance cases in accordance with the law on accident insurance and the law on health insurance, both the tax point number and the tax point value (currently CHF 3.10) for each service are set out. For private patients, the tax point number can vary within a certain range. The tax point value has no minimum, but may not exceed CHF 5.80 for members of the Swiss Dental Association. The dental fees for the treatment of private patients can be set individually by each dentist, although if the dentist is a member of the Swiss Dental Association they are bound to the fixed maximum price set. The range of tariffs for private patients makes it possible to take into account particular circumstances for patients (urgency, requirement for comfort, aesthetics, and quality) on the one hand and the situation in the practice (infrastructure costs, salary costs etc.) on the other.

The costs of dental treatment are generally paid by the private patients to the dentist directly and then reimbursed by the private additional insurance provider (cost reimbursement system). This primarily applies to patients with private additional insurance. In addition to this, there is also the option to make use of the principle of transfers in kind, in accordance with which the dentist is paid by the private insurance provider directly.

---

5   The Medical Tariff Commission (MTK) recommends that insurance providers accept invoices on the basis of the tariff for dental work. Military and disability insurance also follow this recommendation.

As with all medical services, with dental services there is a guarantee that care will be taken with the work but no guarantee that the medical measure will be successful. If the dentist infringes his obligation to carry out work with care, they (or their liability insurance provider) are liable for this. The limitation period is ten years and starts from the completion of treatment. The situation is different for parts prepared by dental technicians. Legally, this is a contract for work and not a job between the patient and the dentist as for the standard treatments. The guarantee period for the contract for work is one year. This one-year guarantee relates to the contractual relationship between the dentist and the dental technician. However, the dentist is liable to the patient for the quality of the part prepared by the dental technician for ten years.

3.6.4   Dental care figures

In Switzerland, the majority of dental care is provided by freely practising dentists. In 2011, Switzerland had a total of 4,109 dentists. This corresponds to a density of dentists of an average of 0.52 dentists per 1,000 inhabitants.

The majority of the freely practising dentists either work individually or in small group practices which are not part of hospitals or training facilities. In Switzerland, the cantons are obliged to provide authorisation for the exercise of independent dental activities. This is granted to those who hold a Swiss dental diploma. Recently, there has been a trend towards large practices and practice chains. For younger (employed) patients in particular, an improved service thanks to longer opening hours, several different "specialists" in one practice, and the option to be treated at the weekend or in the evenings is important (Simer, 2012).

In Switzerland, dental hygienists, preventive dental care assistants (formerly dental nurses) and dental technicians are all considered dental auxiliary staff.

Dental assistants work most closely with dentists and have a high level of responsibility for carrying out dental care tasks for the patients. A condition to exercise this profession is a three-year course recognised by the Federal Office for Professional Education and Technology (Bundesamt für Berufsbildung und Technologie [BBT]) and completion of the Swiss certificate of competence as "Dentalassistentin EFZ" [dental assistant]. For this purpose, a new training plan for dental assistants was approved by the Federal Office for Professional Education and Technology in 2009 and entered into force on 1 January 2010 together with the new Edict on Education (Bildungsverordnung [BiVo]).[6]

---

[6]   As of 1 January 2013 the Federal Office for Professional Education and Technology (Bundesamt für Berufsbildung und Technologie [BBT]) has been merged with the State Secretariat for Education and Research (Staatssekretariat für Bildung und Forschung [SBF]). The new institution operates under the name "State Secretariat for Education, Research, and Innovation" (Staatssekretariat für Bildung, Forschung und Innovation [SBFI]).

Specially trained in treatment and maintenance measures for periodontal patients, dental hygienists support the work of the dentist under whose control and responsibility they work. The prophylaxis assistants are dental assistants trained and tested on all aspects of prophylaxis alongside their jobs. Their area of work comprises the treatment of gingivitis and the pre-liminary treatment of periodontitis on behalf of and under the control of the dentist, in addition to the removal of supragingival soft and hard plaque.

In Switzerland, however, dental technicians are only permitted to carry out authorised technical activities outside of the patients' oral cavity on behalf of the dentist and following the preliminary dental work carried out by the dentist (in some cantons a registrable federal qualification is needed).

In addition to this there are what are known as school dental nurses: lay persons trained for the target group (children in nurseries, children of school age) and for the relevant activities. They carry out purely preventive activities. They work under the control of state organisations and authori-ties (school dental care) and institutions (hospitals and homes). Public clin-ics or privately practising dentists generally take on the specialist care.

The costs per head for dental services in 2011 were EUR 260. In compari-son to 1999, this increased by an annual average of 3.3%. In 2011, the share of the gross domestic product was 0.66%, and this has remained al-most the same since 1999 (Tab. 8).

Table 8: Key figures on oral epidemiology and dental care in Switzerland (1988–2011)				
Oral epidemiology[1]				
DMFT (12-year-olds)	1.0 (2000)		0.8 (2009)	
DMFT (35 to 44-year-olds)	18.5 (1992)[2]		14.5 (1999)[2]	
Proportion of edentulous people (65 to 74-year-olds)	15.3% (1988)		13.8% (2002)	
Dental care	1999	2005	2011	Yearly Growth (%)
Inhabitants per dentist[3]	2,071	1,976	1,919	–0.6
Dentists per 1,000 inhabitants[3]	0.48	0.51	0.52	0.6
Dental consultations per head[4]	1.3 (1997)	1.2 (2007)	–	–0.8
Dental costs per head in EUR (PPP)[4]	177	210	260	3.3
Dental costs as a percentage of GDP[4]	0.67	0.68	0.66	–0.1

[1] WHO, 2014
[2] Average value from the age groups of 30 to 39-year-olds and 40 to 49-year-olds
[3] Bundesamt für Statistik, 2014
[4] OECD, 2014

If you look at the oral epidemiological development, this showed that the DMFT index in children (12-year-olds) decreased slightly. The proportion of edentulous people in the age group of 65 to 74-year-olds also decreased slightly.

3.6.5 Country-specific terms

ATSG	Allgemeiner Teil des Sozial-versicherungsrechts	General Section of the Federal Social Insurance Act
BBT	Bundesamt für Berufsbildung und Technologie	Federal Office for Professional Education and Technology
BiVo	Bildungsverordnung	Edict on Education
CH	Confoederatio Helvetica ‖ Schweizerische Eidgenossenschaft	Switzerland
EDI	Eidgenössisches Departement des Innern	Federal Department of Home Affairs
IV	Eidgenössische Invaliden-versicherung	Disability Insurance
IVG	Bundesgesetz über die Invaliden-versicherung	Federal Law on Disability Insurance
KLV	Krankenpflege-Leistungs-verordnung	Health Insurance Benefits Ordinance
KUVG	Kranken- und Unfall-versicherungsgesetz	Health and Accident Insurance Act
KVG	Krankenversicherungsgesetz	Health Insurance Act
MTK	Medizinaltarif-Kommission	Medical Tariff Commission
SBF	Staatssekretariat für Bildung und Forschung	State Secretariat for Education and Research
SBFI	Staatssekretariat für Bildung, Forschung und Innovation	State Secretariat for Education, Research, and Innovation
SSO	Société Suisse d'Odonto-stomatologie ‖ Schweizerische Zahnärzte-Gesellschaft	Swiss Dental Association
TPZ PP	Rahmentarif für Privatpatienten	Tariff framework for private patients
TPZ SV	Fixtarif für die Sozialversicherung	Fixed fee for social insurance
VZLS	Verband zahntechnischer Laboratorien der Schweiz	Swiss Dental Laboratories

3.7 Hungary

3.7.1 Dental care system

Organisation and insurance cover

Hungary managed to transfer its healthcare system from a central state-controlled Semashko model[7] into a social health insurance system. On 1 July 1992, a multifaceted social insurance model entered into force with a national health insurance fund (Országos Egészségbiztosítási Pénztár [OEP]) as the main financing body.

The strategic planning, the preparation of laws, the administration and the control in the healthcare system are essentially the responsibility of the Hungarian Ministry of Human Resources (Emberi Erőforrások Minisztériuma). The Ministry for National Economy (Nemzetgazdasági Minisztérium) is responsible for the budgetary policy and the budget planning of the healthcare system. The national health insurance fund is a separate institution supervised by the Ministry of Human Resources. The national health insurance fund is obliged, amongst others, to conclude contracts with the service providers and to control the cost effectiveness. Since 1999, the contributions have been collected by the tax offices together with general taxes.

The national health insurance is financed by contributions from employed people and employers. Currently the health insurance contribution adds up to 7% of the gross salary. There are special regulations for self-employed people based on income standards. The state pays the insurance contributions for those who do not have their own income. The state also finance operational and investment costs from tax revenue, including for hospitals.

The national health insurance fund has regional branches around the country that pay for medical services on the basis of contracts with doctors, dentists, and other service providers. The law determines the type and scope of medical services. In addition to the national health insurance, there is also private health insurance in Hungary. Many Hungarians use this as additional insurance in order to receive better or more comfortable care in the fields of dentistry, gynaecology, and obstetrics in particular.

---

[7] The Semashko model was prevalent in the former communist central and east European states and combined social insurance elements with a predominantly public provision of services (Klingenberger, 2004).

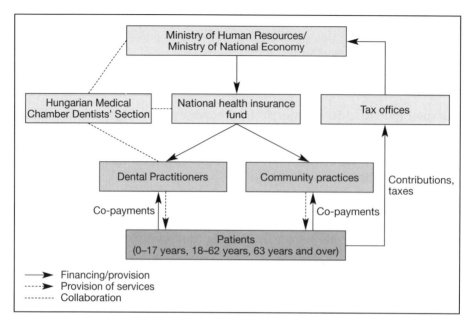

Figure 8: Organisation and structure of dental care in Hungary

Associations and organisations

All Hungarian doctors are organised in the Hungarian Medical Chamber (Magyar Orvosi Kamara [MOK]). With approximately 35,000 members, it is the most important professional political organisation of doctors. The dentists are organised in a type of "sub-chamber" (MOK Fogorvosok Területi Szervezete). As with the chambers of commerce, membership is compulsory. However, there have been increasing discussions recently about abolishing compulsory membership. Since 1994, the chamber has been working as a public law body and acts as the negotiating partner between social insurance and the state. In addition to this, there has been a Hungarian Dental Association (Magyar Fogorvosok Egyesülete [MFE]) as an academic organisation for the dental profession since 1978.

3.7.2 Scope of dental care

With the introduction of the new insurance system in 1992, dental services were not maintained to the same extent. As a result of the reorganisation of insurance cover, the responsibility of the individual became more significant. Preventive services were also ascribed a greater significance in dental care.

In Hungary, a distinction is made between three types of dental treatment. Firstly there is basic dental care. Like general practicioner care, basic dental care is organised by region, the difference being that patients are not permitted to choose their dentist freely (Kovacs et al., 2013). Among other things, basic care includes dental examinations, dental care in schools, and dental care for pregnant women. There is also specialist care. The basic and the specialist care are supplemented by the dental emergency service (Gaál et al., 2011).

The additional payment for dental services is dependent on the kind of treatment and the age of the patient. However, there are also treatments for which patients in Hungary do not have to make additional payments; the dental treatments listed below are fully covered by the national health insurance and are free from additional payments for all Hungarian patients with no limitations on age:

- emergency dental care,
- regular dental examinations (twice a year for children and once a year for adults),
- conservative dental treatment (prevention, prophylaxis, fillings, extractions, periodontal treatment, endodontics),
- dental treatment due to a transfer,
- dental operations,
- the removal of plaque, and
- gum grafting.

In Hungary, the following groups of people are also generally exempt from additional payments on treatment costs (but not from the material and laboratory costs):

- patients under the age of 18 years,
- patients attending a secondary school or vocational training school,
- pregnant patients (from the date of confirmation of the pregnancy until 90 days after birth), and
- patients over the age of 62 years.

With the exception of the treatments mentioned above, those employed and between the ages of 18 and 62 years in Hungary have to bear their treatment costs themselves. The age groups of those between the ages of 0 and 18 years and those who are over the age of 62 years are only required to make an additional payment for the material and laboratory costs. In the case of orthodontic treatments, patients must, for example, bear 15% of the costs themselves up to the age of 18 years. 85% of the costs are taken on by the national health insurance. In the case of partial and total prostheses, patients over the age of 62 years in Hungary pay 100% of the material and laboratory costs themselves, while the dental services are paid for by the health insurance provider (Kravitz et al., 2014).

3.7.3   Fees for dental services

Dentists employed by the state charge the national health insurance provider for their services through the municipalities. The list of services provided by doctors and dentists are linked to a fee schedule set out by the social insurance provider and the tax office.

The remuneration of dental services in Hungary is carried out by means of a mixed system made up of a fixed amount and in accordance with a remuneration of individual services based on a points system. The latter is also used for all other outpatient medical specialist services. The average point value is currently HUF 2.20 (as at: 2013). Part of the payment for basic dental care is a per capita lump sum which is graded by the age of the patient (calculated using points and weighting). For dental services, there is a fixed number of per capita lump sum points for 30 hours of treatment per week. If the treatment time is shorter, the number of per capita lump sum points is decreased accordingly. The assessment of the per capita lump sum (HUF per point) is set out in a government ordinance. In the case of dental services outside of normal treatment times (emergency treatment), the lump sum (amount in HUF) depends on the number of inhabitants of the place where the service is provided (fewer than 50,000; 50,000–100,000; more than 100,000) and the number of working hours per day (Gaál et al., 2011).

3.7.4   Dental care figures

In 2011, there were 5,236 dentists working in Hungary, either practising freely or employed in joint practices. This corresponds to a dentist/patient ratio of 1:1,902. For 2011, this corresponded to an average of 0.53 dentists per 1,000 inhabitants (Tab. 9). Approximately half of Hungarian dentists treat both those with state health insurance and private patients (Kivovics, 2013).

The number of dentists in Hungary has continued to increase in the past few years, despite the fact that the population of Hungary has been declining. This development in the number of dentists must also be seen against the background that even as far back as the early 1990s dentists in Hungary were recognising the potential for dental tourism. The dental clinics which were privatised in the 1990s were free to offer their services to foreigners as well as to Hungarian patients. Initially, patients from the neighbouring country of Austria were treated in particular (Klar, 2013). In this way, Hungary tied in with the tradition of spa tourism, and in the past few years has become the centre of European dental tourism. The reason for this is the fact that dental treatment in Hungary is 50% to 70% cheaper than in western European countries.[8] The

---

[8]   This is why in the case of dental tourism we also talk about "cost-oriented health tourism" (Klingenberger et al., 2009).

difference in price is due to the wage differential. Wages in Hungary are significantly lower than in other member states of the EU.

Table 9: Key figures on oral epidemiology and dental care in Hungary (1999–2011)				
Oral epidemiology[1]				
DMFT (12-year-olds)	3.3 (2001)		2.4 (2008)	
DMFT (35 to 44-year-olds)	15.7 (2000)		15.4 (2003/04)	
Proportion of edentulous people (65 to 74-year-olds)	27.0% (2000)		19.8% (2004)	
Dental care	1999	2005	2011	Yearly Growth (%)
Inhabitants per dentist[2]	2,220	2,238	1,902	−1.3
Dentists per 1,000 inhabitants[2]	0.45	0.45	0.53	1.3
Dental consultations per head[3]	0.7	0.9	0.7	0.0
Dental costs per head in EUR (PPP)[3]	23	39	40	4.7
Dental costs as a percentage of GDP[3]	0.24	0.27	0.25	0.2
[1] WHO, 2014 [2] Eurostat, 2014 [3] OECD, 2014				

In 2011, the costs per head for dental services were an average of EUR 40,
or 0.25% of gross domestic product. The cost level and the development
suggest that the care of foreigners (dental tourism) is not included in these
figures.

In total, insured persons in Hungary visited their dentist an average of 0.7
times a year (Tab. 9). This is the lowest level of all of the countries included
in the investigation.

If you look at oral health in Hungary using selected key figures on oral epi-
demiology, the DMFT index has dropped both in children (12-year-olds)
and in adults (35 to 44-year-olds) in the past few years. The proportion of
edentulous people (65 to 74-year-olds) also decreased markedly.

3.7.5 Country-specific terms

HU	Magyarország	Hungary
MFE	Magyar Fogorvosok Egyesülete	Hungarian Dental Association
MOK	Magyar Orvosi Kamara	Hungarian Medical Chamber
OEP	Országos Egészségbiztosítási Pénztár	National Health Insurance Fund

4   Results of the price survey

The following section gives a systematic overview of the remuneration of dental services for the eleven treatments chosen from the various different areas of dental care:

1. Extensive examination and consultation of a new patient
2. Individual preventive care of children
3. Two-surface direct filling of tooth 45
4. Subgingival curettage
5. Root canal treatment on tooth 46
6. Extraction of tooth 31
7. Bonded crown on tooth 21
8. Insertion of an implant into region 11
9. Fully veneered bridge from tooth 45 to tooth 47
10. Model cast denture
11. Full dentures in the upper and lower jaw

The prices quoted by the six countries Denmark, France, Great Britain, the Netherlands, Switzerland, and Hungary are each given as an index compared to Germany. The German amount was set at one hundred (Germany = 100).[9] There was also a comparison with the results from the 1999 survey.

The price development since the last survey will be shown for the individual treatments. As part of this, the extent to which the prices in the other countries have increased to a greater or lesser degree than in Germany will be addressed in greater detail.[10] In a separate section for the selected

---

[9]   In the 2013 survey, an average point value of EUR 0.9030 was used to calculate the German value for conservative and surgical services in accordance with the assessment scale for dental treatment (BEMA, part 1). This point value is an arithmetic value which is derived from the average of the point values of all KZVs for conservative and surgical services. For the individual preventive services in accordance with the assessment scale for dental treatment (BEMA, part 1), the average point value used is EUR 0.9624. This value is also an arithmetic total calculated from the average of the point values of all regional associations of statutory health insurance dentists for individual preventive services. The starting point for the valuation of denture services in accordance with the assessment scale for dental treatment (BEMA, part 5) is the national point value of EUR 0.7771. For dental fee schedule (GOZ) services in the case of equivalent care of a fully veneered bridge, a current applicable point value totalling 5.62421 cent is assumed with a rate of increase of 2.3 times.

treatments, the level of relevant co-payment by the patients for both 1999 and 2013 will also be shown.

The starting point for the price survey is the treatment of an "average pa-tient" without dental phobia and without excessively difficult treatment conditions such as limited opening of the mouth, macroglossia, tongue hy-permobility, increased salivation, limited ability to communicate, increased gag reflex etc. The treatment is also limited in each case to the treatment indicated and is carried out in a properly positioned set of teeth. Additional work steps such as caries profunda treatment or root canal treatments are not taken into account.

For all dental treatment, with the exception of the "extensive examination", the assumption is made that the examination, diagnosis, consultation and treatment planning have already been carried out, so only a brief explana-tion to the patient of what is occurring is required at the start of and during the treatment. An examination is therefore not part of the treatment or re-muneration.

Counselling is part of all dental services. As for the 1999 survey, in the case of individual preventive services for children counselling is carried out as part of the service "consultation and motivation".

The Nationally Standardised Schedule of Dental Technician Services (Bun-deseinheitliches Verzeichnis der abrechnungsfähigen zahntechnischen Leistungen [BEL II[11]]) forms the basis of the calculation of the dental ser-vices. The prices for the dental services were determined as an average for the country between commercial laboratories and practice laboratories. The BEB list[12] forms the basis for the dental services which belong to the dental fee schedule (GOZ) positions of services beyond basic care. Basis of the calculation of the prices in the BEB list are the prices from the BEL II list with an additional charge totalling 20%.

---

[10] The point values for the Saxony and Hesse KZVs for the first quarter of 1999 were used to determine the German prices for the 1999 survey. For conservative surgical cases, the point value for the KZV Saxony in the primary fund area (lowest point value) was DM 1.39 (EUR 0.71), and for the KZV Hesse for the substitute health insurance area (highest point value) was DM 1.689 (EUR 0.864). For individ-ual cases of prevention, the point value for the KZV Saxony was DM 1.40 (EUR 0.72) and for the KZV Hesse it was DM 1.689 (EUR 0.864). For prosthetic services, the point value for the KZV Saxony was DM 1.15 (EUR 0.59) and for the KZV Hesse it was DM 1.2989 (EUR 0.6641). The average material and laboratory costs were estimated on the basis of the price agreements for commercial laboratories ap-plicable in 1999.

[11] For the costs which come under the scope of statutory health insurance (basic care), dental labora-tories charge the costs in accordance with the Nationally Standardised Schedule of Dental Techni-cian Services (BEL). This schedule of dental technician services is a list of maximum prices, the po-sitions and conditions of which are negotiated between the statutory health insurance providers and guilds of dental technicians.

[12] Dental services which go beyond the services of the statutory health insurance are listed in the Na-tionally Standardised Designation List for Billing of Dental Technician Services (Bundeseinheitliche Benennungsliste für die Abrechnung zahntechnischer Leistungen [BEB]). These are not binding re-quirements. Rather the positions and prices in the BEB form the non-binding basis for calculations which are based on the current costs of dental services.

In order to calculate the comparison values, the prices in the national currencies have been converted to EUR using purchasing power parity. This is done because a conversion using the current conversion rate does not reflect the actual purchasing power. The price comparison based on the gross domestic product per capita is used to adjust the prices for the differences in income between the countries.

In Denmark, remuneration is based on the information about average prices according to the estimations of the danish Dental Association since in Denmark dentists are free to choose their own pricing and there are no public statistics on the prices of dental services.

When showing the price development between 1999 and 2013, the price comparison for Switzerland is limited to those four treatments which do not include any material and laboratory costs. A tax point value of CHF 3.10 is assumed for both years. The four dental services for which we did not have any information on the material and laboratory costs in 1999 were excluded from the depiction of the price development.

4.1 Extensive examination and consultation of a new patient

In dental care, as a matter of principle, the assumption is made that the examination and diagnosis is the basis for the implementation of other dental services. As part of the on-site discussions, clarification was sought whether the individual treatment steps of the examination and diagnosis change depending on whether there will be a subsequent individual preventive, conservative surgery or prosthetic treatment. This is generally not the case.

The treatment steps of an extensive examination and diagnosis with a new patient include: anamnesis, extraoral and intraoral check-up, x-rays for caries diagnosis, documentation, and therapy planning.

4.1.1 Country-specific features

- In *Denmark* the information given applies to adults (over the age of 26 years). Between the age of 18 and 25 years the excess drops from 60% to 34%. Children and young people are treated free of charge by dentists employed by the communes until they turn 18.

- In *Germany*, as in the other countries, the examination and diagnosis form the basis of the implementation of other dental services. In addition to the extraoral and intraoral check-up, it also includes x-rays. There are no separate fee positions for the anamnesis, documentation, and therapy planning.

- With the exception of x-rays, in *France* all treatment steps are remunerated through the basic fee position. X-rays cannot be charged together with this fee position.

- In *Great Britain*, the treatment is allocated to group 1 (remuneration 1 UDA): diagnosis, therapy planning, and tooth preservation.

- In the *Netherlands*, the extensive examination and consultation covers substantially an examination and the relevant diagnostic x-rays in addition to the anamnesis.

- In *Switzerland*, the information applies to a private patient.

- In *Hungary*, the examination and consultation are paid by the national health insurance fund.

4.1.2   Price comparison and price development

The extensive examination and diagnosis of a new patient is generally the first measure carried out by a dentist. Looking at the countries included in the investigation, it becomes apparent that, with the exception of Great Britain and France, dental remuneration is generally made up of two accounting positions. One of the positions is for the extraoral and intraoral examination and the other is for the x-ray services for caries diagnosis. In France, these cannot be billed together with the examination. Except in Hungary, these two positions also include the associated patient-related documentation and therapy planning. What is also interesting is that in the countries in which it is possible to look at the issue from a differentiated perspective thanks to the accounting positions, the proportion of the x-ray services in the remuneration is on the one hand relatively high for a medical/technical service and on the other hand is very diverging. The proportion of the x-ray services within the total remuneration for this treatment varies between approximately 20% and 60%.

An extensive examination and consultation of a new patient is remunerated at a rate of approximately EUR 45 in Germany. This should also be seen against the background that in Germany an extensive examination to identify diseases of the tooth, mouth, and jaw including consultation (BEMA-Z No. 01) can only be charged once every six calendar months, and no earlier than four months after the last charge.

The price comparison for the extensive examination and consultation of a new patient on the basis of purchasing power parity for 2013 shows that the price level for this service is higher in Denmark, the Netherlands, and Switzerland than in Germany (Fig. 9). In France, Great Britain, and Hungary, the price level is less than in Germany.

If you use income ratios as a basis instead of purchasing power parity, the only change for 2013 is that Denmark and the Netherlands then have a higher price level than Germany.

Despite the differences in price in 2013, there is a distinct convergence of the price level compared to 1999. This is the case both when looking at purchasing power parity and income ratios.

If you analyse the price development for this treatment, it becomes apparent that the increase in price over this period was by far the greatest in Denmark. Germany's increase in price came in second. In the other countries, the prices also increased during the period of observation, but not as significantly as in Denmark and Germany.

In Germany, the restructuring of the BEMA-Z on 1 January 2004 is primarily responsible for the price development. According to this, the legislators set out that dental services should be valued equally in accordance with cause-based, prevention-focused care which protects the dental substance in particular, based on the criterion of the duration of dental treatment in and between the areas of tooth preservation, prevention, dentures, and orthodontics. Surgical services increased in value by an average of 11% (Liebold, Raff and Wissing, 2005). The number of points for these services also increased. In some areas such as fillings, however, there were reductions.

4.1.3   Patient excess

The proportion that the patient must pay himself or herself for an examination and diagnosis varies in the different countries. In 1999, patients in Germany, the Netherlands and Hungary were fully exempted from all co-payments (Tab. 10).

In France, the proportion paid by patients in 1999 was generally 30%. In Denmark and Great Britain, the additional payments were 60% and 80% respectively. Only in Switzerland patients had to pay the full costs of the extensive examination and consultation themselves.

In comparison with 2013, the majority of countries had not changed the co-payment at all. Only in the Netherlands patients now have to bear 100% of the costs themselves. In Great Britain, the co-payment for patients increased from 80% to 90%.

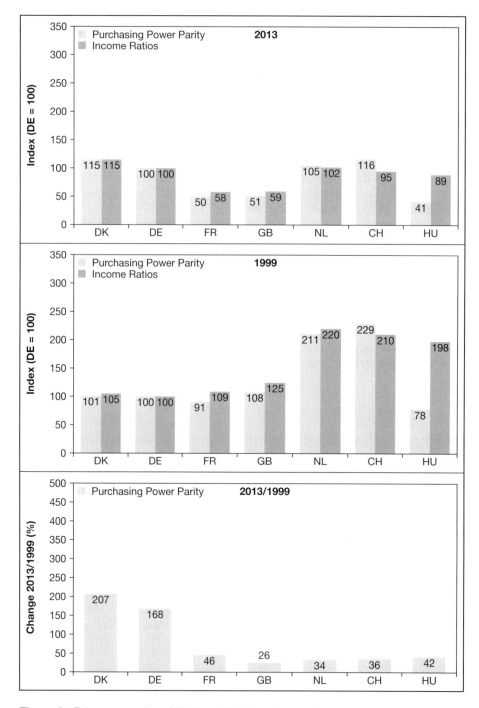

Figure 9: Price comparison (1999 and 2013) and price development (between 1999 and 2013) of an extensive examination and consultation of a new patient

Table 10: Patient excess in 1999 and 2013 for an extensive examination and consultation of a new patient		
Country	Patient excess (%)[1]	
	1999	2013
Denmark	60	60
Germany	0	0
France	30	30
Great Britain	80	90
The Netherlands	0[2]	100
Switzerland	100	100
Hungary	0	0
[1] without private (additional) insurance [2] not including x-ray services		

4.2   Individual preventive care of children

The aim of preventive dental care is to contribute to an improvement in oral health by reducing the disease risks. Individual prophylaxis is an important element in the prevention of oral diseases.

The treatment steps of individual preventive care of children include the determination of the oral hygiene index, patient information, consultation, motivation, dental cleaning, local fluoridation, check-up, local fissure sealant, and documentation.

4.2.1   Country-specific features

- In *Denmark*, individual preventive care of children and adolescents up to the age of 18 years is generally (approximately 95%) carried out by dentists in public practices employed by the communes. In these cases, the fee schedule is not used. The fee schedule is only used in municipalities which have not employed dentists but rather arrange for individual preventive measures to be carried out on children and adolescents by a private dentist.

- Up to the age of 6 years, individual preventive care of children and adolescents in *Germany* essentially comprises early diagnosis examinations and local fluoridation of the teeth. Children and adolescents aged between 6 and 18 years have the right to extensive individual preventive care (Section 22 Volume V of the German Social Security Code).

- In *France*, children and adolescents have to pay an excess of 30% for individual preventive services.

- In *Great Britain*, the treatment comes under group 1 (remuneration 1 UDA): diagnosis, treatment planning, and tooth maintenance.

- In the *Netherlands*, the majority of the fee positions for this treatment are either based on a time period of five minutes or the treatment of one tooth.

- In *Switzerland*, the dentist has access to a wide range of individual preventive services which are used tailored to the child's individual situation. The costs of individual preventive care are not covered by the health insurance providers.

- In *Hungary*, the individual preventive care is financed by the national health insurance fund.

4.2.2   Price comparison and price development

In 1999, for this treatment which was generally applicable the survey did not enable the recording of a comparable bundle of services for a wide range of reasons. It is therefore not possible to carry out a price comparison between 1999 and 2013 at this point. In 2013, the situation in terms of this service was different and it was possible to carry out a relevant price comparison.

In Germany, the prevention programme which is part of statutory health insurance for children and adolescents comprises early diagnosis examinations in children under the age of 6 years and what are known as individual preventive services in children from the age of 6 to the age of 18 years. The price consideration is based on the treatment of children between the ages of 6 and 18 years.

In Germany, individual preventive care of children between the age of 6 and 18 years is remunerated at EUR 77. As in other countries, with the exception of Great Britain and France, the remuneration of the treatment is made of various different fee positions.

Germany, Denmark, and the Netherlands all have a similar price level. France holds a higher price level, while the price level in Switzerland is below that of Germany. Great Britain and Hungary both have a considerably lower price level than all over observed countries.

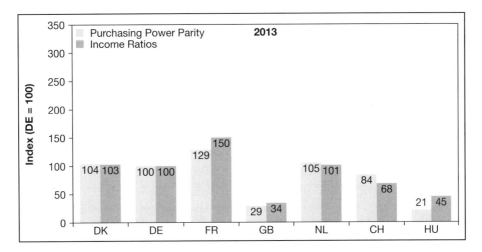

Figure 10: 2013 price comparison of the individual preventive care of children

4.2.3 Patient excess

In the majority of countries investigated, there is no excess for this service for patients with statutory health insurance (Tab. 11). In both 1999 and 2013, in France it is only necessary to pay an excess of 30%. In Switzerland, these services are free of charge for children but parents have to make a separate contribution for the school dental service.

Table 11: Patient excess in 1999 and 2013 for individual preventive care of children		
Country	**Patient excess (%)[1]**	
	1999	2013
Denmark	0	0
Germany	0	0
France	30	30
Great Britain	0	0
The Netherlands	0	0
Switzerland	0	0
Hungary	0	0
[1] without private (additional) insurance		

4.3   Two-surface direct filling of tooth 45

In the case of a two-surface filling, the assumption is made that the filling is inserted into a molar tooth (class II cavity [mo]). Composite is used as the material for the filling.

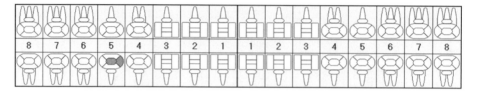

Figure 11: Dental chart to explain the treatment plan for the two-surface direct filling of tooth 45

The treatment steps of a direct filling with two surfaces include patient information, determining the colour of the tooth, and the anaesthia, the application of a rubber dam, the removal of caries, and preparation of the cavity; further treatment steps are the cavity base, the application of a matrix, conditioning of the cavity wall, and filling of the cavity and polymerisation, functional control with occlusal contouring, polishing of the filling, and final fluoridation.

4.3.1   Country-specific features

– In *Denmark*, dentists choose the fee they charge on the basis of the effort involved in the treatment. The patient receives a small subsidy payment in the form of a fixed amount from the state health service for this service. It is also possible to differentiate the dental fee and the material and laboratory costs.

– In 1999, the information for *Germany* was based on the regulations of the dental fee schedule (GOZ), because with just a few exceptions this care was not part of the statutory health insurance catalogue of services. This treatment is currently remunerated alongside anaesthesia via BEMA-Z No. 13b (preparation of a cavity, filling with plastic filling material including cavity base, application of a matrix or the use of other appliances to form and polish the filling, two-surface). In the statutory health insurance, the dentist can conclude an additional cost regulation with his patients with statutory health insurance. The patient can receive an allowance for the amount of the alternative filling treatment from his or her statutory health insurance provider.

– In *France*, 70% of this service is covered by statutory health insurance. The price indicated also applies for those with private health insurance.

- In *Great Britain*, the treatment is included in group 2, "simple treatment" (remuneration 3 UDAs).

- In the *Netherlands*, this service is not covered by social health insurance.

- In *Switzerland*, these figures apply to a private patient.

- In *Hungary*, two-surface direct fillings are fully covered by the national health insurance fund.

4.3.2 Price comparison and price development

In a two-surface direct filling, the diseased tooth is prepared after the caries has been excavated. The cavity is then filled and a functional control is carried out with grinding and polishing.

In Germany in 2013, a two-surface direct filling on tooth 45 is remunerated at EUR 55. In terms of purchasing power parity, the price of these services is above the German value in all of the countries except France and Hungary. This also applies when income ratios are used as a basis for comparison.

In terms of price development, the results from the individual countries for this treatment show very different development in each case. While the remuneration for this service decreased desiderably in both Germany and Hungary, the prices increased at different measures in all other countries (Fig. 12).

4.3.3 Patient excess

In the Netherlands, Great Britain, and Switzerland, patients had to pay the full costs of a two-surface direct filling in 1999. In Hungary and France, the patient excesses were 50% and 30% respectively. For Germany and Denmark there was a percentage excess ranging from 54% to 91%. These were arithmetic values (Tab. 12).

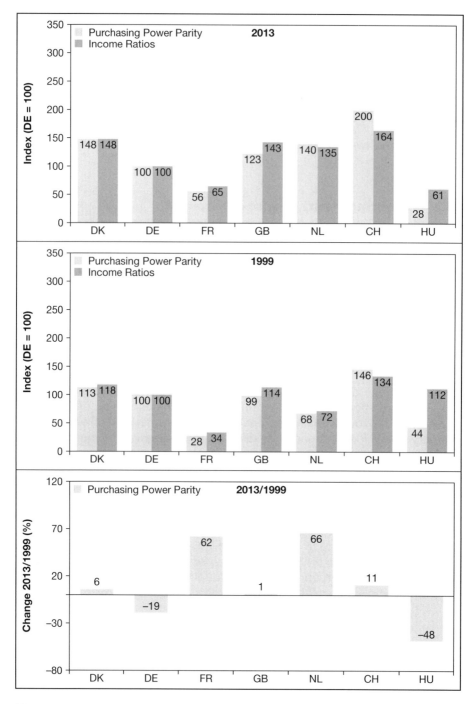

Figure 12: Price comparison (1999 and 2013) and price development (between 1999 and 2013) of a two-surface direct filling on tooth 45

Table 12: Patient excess in 1999 and 2013 for a two-surface direct filling on tooth 45		
Country	Patient excess (%)[1]	
	1999	2013
Denmark	91[2]	90[2]
Germany	54[2]	0[3]/25[4]
France	30	30
Great Britain	100	82[2]
The Netherlands	100	100
Switzerland	100	100
Hungary	50[2]	0

[1] without private (additional) insurance
[2] arithmetic value
[3] for the single layer technique (bulk fill technique) as a standard service
[4] in the case of a multiple layer technique an additional cost regulation in accordance with Section 28 paragraph 2 sentence 2 of Volume V of the German Social Security Code is possible

Looking at the percentage patient excess for 2013, it is evident that in four of the seven countries (Denmark, Germany, Great Britain, and Hungary) the additional payment has decreased compared to 1999.

4.4 Subgingival curettage

Subgingival curettage is a standard treatment for periodontitis marginalis. Following the removal of the contaminated surface or the root from con-crement (deep scaling), the root cementum infected with bacteria is re-moved and the surface of the root smoothened (root planning). The proce-

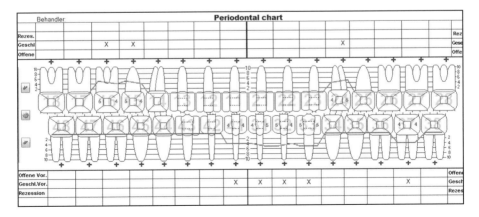

Figure 13: Dental chart to explain the treatment plan for subgingival curettage

dure itself can be carried out as closed curettage or by sight as a periodontal surgical measure (open curettage). In this case a closed procedure on teeth 16, 15, 24, 37, 33, 32, 31, 41 is carried out.

The treatment steps of subgingival curettage include patient information, anaesthesia, deep scaling, root planning, rinsing of the periodontal pockets, and guidelines for the patient.

4.4.1   Country-specific features

- In *Denmark*, subgingival curettage can only be charged as part of periodontal treatment. There is a total amount for the curettage, only the anaesthesia is charged separately (per segment).
- In *Germany*, in addition to the anaesthesia the treatment is remunerated through the systematic treatment of periodontal diseases (BEMA-Z No. P200 and P201).
- In *France*, 70% of this service is covered by statutory health insurance.
- In *Great Britain*, the treatment comes under group 2 (remuneration 3 UDAs): simple treatment.
- In the *Netherlands*, deep scaling is remunerated as part of subgingival curettage based on duration of the treatment. Here, average values were used as the basis for the price comparison.
- In *Switzerland*, the information applies to a private patient.
- In *Hungary*, this dental treatment is covered by the national health insurance fund.

4.4.2   Price comparison and price development

Subgingival curettage was included in the price comparison for the first time in the 2013 survey. It is therefore only possible to carry out a current price comparison for 2013. This also means it is not possible to come to any conclusions regarding the price development since 1999.

The price for the newly included treatment was given as approximately EUR 170 in Germany. The basis for the billing is two different areas: firstly the anaesthetic services and secondly the systematic treatment of periodontal diseases.

On the basis of purchasing power parity, in Germany this treatment is at almost exactly the same level as in Denmark (101). The Netherlands has the highest price level compared to Germany for this service. All of the other

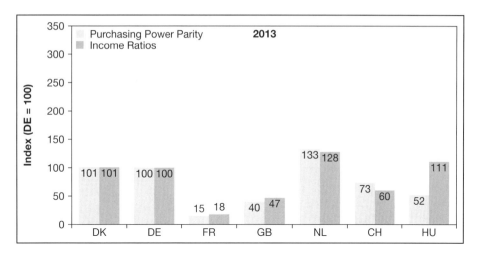

Figure 14: 2013 price comparison of subgingival curettage

countries have a lower price level. The situation is the same by using income ratios with one exception: alongside Denmark and the Netherlands, Hungary is also above the German price level (Fig. 14).

4.4.3 Patient excess

The patient excess for this service is very different in the various countries (Tab. 13). While patients in the Netherlands and Switzerland have to pay the full cost of the treatment, those in Hungary and Germany receive it without any additional payment. In Denmark, France, and Great Britain, patient excesses are between 30% and 82%.

Table 13: Patient excess in 2013 for a subgingival curettage	
Country	**Patient excess (%)[1]**
	2013
Denmark	60
Germany	0
France	30
Great Britain	82[2]
The Netherlands	100
Switzerland	100
Hungary	0

[1] without private (additional) insurance
[2] arithmetic value

4.5   Root canal treatment on tooth 46

When determining the price of the root canal treatment, there is no explicit mention of the fact that an assumption is made that the procedure is an endodontic treatment of a vital tooth. It is deemed that the endodontic treatment has become necessary because the pulp chamber had to be opened during caries excavation or in case of pulpitis. The assumption is also made that the molar 46 has three root canals. Special cases are therefore excluded.

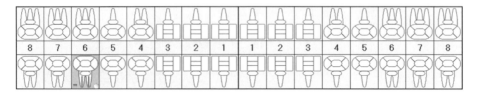

Figure 15: Dental chart to explain the treatment plan for a root canal treatment on tooth 46

The treatment steps of a root canal treatment include patient information, anaesthesia, application of a rubber dam, preparing the tooth, and opening the pulp chamber to expose the entry to the canal, nerve extirpation, x-ray measurements to determine the working length of all of the canals, and preparation of all canals and root canal filling. An x-ray is then taken to check the procedure and assess all root canal fillings, and a temporary filling is placed. The use of an operational or dental microscope is not taken into account in the remuneration.

4.5.1   Country-specific features

–   In *Denmark*, patients receive a subsidy in the form of a fixed amount per root canal from the state health service.

–   In *Germany*, statutory health insurance covers the costs of root canal treatment if one of the following conditions is met: 1. The tooth to be healed is an anterior tooth. 2. A molar is in a full row of teeth with no gaps. 3. The treatment will prevent the row of teeth being shortened in a backwards direction on one side. 4. As a result of treatment an existing denture can be maintained. In the present case, the second justification applies. From a remuneration perspective, a distinction is made between the treatment of a tooth with vital and nonvital pulp. As in 1999, the price comparison is based on the treatment of a tooth with vital pulp.

–   In *France*, any material and laboratory costs which arise are not included in the fee positions, so these are shown separately.

- In *Great Britain*, this treatment comes under group 2 (remuneration 3 UDAs): simple treatment.

- In the *Netherlands*, root canal treatment for adults is not covered by social health insurance.

- In *Switzerland*, this information applies to a private patient.

- In *Hungary*, this dental treatment is covered by the national health insurance fund.

4.5.2   Price comparison and price development

Under statutory health insurance in Germany, root canal treatment is deemed to be the removal of infected tissue with a subsequent mechanical dentine removal with the aid of a manual instrument to conically expand and prepare the root canal before finally filling the root canal. In this price survey, the temporary filling of the cavity is deemed to be the end of the treatment. The final filling is not taken into account for these purposes unless it is part of the endodontic treatment measure. Relevant delimitations of service are taken into account here as under certain circumstances in some countries the temporary filling is charged as part of the final care.

The price for a root canal filling in Germany is EUR 231. The price comparison of the root canal treatment services shows that, measured by purchasing power parity, Denmark, the Netherlands, and Switzerland have higher values than Germany. Also on the basis of purchasing power parity, Great Britain, Hungary, and France are significantly under the German value.

Compared to 1999, the remuneration increased in Denmark, Germany, and France and to a significantly greater extent in the Netherlands and Switzerland. Only in Great Britain and Hungary there was a decrease in price based on general purchasing power parity (Fig. 16).

4.5.3   Patient excess

Concerning the root canal treatment there was a very varying picture of the level of co-payment made by patients in the two years being investigated (Tab. 14). In 2013, patients in Switzerland and the Netherlands had to pay 100% of the treatment costs themselves. The proportion of co-payment for the same year was 20% in Denmark, 30% in France, and 82% in Great Britain. Only in Germany and Hungary patients did not have to make any co-payments. For Germany, however, there are limitations within the scope of the statutory health insurance for the indication for endodontic measures.

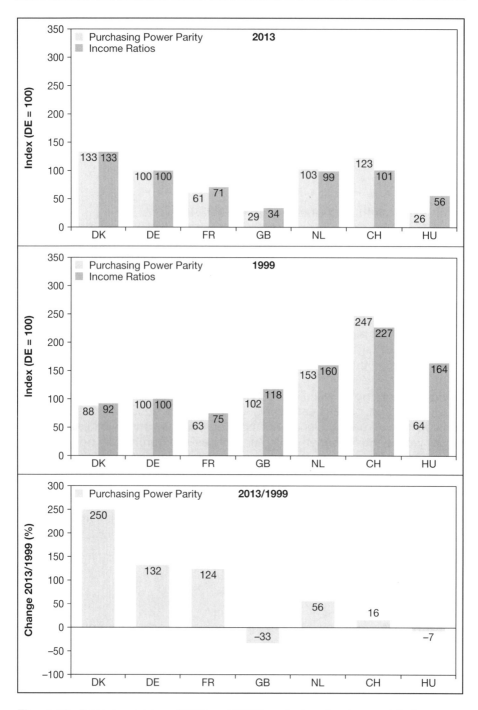

Figure 16: Price comparison (1999 and 2013) and price development (between 1999 and 2013) of a root canal treatment on tooth 46

Table 14: Patient excess in 1999 and 2013 for a root canal treatment on tooth 46		
Country	Patient excess (%)[1]	
	1999	2013
Denmark	85[2]	20
Germany	0	0[5]
France	30	30
Great Britain	80	82[2]
The Netherlands	100[3]	100
Switzerland	100	100
Hungary	50[2/4]	0

[1] without private (additional) insurance
[2] arithmetic value
[3] patients over the age of 18 years
[4] 18 to 60-year-old patients
[5] if applicable non-contractual services in accordance with the GOZ (treatment guideline III.9)

In comparison with 1999, the level of additional payment made by patients had decreased in two of the seven countries – Denmark and Hungary.

4.6   Extraction of tooth 31

The assumption made when determining the prices is that the extraction of tooth 31 is carried out without further surgical procedures or adaptation suturing.

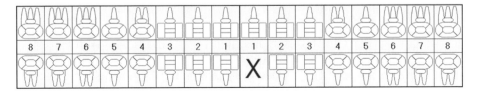

Figure 17: Dental chart to explain the treatment plan for the extraction of tooth 31

The main treatment elements for an extraction include patient information, anaesthesia, extraction, wound treatment, and guidelines for the patient.

4.6.1   Country-specific features

- For *Denmark*, the information applies to an adult patient.

- In *Germany*, wound treatment is deducted under the BEMA position for the extraction (BEMA-Z No. 43). In addition to this, only the relevant anaesthesia services can further be charged for this treatment.

- In *France*, 70% of this service is covered by statutory health insurance.

- In *Great Britain*, the treatment is allocated to group 2 (remuneration 3 UDAs): simple treatment.

- In the *Netherlands*, this service is not covered by social health insurance. The extraction is remunerated through a position which includes all of the treatment steps.

- In *Switzerland*, the information applies to a private patient.

- In *Hungary*, this dental treatment is covered by the national health insurance fund.

4.6.2   Price comparison and price development

Extractions are generally the most common oral surgery carried out in a dental practice. For the price comparison, it was necessary to take into account whether wound care was already included in the scope of the extraction service or whether there are additional positions for these services.

In Germany, at EUR 27, the remuneration for the extraction of tooth 31 is significantly lower than in the other countries, with the exception of Hungary. This applies both in the price comparison in purchasing power parity and on the basis of income ratios (Fig. 18). This is still more remarkable since the price for this treatment in Germany did increase significantly as compared to 1999. The noticeable high valuation in Great Britain and the significant increase in price compared to 1999 is a direct result of the classification of an extraction as remuneration group 2 (remuneration 3 UDAs: simple treatment).

As a result of the significant increase in value in Great Britain and the decrease in value in Hungary, it is possible to identify a divergence of the price structure for this treatment compared with 1999.

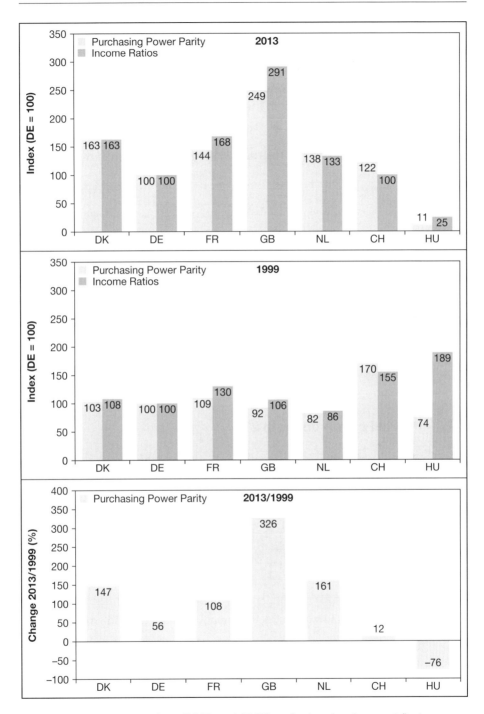

Figure 18: Price comparison (1999 and 2013) and price development (between 1999 and 2013) of an extraction of tooth 31

4.6.3   Patient excess

The variation in the level of excess is particularly high for this treatment. In 2013, patients had to make a co-payment for the extraction of a tooth in all of the countries except for Germany and Hungary. This varied from 30% in France to 82% in Great Britain. In the Netherlands and Switzerland, the patient excess is 100% (Tab. 15).

Table 15: Patient excess in 1999 and 2013 for an extraction of tooth 31		
Country	Patient excess (%)[1]	
	1999	2013
Denmark	60	60
Germany	0	0
France	30	30
Great Britain	80	82[2]
The Netherlands	100[3]	100
Switzerland	100	100
Hungary	0	0

[1] without private (additional) insurance
[2] arithmetic value
[3] patients over the age of 18 years

4.7   Bonded crown on tooth 21

The starting point for the survey is a crown with vestibular veneer on tooth 21 (frame material: gold, veneer material: ceramic). The survey recorded the fee and the material and laboratory costs.

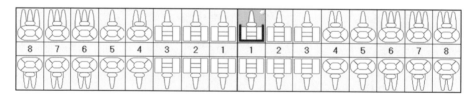

Figure 19: Dental chart to explain the treatment plan for a bonded crown on tooth 21

The treatment steps include patient information, anaesthesia, impression for a temporary crown, preparation of the tooth, determination of the tooth colour, impression from the upper and lower jaw for the making of models, and the manufacture and incorporation of a temporary crown; also the try-in of the dental crown, a functional control with occlusion grinding, polishing, incorporation of the crown, functional control, and final check-up.

4.7.1 Country-specific features

– In *Denmark*, this service is not subsidised by the state health service, so the dentist decides the fee to charge depending on the effort involved in treatment. There is only a distinction between the necessary anaesthesia and the remaining dental services.

– In *Germany*, a crown with vestibular veneer in the visible part of the mouth is deemed to be standard care. In this respect, the treatment listed here is basic care. The level of what are known as diagnosis-based fixed subventions is calculated to cover 50% of all of the services necessary for basic care. If gold is chosen for the frame rather than a base metal, the patient must pay the additional costs.

– Statutory health insurance in *France* grants a subsidy of 70% of the treatment costs up to a fixed limit.

– In *Great Britain*, the treatment comes under group 3 (remuneration 12 UDAs): complex treatment.

– In the *Netherlands*, this service is not covered by social health insurance.

– In *Switzerland*, the information applies to a private patient.

– In *Hungary*, the additional payment for dental services is dependent on the treatment in question and the age of the patient. In Hungary, those who are aged between 18 and 62 years and those in employment have to pay the costs of treatment themselves. The age groups of those between the ages of 0 and 18 years and those who are over the age of 62 years are only required to make an additional payment for the material and laboratory costs.

4.7.2 Price comparison and price development

A bonded crown on tooth 21 is the dental restoration of the anatomical crown which reconstructs the destroyed part of the tooth. Unlike a filling which is always anchored intracoronally, a crown is characterised by extracoronal anchoring. Crowns can be made from different materials. In this investigation, the assumption is made that a gold metal and ceramic veneered crown is used.

The price recorded for the crown includes material and laboratory costs. For the majority of countries, these are shown separately. Only in Great Britain the material and laboratory costs are already included in the relevant remuneration group.

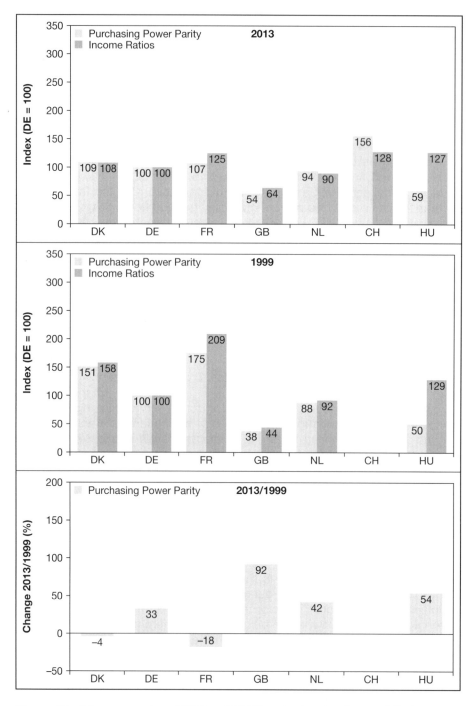

Figure 20: Price comparison (1999 and 2013) and price development (between 1999 and 2013) of a bonded crown on tooth 21

The price for vestibular ceramic veneered crowns including material and laboratory costs in Germany is EUR 496. On the basis of purchasing power parity, this service only brings in a lower remuneration among the countries used for comparison in the Netherlands, Great Britain, and in Hungary. In France (107), Denmark (109), and Switzerland (156) the price level is higher than in Germany. If you relate the prices recorded back to income ratios, the price index for this service is higher than in Germany in all of the other countries used for comparison except for Great Britain and the Netherlands.

Compared to 1999, there was a decrease in price in France and Denmark and a significant increase in price in Great Britain (Fig. 20).

4.7.3 Patient excess

In terms of the co-payment recorded in 2013, Germany with its arithmetic proportional value of 72% had the lowest level. In contrast to this, the additional payment for patients in France (82%), Great Britain (89%), Denmark, the Netherlands, Switzerland, and Hungary each at 100% was higher (Tab. 16).

Table 16: Patient excess in 1999 and 2013 for a bonded crown on tooth 21		
Country	Patient excess (%)[1]	
	1999	2013
Denmark	100	100
Germany	42–55[2]	72[2/3]
France	93	82[2]
Great Britain	80	89[2]
The Netherlands	100	100
Switzerland	100	100
Hungary	100	100/44[2/4]

[1] without private (additional) insurance
[2] arithmetic value
[3] calculation not including bonus
[4] unemployed persons between 18 and 62 years

If you look at the two years for which results were recorded, it is evident that the co-payment has increased compared with 1999 for Germany and Great Britain.

4.8 Insertion of an implant in region 11

The insertion of an implant region 11 is an enossal, post-shaped screw-type implant, in other words a two-phase implant made of an implant body and structure which are screwed together. The supra-construction is only screwed on after the osseointegration. The implant material is titanium. There is also a distinction between immediate implants (immediately after the loss of the tooth), delayed implants (4–8 weeks after tooth loss) and late implants (after the total ossification of the alveole). A late implant is used for this price consideration.

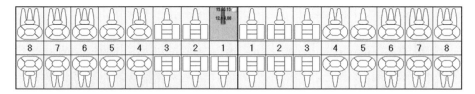

Figure 21: Dental chart to explain the treatment plan for the insertion of an implant in region 11

The treatment steps of the insertion of an implant include anamnesis, patient information, x-ray diagnostics (panoramic radiograph and computerised tomography), anatomic impression for models, maxillomandibular relationship record, dental cast analysis, x-ray diagnostics with a template, mucosa thickness measuring, anaesthesia, preparation of a mucoperiosteal flap and exposure of the bone, drilling with a drill template (pilot hole preparation, final extension drill, norm preparation, shape preparation), setting of the implant, closing the implant with appropriate screws, postoperative check-up, and suture removal.

4.8.1 Country-specific features

- In *Denmark*, the information relates to two treatment blocks. The first block comprises the anamnesis, patient information, and x-ray diagnostics (panoramic radiograph). The second block includes the remainder of the treatment steps from the anatomic impression through to the preparation of a mucoperiosteal flap and exposure of the bone and on to the setting of the implant, the postoperative check-up, and the suture closure.

- In *Germany*, implant treatment is a non-contractual service unless there is an exceptional indication in accordance with Section 28 paragraph 2 sentence 9 of Volume V of the German Social Security Code. Since there are no fee positions in BEMA-Z for implant services, the treatment and cost plans are drawn up in accordance with the GOZ.

- In *France*, the insertion of an implant is not covered by statutory health insurance, so 100% of the cost must be borne by the patient.

- In *Great Britain*, this treatment comes under group 3 (remuneration 12 UDAs): complex treatment. In Great Britain implants are subsidized only in exceptional cases. This is the case for patients who cannot wear other dentures for medical reasons, or whose face and teeth have been damaged (for example as a consequence of mouth cancer or an accident).

- In the *Netherlands*, this service is not covered by social health insurance. The health insurance provider only takes on the cost of the treatment (with the relevant additional payment by the patient) if the implant in a toothless jaw serves to maintain a full set of dentures.

- In *Switzerland* the information applies to a private patient.

- In *Hungary*, the additional payment for dental services is dependent on the treatment in question and the age of the patient. In Hungary, those who are aged between 18 and 62 years and in employment have to pay the costs of treatment themselves. The age groups of those between the ages of 0 and 18 years and those who are over the age of 62 years are only required to make an additional payment for the material and laboratory costs.

4.8.2 Price comparison and price development

Since they carry dentures, dental implants take on the function of artificial tooth roots. It is therefore possible to replace an individual tooth, close small gaps in teeth, and attach full dentures to a toothless jaw. Implantology has become an important part of modern dentistry. For this reason, this service was included in the comparison this time. It is therefore not possible, however, to make any statements on price development between 1999 and 2013.

As with other prosthetic services, material and laboratory costs play a significant part in the remuneration of this service. While they are shown separately in Germany, the Netherlands, Hungary, and Switzerland; they are part of the general dental remuneration in other countries.

In Germany, the remuneration for the implant of a single tooth is EUR 1,210. Based on general purchasing power parity, the price level in Denmark, France, and Hungary is below the German level. The other countries, however, have higher index values. Based on the respective income ratios, the price level in Great Britain and the Netherlands is greater than that in Germany (Fig. 22).

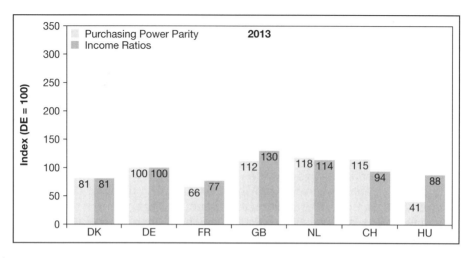

Figure 22: 2013 price comparison of the insertion of an implant in region 11

4.8.3   Patient excess

The patient excess for the insertion of an implant in region 11 in the countries included in the investigation is 100%.

Table 17: Patient excess in 2013 for the insertion of an implant in region 11	
Country	Patient excess (%)[1]
	2013
Denmark	100
Germany	100[2]
France	100
Great Britain	100
The Netherlands	100
Switzerland	100
Hungary	100/43[3/4]

[1] without private (additional) insurance
[2] carried out through GKV only in the very rare case of exceptional indications. Billing is then carried out using the GOZ
[3] arithmetic value
[4] unemployed persons between 18 and 62 years

4.9   Fully veneered bridge from tooth 45 to tooth 47

In a fully veneered bridge (also known as a metal ceramic bridge), the metal frame which surrounds the abutment teeth and closes the gap between the teeth is completely veneered. In this case, the fully veneered bridge is to replace tooth 46 (frame material: gold; veneer material: ceramic).

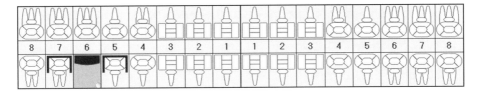

Figure 23: Dental chart to explain the treatment plan for a fully veneered bridge from tooth 45 to tooth 47

The treatment steps of a fully veneered bridge include patient information, x-ray diagnostics (panoramic radiograph and computerised tomography), impression for the crowns, anaesthesia, preparation of the tooth, determination of the colour of the tooth, impression from the upper and lower jaw for the making of the model, jaw relation record, and making and incorporation of the temporary crowns; also the try-in of the metal frame, try-in of the veneered bridge, functional control with occlusion grinding, polishing, incorporation of the bridge, and subsequent functional control and final check-up.

4.9.1   Country-specific features

– In *Denmark*, this service is not subsidised by the state health service, so the dentist decides the fee to charge depending on the effort involved in treatment. In addition to anaesthesia, which is shown separately, this is a full service differentiated by dental fee and material and laboratory costs.

– For *Germany*, some of the information is based on the regulations of the GOZ. This care is not part of the statutory health insurance catalogue of services. The patient receives a fixed subvention from the statutory health insurance which is based on the standard care. In addition to this, the bonus regulations also apply (having regular precautionary check-ups).

– Statutory health insurance in *France* grants a subsidy of 70% of the dental fees up to a fixed limit, but no subsidy for the material and laboratory costs.

– In *Great Britain*, the treatment comes under group 3 (remuneration 12 UDAs): complex treatment.

- In the *Netherlands*, this service is not covered by social health insurance.

- In *Switzerland*, the information applies to a private patient.

- In *Hungary*, the additional payment for dental services is dependent on the treatment in question and the age of the patient. In Hungary, those who are aged between 18 and 62 years and in employment have to pay the costs of treatment themselves. The age groups of those between the ages of 0 and 18 years and those who are over the age of 62 years are only required to make an additional payment for the material and laboratory costs.

4.9.2   Price comparison and price development

In fully veneered bridges, the entire metal core is coated in a ceramic layer. As for other prosthetic services, material and laboratory costs occur which are taken into account as part of the price comparison. In some countries, these are shown separately. Here you can see that the share of material and laboratory costs varies in the different countries. In Germany in 2013, for example, this was comparatively high at 70% compared to 40% in Denmark.

In Germany, the remuneration for a fully veneered bridge is EUR 1,673. If you compare this value on the basis of purchasing power parity, Switzerland has the highest price level. All other countries have price levels below that of Switzerland (Fig. 24).

If you look at income ratios, both France and Hungary are above the German price level. The price level in Great Britain dropped off considerably, as it was the case in 1999.

If you look at the price development between 1999 and 2013, it becomes apparent that on the one hand the price level of Denmark, France, and Great Britain has dropped, and on the other hand increased in Germany, the Netherlands, and Hungary.

4.9.3   Patient excess

In Denmark, the Netherlands, Switzerland, and Hungary, patients have to pay the full costs of this treatment themselves. This was also the case in 1999.

In Germany, France, and Great Britain, the level of co-payment for patients in 2013 varied between 82% and 89%, with the values in Germany, France, Great Britain, and Hungary respectively being purely arithmetic (Tab. 18).

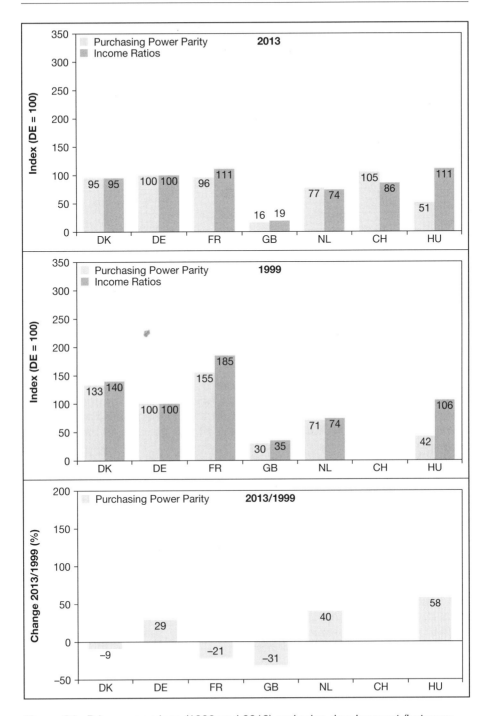

Figure 24: Price comparison (1999 and 2013) and price development (between
1999 and 2013) of a fully veneered bridge from tooth 45 to tooth 47

Table 18: Patient excess in 1999 and 2013 for a fully veneered bridge from tooth 45 to tooth 47		
Country	Patient excess (%)[1]	
	1999	2013
Denmark	100	100
Germany	78–84[2]	82[2/3]
France	93	84[2]
Great Britain	80	89[2]
The Netherlands	100	100
Switzerland	100	100
Hungary	100	100/61[2/4]

[1] without private (additional) insurance
[2] arithmetic value
[3] calculation not including bonus
[4] unemployed persons between 18 and 62 years

4.10   Model cast denture

A denture is understood to be a dental or dental technical part to replace some (= partial denture) or all (= complete denture) teeth, mostly made of resin with some partial dentures being made of metal. The replacement teeth can be made of resin or ceramics. In the investigation, the assumption is made that the teeth 36, 32, 31, 41, 42, 44, 45, and 46 are replaced by resin teeth.

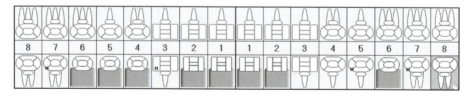

Figure 25: Dental chart to explain the treatment plan for a model cast denture

The treatment steps of a model cast denture include explaining patient information, anatomic impression of both jaws and an individual impression of the lower jaw, determining the course of the clasp on the lower jaw model, grinding of the occlusal rest bars in the lower jaw, functional impression of the lower jaw with the custom impression tray and of the upper jaw with a ready for use impression tray to create master casts, maxillomandibular relationship record, inserting the upper jaw master cast in the articulator, try-in of the model, determining the tooth colour and tooth shape, wax try-in, incorporation of the model casting, functional control with occlusion grinding of the prosthetic teeth, polishing, final check-up.

4.10.1 Country-specific features

- In *Denmark*, generally no subsidy is provided by the state health service. Dentists can therefore choose the fee they charge on the basis of the effort involved in the treatment. This is a service for which a distinction is made between the fee and material and laboratory costs.

- For *Germany*, the prices are based on BEMA-Z. Of this, the statutory health insurance pays a fixed subvention including the material and laboratory costs based on the findings, which is intended to cover 50% of the services necessary for basic care. In addition to this, the bonus regulations also apply (having regular precautionary check-ups).

- Statutory health insurance in *France* grants a subsidy of 70% of the dental fees up to a fixed limit, but no subsidy for the material and laboratory costs.

- In *Great Britain*, the treatment comes under group 3 (remuneration 12 UDAs): complex treatment.

- In the *Netherlands*, this service is not covered by social health insurance. The co-payment made by patients is 100%.

- In *Switzerland*, this information applies to a private patient.

- In *Hungary*, the co-payment for dental services is dependent on the treatment in question and the age of the patient. In Hungary, those who are aged between 18 and 62 years and in employment have to pay the costs of treatment themselves. The age groups of those between the ages of 0 and 18 years and those who are over the age of 62 years are only required to make an additional payment for the material and laboratory costs. In the case of partial and total prostheses, patients over the age of 62 years in Hungary pay 100% of the material and laboratory costs themselves, while the dental services are paid for by the national health insurance fund.

4.10.2 Price comparison and price development

The model cast denture is the basic variant for the long-term replacement of several missing teeth. This denture is held onto the teeth by means of cast clasps. Material and laboratory costs also occur here in addition to the remuneration for dental services. In the countries in which these costs are shown separately, these vary as a proportion of the overall remuneration between 46% and 77%.

In Germany, the remuneration for this model cast denture is EUR 689. Based on purchasing power parity, the highest prices for model cast den-

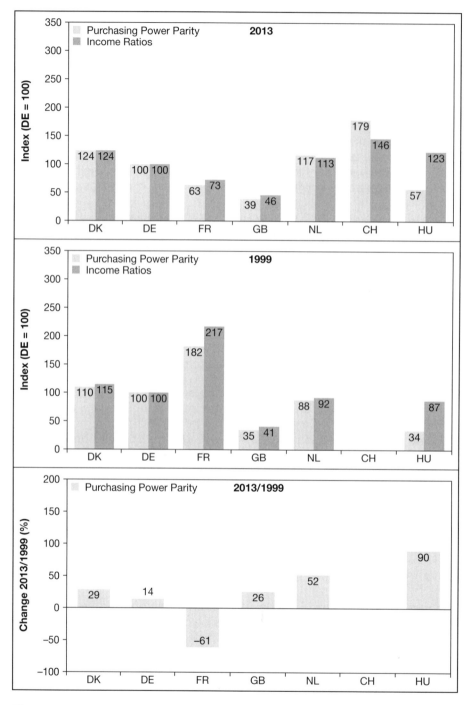

Figure 26: Price comparison (1999 and 2013) and price development (between 1999 and 2013) of a model cast denture

tures in 2013 were in Switzerland (179) and Denmark (124). There is an average price level in the Netherlands (117) and Germany (100). The prices in France (63), Hungary (57), and Great Britain (39) are lower than in Germany (Fig. 26).

Using income ratios as the scale, the picture changes such that Hungary rises into third place in the rankings, after Switzerland and Denmark but before Germany.

When looking at the price development since 1999, it is Hungary that shows a significant increase (90%). This is followed significantly further behind by the Netherlands with an increase of 52% and Denmark at 29%. In France, however, a considerable drop in price is evident.

4.10.3 Patient excess

As for the other prosthetic services which have already been described, in 2013 patients had to pay 100% of the costs of this treatment themselves in Denmark, the Netherlands, Switzerland, and in Hungary. In the other countries (Germany, Great Britain, and France), the co-payment varied between 56% and 89% (Tab. 19).

Table 19: Patient excess in 1999 and 2013 for a model cast denture		
Country	Patient excess (%)[1]	
	1999	2013
Denmark	100	100
Germany	35–50	56[2/4]
France	86[2]	78[2]
Great Britain	80	89[2]
The Netherlands	100	100
Switzerland	100	100
Hungary	100[3]	100/38[2/5]

[1] without private (additional) insurance
[2] arithmetic value
[3] 18 to 60-year-old patients
[4] calculation not including bonus
[5] unemployed persons between 18 and 62 years

4.11   Full dentures in the upper and lower jaw

Full dentures are the dental replacement of all of the teeth in the upper or lower jaw by a removable denture which covers the alveolar processes and the hard palate in the upper jaw and just the alveolar processes in the lower jaw and stays there thanks to suction and static forces. The base of the denture is generally made of resin, the replacement teeth are either made of tooth-coloured resin or ceramics. As part of this investigation, the assumption is made that the missing teeth are replaced by resin teeth.

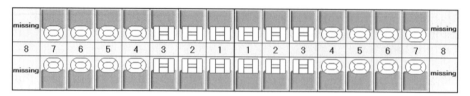

Figure 27: Dental chart to explain the treatment plan for full dentures in the upper and lower jaw

The treatment steps of full dentures include patient information, anatomic impression of both jaws and individual impression of the upper and lower jaw, functional impression with the individual impression cups to prepare the master cast, vertical and horizontal maxillomandibular relationship record, determination of tooth colour and tooth shape, wax try-in, functional control and occlusion grinding and articulation of the full dentures in the articulator, incorporation of the full dentures in the lower jaw and upper jaw, functional control and occlusion grinding in the mouth, if necessary reassembly, polishing, final check-up.

4.11.1 Country-specific features

–   In *Denmark*, this service is not subsidised by the state health service, so the dentist decides the fee to charge depending on the effort involved in treatment. Here, too, there is a distinction between the dental fee and the material and laboratory costs.

–   For *Germany*, the prices are based on BEMA-Z. Of this, the statutory health insurance pays a fixed subvention including the material and laboratory costs based on the findings, which is intended to cover 50% of the services necessary for basic care. In addition to this, the bonus regulations also apply (having regular precautionary check-ups).

–   Statutory health insurance in *France* grants a subsidy of 70% of the dental fees up to a fixed limit, but no subsidy for the material and laboratory costs.

–   In *Great Britain*, the treatment comes under group 3 (remuneration 12 UDAs): complex treatment.

–   In the *Netherlands*, the patient receives a subsidy of 75% from the social health insurance.

- In *Switzerland*, the information applies to a private patient.

- In *Hungary*, the co-payment for dental services is dependent on the treatment in question and the age of the patient. In Hungary, those who are aged between 18 and 62 years and in employment have to pay the costs of treatment themselves. The age groups of those between the ages of 0 and 18 years and those who are over the age of 62 years are only required to make an additional payment for the material and laboratory costs. In the case of partial and total prostheses, patients over the age of 62 years in Hungary pay 100% of the material and laboratory costs themselves, while the dental services are paid for by the national health insurance fund.

4.11.2 Price comparison and price development

Despite the successes in terms of dental prevention, the clinical picture of "edentulousness" will continue to exist in the future. The frequency of the clinical picture will decrease in the medium term, but the treatment, insertion of a full tooth and partial jaw replacement will remain an unchanged part of the range of services offered by dentists who work in the field of prosthetics. As for other prosthetic services, the price for this treatment is made up of the dental services and the material and laboratory costs. Unlike for the other prosthetic treatments included in this study, the proportion of material and laboratory costs varies within a relatively narrow range. In the countries in which the material and laboratory costs are shown separately, the proportion is between 52% and 59%.

In Germany, the remuneration for full dentures is EUR 1,241. Looking at the results of the price comparison on the basis of purchasing power parity, the price level is the highest in Switzerland, followed by France. Denmark, the Netherlands, Hungary, and Great Britain all had price levels below that of Germany (Fig. 28). Looked at in terms of income ratios, the order changed in that France then had the highest price level. The prices for this treatment increased during the observation period in all of the countries except Denmark and France.

4.11.3 Patient excess

Only in Denmark, Switzerland, and Hungary did patients have to pay the full costs of full dentures themselves. The Netherlands has the lowest co-payment rate (25%) for this service (Tab. 20). In Germany, the co-payment is approximately half of the price. In Hungary, the co-payment for unemployed persons between 18 and 62 years is 41%. In Great Britain, patients have to pay 89% of the costs, and in France this figure is 92%.

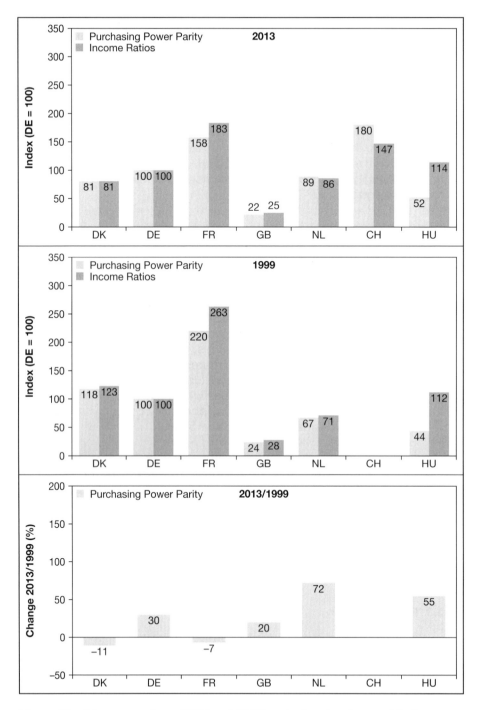

Figure 28: Price comparison (1999 and 2013) and price development (between 1999 and 2013) of full dentures in the upper and lower jaw

Table 20: Patient excess in 1999 and 2013 for full dentures in the upper and lower jaw		
Country	Patient excess (%)[1]	
	1999	2013
Denmark	100	100
Germany	35–50	53[2/4]
France	89[2]	92[2]
Great Britain	80	89[2]
The Netherlands	25	25[5]
Switzerland	100	100
Hungary	100[3]	100/41[2/6]

[1] without private (additional) insurance
[2] arithmetic value
[3] 18 to 60-year-old patients
[4] calculation not including bonus
[5] If implants are used in a toothless mouth as part of the denture, the co-payment is EUR 125.00 per jaw
[6] unemployed persons between 18 and 62 years

5 Analysis of the price differences

The following sections compile the results of the price survey in the previous section and look at them in the context of the development of institutional framework conditions for dental care. This includes not only the development of remuneration tariffs and regulations on excesses, but also the changes in the organisation of dental care. In addition to income, institutional framework conditions can be seen as key determining factors for the price differences.

Dentistry is generally characterised by relatively high levels of practice investment.[13] Medical and technological advancement therefore determines the productivity of a dental practice and the provision of individual dental services to a comparatively significant extent. On the one hand, this has advantages in terms of cost, but on the other hand product innovations increase costs. It is therefore not surprising that the dental tariffs and the service contracts have been adjusted in most countries in the past decade.

5.1 Price comparison

The central concern of this survey is to gain a systematic insight into the current situation in terms of dental remuneration for seven European countries (including Germany). In order to do this, to ensure greater clarity, the results of the price comparison for the individual dental services were not shown in absolute amounts but rather in comparison to Germany as an index. For patients, it is essential how expensive the dental services are in relation to other cost of living products and how high the proportion of income is that has to be spent on this. This is why when calculating the price differences income ratios (Tab. 22) are used in addition to purchasing power parity (Tab. 21). The comparison does not claim to measure the price level in the dental care industry as a whole.

In the field of surgical services, the German price level in 2013 was generally below the values in Denmark and the Netherlands, and mostly under the values for Switzerland, too (Tab. 21).

---

[13] The average expenditure on medical and technical devices alone when setting up a solo dental practice in Germany in 2013 was EUR 252,000 (Klingenberger and Köhler, 2014).

Table 21: Price comparison of 1999 and 2013 of selected dental services by country – scale for comparison: purchasing power parity (Germany = 100)							
Treatment	DK	DE	FR	GB	NL	CH	HU
				2013			
1. Extensive examination and consultation of a new patient	115	100	50	51	105	116	41
2. Individual preventive treatment for children	104	100	129	29	105	84	21
3. Two-surface direct filling of tooth 45	148	100	56	123	140	200	28
4. Subgingival curettage	101	100	15	40	133	73	52
5. Root canal filling on tooth 46	133	100	61	29	103	123	26
6. Extraction of tooth 31	163	100	144	249	138	122	11
7. Bonded crown on tooth 21	109	100	107	54	94	156	59
8. Insertion of an implant in region 11	81	100	66	112	118	115	41
9. Fully veneered bridge from tooth 45 to tooth 47	95	100	96	16	77	105	51
10. Model cast denture	124	100	63	39	117	179	57
11. Full dentures in the upper and lower jaw	81	100	158	22	89	180	52
				1999			
1. Extensive examination and consultation of a new patient	101	100	91	108	211	229	78
2. Individual preventive treatment for children	–	–	–	–	–	–	–
3. Two-surface direct filling of tooth 45	113	100	28	99	68	146	44
4. Three-surface indirect inlay filling for tooth 36	–	–	–	–	–	–	–
5. Root canal filling on tooth 46	88	100	63	102	153	247	64
6. Extraction of tooth 31	103	100	109	92	82	170	74
7. Bonded crown on tooth 21	151	100	175	38	88	–	50
8. Cast bridge from tooth 45 to tooth 47	–	–	–	–	–	–	–
9. Fully veneered bridge from tooth 45 to tooth 47	133	100	155	30	71	–	42
10. Model cast denture	110	100	182	35	88	–	34
11. Full dentures in the upper and lower jaw	118	100	220	24	67	–	44

The comparison with 1999 tends to confirm the result. Here, Germany beside Great Britain and the Netherlands had a lower price level for surgical services than Denmark and Switzerland. For two-surface composite fillings, however, the Netherlands and France were cheaper at the time.[14]

The situation is entirely different in the field of prosthetics. Here, the price level in Switzerland is higher than in Germany (Tab. 21). The Netherlands, Denmark, and France have on average almost the same price level as Ger-

14 With another study design, Tan, Redekop and Rutten (2008) came to an average price per filling of EUR 67 for Germany and lower prices for Denmark, France, and the Netherlands. However, the services were not standardised.

many. Only in Hungary and Great Britain the price level for prosthetics is considerably less than that of Germany.

The comparison with 1999 shows that the national price levels in the field of prosthetics have converged since then.

Table 22: Price comparison of 1999 and 2013 of selected dental services by country – scale for comparison: income ratios (Germany = 100)							
Treatment	DK	DE	FR	GB	NL	CH	HU
	2013						
1. Extensive examination and consultation of a new patient	115	100	58	59	102	95	89
2. Individual preventive treatment for children	103	100	150	34	101	68	45
3. Two-surface direct filling of tooth 45	148	100	65	143	135	164	61
4. Subgingival curettage	101	100	18	47	128	60	111
5. Root canal filling on tooth 46	133	100	71	34	99	101	56
6. Extraction of tooth 31	163	100	168	291	133	100	25
7. Bonded crown on tooth 21	108	100	125	64	90	128	127
8. Insertion of an implant in region 11	81	100	77	130	114	94	88
9. Fully veneered bridge from tooth 45 to tooth 47	95	100	111	19	74	86	111
10. Model cast denture	124	100	73	46	113	146	123
11. Full dentures in the upper and lower jaw	81	100	183	25	86	147	114
	1999						
1. Extensive examination and consultation of a new patient	105	100	109	125	220	210	198
2. Individual preventive treatment for children	–	–	–	–	–	–	–
3. Two-surface direct filling of tooth 45	118	100	34	114	72	134	112
4. Three-surface indirect inlay filling for tooth 36	–	–	–	–	–	–	–
5. Root canal filling on tooth 46	92	100	75	118	160	227	164
6. Extraction of tooth 31	108	100	130	106	86	155	189
7. Bonded crown on tooth 21	158	100	209	44	92	–	129
8. Cast bridge from tooth 45 to tooth 47	–	–	–	–	–	–	–
9. Fully veneered bridge from tooth 45 to tooth 47	140	100	185	35	74	–	106
10. Model cast denture	115	100	217	41	92	–	87
11. Full dentures in the upper and lower jaw	123	100	263	28	71	–	112

In summary, it is possible to determine that the results of this study contradict the assumption that Germany is an expensive country when it comes to the price of dental care. Various different factors are responsible for the differences in price between the countries. In each case, the prices for dental services are embedded in the individual healthcare systems, the complex structures of which have grown over a long period of time.

5.2   Price development

It is one goal of the study to demonstrate and analyse the development of the remuneration situation taking into account the results of the 1999 study. When looking at the development in prices from 1999 to 2013, it should be noted that the rates of change were impacted considerably by the base year. However, the base year was given as 1999 on the basis of the previous study.

The results listed in Table 23 do not enable any statements to be made on price development in dental care in their entirety as the price development of dental services is not only determined by the change in price of individual fee positions but also for example by structural effects such as the increased billing of high value prosthetic services. Over time, treatment also changes as a result of medical and technical advancement. The use of new examination and treatment methods is often associated with higher costs, which are however generally reflected in an improvement in quality.

Tabelle 23: Price comparison between 2013 and 1999 for selected dental services by country							
Treatment	DK	DE	FR	GB	NL	CH	HU
	Change 2013/1999 (%)						
1. Extensive examination and consultation of a new patient	207	168	46	26	34	36	42
2. Individual preventive treatment for children	–	–	–	–	–	–	–
3. Two-surface direct filling of tooth 45	6	–19	62	1	66	11	–48
4. Subgingival curettage	–	–	–	–	–	–	–
5. Root canal filling on tooth 46	250	132	124	–33	56	16	–7
6. Extraction of tooth 31	147	56	108	326	161	12	–76
7. Bonded crown on tooth 21	–4	33	–18	92	42	–	54
8. Insertion of an implant in region 11	–	–	–	–	–	–	–
9. Fully veneered bridge from tooth 45 to tooth 47	–9	29	–21	–31	40	–	58
10. Model cast denture	29	14	–61	26	52	–	90
11. Full dentures in the upper and lower jaw	–11	30	–7	20	72	–	55

When analysing the price development, it is necessary to take into account that an adjustment in price might not just be due to the change in factor costs, but also in addition to health policy objectives can result in an adjustment of the price to the general fee level. This is also demonstrated if you compare the general price development (Fig. 30) with the development of the prices for dental services (Fig. 29) in the harmonised consumer price index (HCPI).[15] In this context, it is also interesting that the prices for dental

---

[15] Comparable data for Switzerland is only available from 2005, and comparable data for Hungary is only available from 2001.

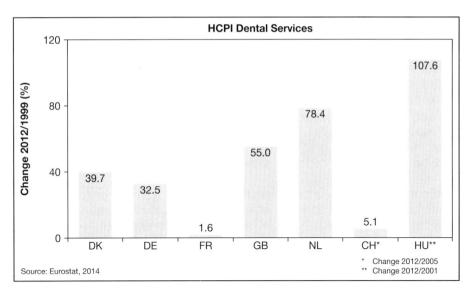

Figure 29: Price development for dental services 2012/1999 according to the harmonised consumer price index (HCPI)

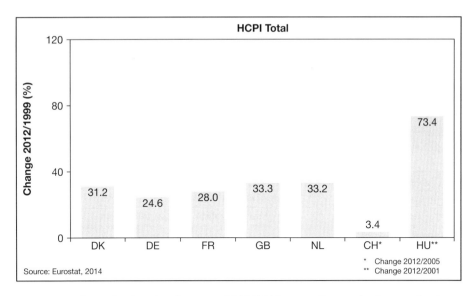

Figure 30: Overall price development 2012/1999 according to the harmonised consumer price index (HCPI)

services in all involved countries (with the exception of France) increased more significantly than prices in general.

5.3   Fee system

The dental fee system is generally made up of various elements. In addition to the billing unit, in other words the criterion to which the payment is linked, the payment method, the evidence that the activities have been carried out, the control process, and the options for changing the system are also important. Connecting factors for the payment are certain sizes on the input or output level. In the outpatient dental environment, payments linked to output are predominant. Fee for service is the most common method of paying for dental services.

Five out of seven of the countries reimburse the services provided by the dentist as basic care based on fee for service. Great Britain has had a complex-fee structure since 2006. In Hungary, the standard fee for basic care services for children and adolescents is graduated by age.

In Germany, France, the Netherlands, and Switzerland, payment is based on fee for service and in some cases on complex-fees. The Swiss dental tariff differentiates between the price for social insurance and the price for those with private health insurance for each fee position. For those with private insurance, the tax point value can be freely agreed at a practice level.

In Denmark, the dentists employed by the communes to provide dental care to children and adolescents receive a salary. Private dentists charge based on individual services.

The fee system was reformed in all of the countries, most extensively in Great Britain, which is why the most significant changes in price can also be observed there (Tab. 24).

Table 24: Basis for the remuneration (1999 and 2013) of dental services in selected countries			
Year	Tariff	Type of remuneration	Type of services
Denmark			
1999	Agreement regarding a price list for dentists (Overenskomst Prislister for tandlægeydel)	Salaries for all dentists employed by the communes	Preventive and surgical treatment of children and adolescents including orthodontic treatment
		Fee for services	Conservative treatment and oral surgery, periodontal treatment, endodontology in adults
2013	as in 1999	as in 1999	as in 1999

Table 24: Basis for the remuneration (1999 and 2013) of dental services in selected countries		
Year	Tariff	Type of remuneration	Type of services
Germany			
1999	Assessment scale for dental treatment (Bewertungsmaßstab für zahnärztliche Leistungen, BEMA), the nationally standardised schedule of dental technician services (Bundeseinheitliches Verzeichnis der abrechenbaren zahntechnischen Leistungen, BEL II), and the nationally standardised designation list (Bundeseinheitliche Benennungsliste, BEB)	Fee for service for health insurance patients, remuneration of dental services	Diagnosis, surgical treatment, x-ray services, jaw fractures and temporomandibular joint diseases, orthodontic treatment, periodontal treatment, prosthetics, endodontology
	Dental fee schedule (Gebührenordnung für Zahnärzte, GOZ) 1988	Fee for service for private patients	Diagnosis, surgical treatment, periodontal treatment, orthodontics, occlusal splints, prosthetics, functional analysis and treatment
2013	Assessment scale for dental treatment (Bewertungsmaßstab für zahnärztliche Leistungen, BEMA), the nationally standardised schedule of dental technician services (Bundeseinheitliches Verzeichnis der abrechenbaren zahntechnischen Leistungen, BEL II), and the nationally standardised designation list (Bundeseinheitliche Benennungsliste, BEB)	Fee for service for health insurance patients, fixed subvention for dentures for health insurance patients, remuneration of dental services	Diagnosis, surgical treatment, x-ray services, jaw fractures and temporomandibular joint diseases, orthodontic treatment, periodontal treatment, prosthetics, endodontology
	Dental fee schedule (Gebührenordnung für Zahnärzte, GOZ) 2012	Fee for service for private patients	Diagnosis, surgical treatment, periodontal treatment, orthodontics, occlusal splints, prosthetics, functional analysis and treatment, implantology
France			
1999	Convention	Fee for service for health insurance patients, fixed fee	Conservative and surgical treatment, orthodontics, prosthetics
2013	General fee schedule (NGAP)	Fee for service for health insurance patients	Conservative and surgical treatment, orthodontics, prosthetics
	Common classification of medical procedures (CCAM)	Fee for service for patients with additional insurance	Conservative and surgical treatment, orthodontics, prosthetics

\multicolumn{4}{c	}{**Table 24: Basis for the remuneration (1999 and 2013) of dental services in selected countries**}
Year	**Tariff**	**Type of remuneration**	**Type of services**
Great Britain			
1999	Statement of Dental Remuneration (Am. 83)	Fee for service (approx. 400 services), fee per head and per practice	Diagnosis, prevention, periodontal treatment, conservative and surgical treatment, dentures, orthodontic treatment and other treatment
2013	as in 1999	Complex fee structure in England and Wales since 2006: three groups of fees plus emergency fees; in Scotland and Northern Ireland predominantly still as in 1999	Diagnosis, prevention, periodontal treatment, conservative and surgical treatment, dentures, orthodontic treatment and other treatment
The Netherlands			
1999	Health Care Charges Act (Wet Tarieven Gezondheidszorg)	Fixed fee and maximum tariffs set out (UTP)	Prevention, conservative and orthodontic treatment
2013	Tariff Disposal for Dental Care (Tariefbeschikking Tandheelkundige Zorg)	Fee for service (except for health protection in young people)	Prevention, conservative and surgical treatment, periodontology, dentures, implantology, orthodontic treatment
Switzerland			
1999	Dental tariff (contracts and tariffs relating to the fees for dental services)	Fee for service (approx. 500 services)	Prevention, conservative and surgical treatment, periodontology, dentures, implantology
2013	as in 1999	as in 1999	as in 1999
Hungary			
1999	Informal tariff	Fee per head and fee for service	Prevention, conservative and surgical treatment, periodontology, dentures, implantology
2013	as in 1999	as in 1999	as in 1999

5.4   Excess

The excess or personal contribution is the share of the health costs that the insured person has to pay themselves before the insurance provider is obliged to reimburse the insured person. Excesses can be designed in different ways, for example as a percentage of the cost of the service, as an absolute amount per billing period or as a combination of these. The individual countries use different concepts in their design of the excess payments. Some countries use an extensive catalogue of services, but claim an excess for many of the services. Other countries focus on a more "narrow" catalogue for publically financed services and have lower excesses (Tab. 25).

Table 25: Co-payments for children and adults (in 1999 and 2013) in selected countries		
Year	Children	Adults
Denmark		
1999	Free for under 18-year-olds provided by the communes	approx. 77%, own services 100%
2013	Free for under 18-year-olds provided by the communes	Right to state subsidies; pensioners: communes can pay up to 85% of the excess from health allowance (Helbredstillæg)
Germany		
1999	Prevention, diagnosis, operative and surgical treatment is free; orthodontics: 20%; dentures: 35–50%	Diagnosis, operative and surgical treatment is free; dentures: 35–50%
2013	Prevention, diagnosis, operative and surgical treatment is free; dentures: since 1 January 2005 there has been a right to diagnosis-based fixed subventions, which cover 50% of the costs of the basic care set out by the Federal Joint Committee	Diagnosis, operative and surgical treatment is free; dentures: since 1 January 2005 there has been a right to diagnosis-based fixed subventions, which cover 50% of the costs of the based case set out by the Federal Joint Committee
France		
1999	At least 30%, depending on the treatment; material and laboratory costs 100%	At least 30%, depending on the treatment; material and laboratory costs 100%
2013	At least 30%, depending on the treatment; material and laboratory costs 100%	At least 30%, depending on the treatment; material and laboratory costs 100%
Great Britain		
1999	Free care for under 18-year-olds	Surgical and prosthetic services: 80% (max. GBP 330); exception: certain social groups
2013	Free care for under 18-year-olds	Three standard rates for dental treatment depending on the treatment required: GBP 18, GBP 49 or GBP 214; exception: certain social groups
The Netherlands		
1999	Free care for under 18-year-olds, co-payments possible from the age of 13 years if the patient cannot prove that they attended check-ups	Preventive measures and check-ups free if the appointments are attended once a year; 25% for full dentures; 100% for the other services
2013	Free care for under 18 year-olds (dental hygiene for children up to the age of 18 years including prevention, a maximum of two applications of fluoride per year (from 6 years old), sealing, regular dental care and surgery)	Dentures: 25% (dental prostheses and special surgery for adults only covered in the case of severe developmental or growth disorders or a congenital defect of the teeth, oral cavity or jaw)
Switzerland		
1999	Free preventive care for children and adolescents up to the age of 20 years in individual communes and treatment by the school dental service	100% (exceptions in the case of unavoidable diseases: Article 31 of the Health Insurance Act (Bundesgesetz über die Krankenversicherung, KVG), Articles 17–19 of the Health Insurance Benefits Ordinance (Krankenpflege-Leistungsverordnung, KLV))

Table 25: Co-payments for children and adults (in 1999 and 2013) in selected countries		
Year	Children	Adults
2013	Free preventive care for children and adolescents up to the age of 20 years in individual communes and treatment by the school dental service	100% (exceptions in the case of unavoidable diseases: Article 31 of the Health Insurance Act (Bundesgesetz über die Krankenversicherung [KVG]), Articles 17–19 of the Health Insurance Benefits Ordinance (Krankenpflege-Leistungsverordnung [KLV])
Hungary		
1999	Free care for under 18-year-olds except for prosthetic services	Approx. 40–60% for surgical services; over the age of 60 years no additional payments except for bridges and crowns; otherwise 100%
2013	Free care for under 18-year-olds except for prosthetic services	No additional payment for certain treatments (emergency care, examinations, conservative treatment); otherwise 100%, over the age of 62 years only material and laboratory costs are covered

In Germany, patients insured against health risks via the statutory health insurance are subject to lower excesses than their counterparts in other countries (Tab. 26). In other countries in Europe, many of the dental treatments which formed part of the study, particularly those in the field of prosthetics, are not part of the scope of services of the statutory health insurance providers or national health services, in other words patients have to pay the full cost of treatment themselves.

In Denmark, the health insurance providers only pay some of the costs of tooth preservation. Adults have to pay an excess which varies depending on the service. Of the 11 services investigated, the patient also had to pay the full costs of five complexes of services or take out private insurance for these. Children and severely disabled people are exempt from additional payments. Dentures are generally not provided by the public health system. Patients pay the full cost of these.

In France, patients are reimbursed up to 70% of the costs of conservative and surgical treatment by the health insurance providers on the basis of the cost reimbursement principle. Since the fixed fees are often exceeded several times over, the level of the patient excess varies depending on the treatment and the additional insurance they have. Orthodontic and prosthetic treatments are also part of the range of services provided. However, the health insurance provider generally only reimburses some of the costs of this in the form of a fixed sum. An application must be made to the health insurance provider for dentures. If the application is approved, the same regulations apply as for tooth preservation. In France, the material and laboratory costs are generally not covered.

Under the National Health Service in England there are three standard rates of additional payment. The patients have to pay GBP 18, GBP 49 or GBP 214 themselves, depending on the treatment. In cases of hardship, patients are exempted from additional payments. However, the National Health Service only provides basic care. Patients have to pay the full cost of services which go beyond the scope of basic care.

Dental treatments are free of charge for children and adolescents up to the age of 22 years in the Netherlands. After this age, all services must be paid for privately. Exceptions to this rule are cases of hardship. The only denture service for which patients can receive some reimbursement is full dentures, for which the patient has to pay an excess of 25%.

In Hungary, emergency dental treatment, diagnosis examinations and check-ups, scaling, surgery, and the adjustment of dentures have been free of charge for all patients as part of basic care since 1996. The costs of dental care are covered by the national health insurance fund until patients turn 18 years, with the exception of prosthetics services. Between the ages of 18 and 62 years, patients have to pay for all dental services except basic care themselves (Law LXXXIII on the Services of the Statutory Health Insurance Provider, 1997). Patients under the age of 62 years have to pay the full costs of prosthetic work.

While in Switzerland, with the exception of individual preventive care for children, patients have to pay 100% of the cost themselves, in Germany this is only true for implants (Tab. 26).

Table 26: Patient excesses (in 1999 and 2013) for selected dental services by country							
Treatment	DK	DE	FR	GB	NL	CH	HU
	Excess[1] in 2013 (%)						
1. Extensive examination and consultation of a new patient	60	0	30	90	100	100	0
2. Individual preventive treatment for children	0	0	30	0	0	0	0
3. Two-surface direct filling of tooth 45	90[2]	0[3]/25[4]	30	82[2]	100	100	0
4. Subgingival curettage	60	0	30	82[2]	100	100	0
5. Root canal filling on tooth 46	20	0[5]	30	82[2]	100	100	0
6. Extraction of tooth 31	60	0	30	82[2]	100	100	0
7. Bonded crown on tooth 21	100	72[2,6]	82[2]	89[2]	100	100	100/44[2,7]
8. Insertion of an implant in region 11	100	100[8]	100	100	100	100	100/43[2,7]
9. Fully veneered bridge from tooth 45 to tooth 47	100	82[2,6]	84[2]	89[2]	100	100	100/61[2,7]
10. Model cast denture	100	56[2,6]	78[2]	89[2]	100	100	100/38[2,7]
11. Full dentures in the upper and lower jaw	100	53[2,6]	92[2]	89[2]	25[9]	100	100/41[2,7]
	Excess[1] in 1999 (%)						
1. Extensive examination and consultation of a new patient	60	0	30	80	0[10]	100	0
2. Individual preventive treatment for children	0	0	30	0	0	0	0
3. Two-surface direct filling of tooth 45	91[2]	54[2]	30	100	100	100	50[2]
4. Three-surface indirect inlay filling for tooth 36	–	–	–	–	–	–	–
5. Root canal filling on tooth 46	85[2]	0	30	80	100[11]	100	50[2,12]
6. Extraction of tooth 31	60	0	30	80	100[11]	100	0
7. Bonded crown on tooth 21	100	42–55[2]	93	80	100	100	100
8. Cast bridge from tooth 45 to tooth 47	–	–	–	–	–	–	–
9. Fully veneered bridge from tooth 45 to tooth 47	100	78–84[2]	93	80	100	100	100
10. Model cast denture	100	35–50	86[2]	80	100	100	100[12]
11. Full dentures in the upper and lower jaw	100	35–50	89[2]	80	25	100	100[12]

[1] without private (additional) insurance
[2] arithmetic value
[3] in the case of a single layer technique (bulk-fill-technique) as basic care
[4] in the case of a multiple layer technique an additional cost regulation in accordance with Section 28 paragraph 2 sentence 2 of Volume V of the German Social Security Code is possible
[5] if applicable non-contractual services in accordance with the GOZ (treatment guideline III.9)
[6] calculation not including bonus
[7] unemployed persons between 18 and 62 years
[8] service carried out through GKV only in the very rare case of exceptional indications. Billing is then carried out using the GOZ
[9] if implants are used in a toothless mouth as part of the denture, the additional payment is EUR 125.00 per jaw
[10] not including x-ray services
[11] patients over the age of 18 years
[12] 18 to 60-year-old patients

5.5   Differences between the systems

The dental care systems in the seven countries which formed part of the investigation not only differed in terms of the services covered by social insurance and the setting of the tariffs, there were also differences in the representation of professional interests such as registration and authorisation, management of the practice, price negotiations etc. on the one side and the representation of public interests as regards the dentists, for example in terms of quality assurance, on the other.

Price negotiations are generally carried out by professional dental associations which are not only negotiating partners on tariff issues but also take on the role of representation on professional issues and aspects of quality assurance. In France and the Netherlands that have a social health insurance system like Germany, dentists receive authorisation from the chambers of dentists. In Denmark, this is done by the Danish Health and Medicines Authority, and in Great Britain by the General Dental Council. Both are official organisations which do not conclude any contracts for the provision of services. In Hungary, registration under the "dentists" section of the Hungarian Medical Chamber is required. In Switzerland, authorisation is through the health and medical departments in the cantons.

There is no billing system for dental services in accordance with the principle of transfer in kind via a public dentists' association, as there is in Germany, in any of the other countries which were part of the investigation. In the two national health services in Great Britain and Denmark, dentists charge the regional health authorities for services which are not paid for by the patients directly as a transfer in kind. The transfer in kind system also applies in the Netherlands and Hungary. France has a cost reimbursement system. In Switzerland, the cost reimbursement system applies to the treatment of adults, but the principle of transfer in kind applies to school dental care.

6   Summary

The determination of the price of dental services has an impact on dental care, the performance potential of the practices, the costs of care, and the patient demand. Differences in the prices of dental services are also interesting in light of a common European market in terms of the competitiveness of the systems.

In the first survey in 1999 significant differences in price between the European countries were already identified for individual dental treatments (Kaufhold and Schneider, 2000). Against this background, the IDZ has been working with BASYS to address the issue of the remuneration of dental services once again in order to gain a current overview of the situation in terms of dental remuneration in Denmark, France, Great Britain, the Netherlands, Switzerland, and Hungary compared to Germany. Another aim was to analyse the development of the remuneration situation based on the results of the previous study. This also includes the development in terms of patient excess.

The investigation was predominantly carried out in collaboration with the professional dental associations in the countries included.[16] In order to ensure comparability of the eleven dental treatments selected, these were specified by distinct specifications of the teeth to be treated and the materials to be used. The focuses of treatment for the respective treatment were also indicated in the questionnaire. Even though this was not sufficient to exclude every variation, the assumption can be made that possible deviations in the individual treatment complexes did not lead to fundamental changes in the results thanks to this procedure. On the basis of the price comparison it is not possible to make any statements on the quality of the dental services. A different study design would be necessary in order to come to any conclusions on this.

---

[16] For Switzerland, it should be noted that no information on the fee or material and laboratory costs were provided for this study by the Swiss Dental Association (Schweizerische Zahnärzte-Gesellschaft [SSO]). For Switzerland the index values shown for 1999 only include the dental fee. The information for Switzerland and France for 2013 is based on our own compilations which were checked externally by dentists in France and Switzerland. The professional dental associations in Switzerland and France did not take part in the questionnaire study in 2013.

The most important results for the eleven treatments are summarised below. The price development since 1999 is also addressed.

(1) Extensive examination and consultation of a new patient

The remuneration for this dental treatment in Germany is around EUR 45. Based on purchasing power parity, the price level for this service in the Netherlands is approximately the same. In France, Great Britain, and Hungary the price level is lower than in Germany. In Denmark and Switzerland, however, the price level is higher. Compared to 1999, the differences between the prices charged in Germany and the average prices in the Netherlands and Switzerland has decreased. The most significant price increase could be seen in Denmark and Germany. Since the practice fee has been eliminated, in 2013 Germany and Hungary were the only countries not charging an additional payment for this treatment.

(2) Individual preventive care of children

The remuneration for this complex of services (including tooth cleaning) in Germany is EUR 77. Germany, Denmark, and the Netherlands all have a similar price level. France holds a higher price level, while the price level in Switzerland is below that of Germany. Great Britain and Hungary both have a considerably lower price level than all over observed countries. It is not possible to make any statements on price development from 1999 to 2013 since in the 1999 survey a "generally applicable" bundle of services for individual preventive care of children was not defined.

(3) Two-surface direct filling of tooth 45

In Germany, the remuneration for a two-surface composite filling is EUR 55. In terms of purchasing power parity, the price was above the German value in all of the countries except France and Hungary. Compared with 1999, there is a divergence in the prices. In Germany, Great Britain, Hungary, and slightly in Denmark, the excess dropped during the observation period.

(4) Subgingival curettage

This was included in the price comparison for the first time in 2013. The remuneration for it in Germany is EUR 170. Germany has the same price level as Denmark for this treatment. Based on purchasing power parity, only in the Netherlands the level of remuneration for this treatment is higher than in Germany. The prices in France, Great Britain, Switzerland, and Hungary are lower than in Germany. While patients in Germany and Hungary do not have to make any additional payments, patients in Switzerland and the Netherlands have to pay 100% of the costs themselves.

(5)   Root canal treatment of tooth 46

In Germany, the remuneration for this root canal treatment is EUR 231. The price comparison based on purchasing power parity shows higher values in Denmark, the Netherlands, and Switzerland than in Germany, lower values in France, and significantly lower values in Great Britain and Hungary. Compared with 1999, the remuneration increased considerably in Denmark, Germany, and France, and to a significantly greater extent in the Netherlands. Only in Great Britain and Hungary there was a decrease in price compared with 1999. In Denmark and Hungary, the co-payment from the patients increased in the period from 1999 to 2013.

(6)   Extraction of tooth 31

At EUR 27, the price of an extraction is relatively low in Germany. The price for a tooth extraction was higher than in Germany in all of the countries investigated with the exception of Hungary. In Hungary, however, the price level is significantly lower than in Germany. Compared with 1999, it was possible to identify a divergence in the price structure. This does not apply to the excess, however. There was only one change in excess compared to 1999: the excess increased slightly in Great Britain.

(7)   Bonded crown on tooth 21

In Germany, the remuneration for a veneered crown including the material costs is EUR 496. Based on purchasing power parity, Germany is at almost the same price level as Denmark, France, and the Netherlands. In Switzerland the price level is considerably higher than in Germany, and in Great Britain and Hungary it is noticeable lower. Compared with 1999, there was a significant increase in price in Great Britain and a decrease in price in France. Only in Germany, and in Great Britain the co-payment has increased compared with the 1999 level.

(8)   Insertion of an implant into region 11

In Germany, the remuneration for this single implant is EUR 1,210. Based on general purchasing power parity, the price level in Denmark, France, and Hungary is below the German level. Great Britain, the Netherlands, and Switzerland, however, had higher index values. Patients have to pay the costs of this treatment themselves in all of the countries.

(9) Fully veneered bridge from tooth 45 to tooth 47

In Germany, the remuneration for the buccal and occlusal veneered bridge is EUR 1,673. On the basis of purchasing power parity, only Switzerland has slightly a higher price level. Denmark and France are slightly above the German price level, too. The other three countries have price levels significantly lower than that of Germany, particulary Great Britain. In terms of development, it is apparent that the values for Denmark and France have equalised with Germany.

(10) Model cast denture

In Germany, the remuneration for the model cast denture is EUR 689. Based on purchasing power parity, the highest prices can be found in Denmark, the Netherlands, and Switzerland. The price level in Germany is average. France, Great Britain, and Hungary all have price levels clearly below that of Germany. The comparison of the index values with 1999 primarily shows a significant increase the Netherlands and in Hungary. In France, however, the price level dropped considerably.

(11) Full dentures in the upper and lower jaw

In Germany, the remuneration for the full dentures is EUR 1,241. Based on purchasing power parity, the price level is highest in Switzerland, followed by France. The Netherlands, Denmark, Hungary, and clearly Great Britain all had prices below that of Germany.

In summary, it can be said that the German price level in 2013 for operative and surgical treatment was below the values for Denmark, the Netherlands, and Switzerland. The situation is entirely different in the field of prosthetics. Here, the price level in Switzerland is higher than in Germany. Germany, the Netherlands, France, and Denmark have almost the same price level for prothetic services.

7 Glossary

Capitation: Fixed amount for a fixed period of time (monthly, quarterly etc.) regardless of whether the doctor is visited and regardless of the types of disease and the scope of dental services.

Complex-fees: Complex fees remunerate packages of services which are provided jointly by several service providers.

Complex of services: A complex of services is the bundling together of several individual services which are linked in terms of content into a complex of services.

Co-payment: The direct financial contribution by the insured person to the costs which arise as a result of their personal use of health care is known as a co-payment. A distinction is made between various types of co-payments: proportional additional payment, deductibles, integrated deductibles, fixed fees, limitations on services.

Cost reimbursement principle: The insured person pays the service provider directly for the service and submits the bill to the insurance provider to be reimbursed. There is no direct contract between the health insurance provider and the service provider.

Density of dentists: Number of dentists per 1,000 inhabitants; this includes all dentists actively engaged in care including hospital dentists. The basis of this data is the register of the respective chambers of dentists and national statistics from the respective statistics offices.

Dental consultations: Average number of contacts between a dentist and his or her patient for a consultation, examination or treatment each year. This does not include telephone contact.

DMFT index: The DMFT index describes the number of teeth (T) which are decayed (D), have been extracted due to caries (missing, M) or have been filled as a restorative treatment of decay (filled, F). The DMFT index describes the sum of these three factors.

Excess: The share of the health costs that the insured persons have to pay themselves before the insurance provider is obliged to reimburse the insured person.

Exchange rate: The exchange rate expresses the price of one currency in another currency. Since the exchange rate is determined on the foreign exchange market, it is subject to both short-term and long-term fluctuations. It is not an indicator of the domestic purchasing power of a currency.

Flat-rate fees: With this type of remuneration, the service provider receives a flat-rate fee for each case treated or for treatment in a specific period of time.

Gross Domestic Product (GDP): Gross Domestic Product is the sum of all of the production values of a country less any domestic or foreign intermediate consumption. Gross Domestic Product is a measure of the economic performance of an economy in a given period of time.

Harmonised consumer price index (HCPI): This is a rate of consumer price indexes for the European Union which is calculated using a harmonised approach and consistent definitions; it is predominantly used to measure inflation.

Health expenditure: This includes goods and services which aim to prevent, treat, rehabilitate, and care. Administrative services are also taken into account. Health expenditure is always based on the consumption of the resident population (international definition according to the OECD, 2000).

Individual service: Individually definable and clearly distinguishable service within a service or treatment chain. The opposite of an individual service is a complex of services.

National Health Service: System of health care with a general right to care for the entire population of a country based on a predominantly public range of services and generally financed by taxes levied by the state.

Principle of transfer in kind: The transfer in kind is paid to the service provider directly by the health insurance provider. The insured person must make a co-payment if necessary. There are no direct contractual agreements between the health insurance provider and the service provider.

Purchasing power parity (PPP): Purchasing power parity indicates how many currency units are required in different countries to procure a certain amount of goods and services. If amounts expressed in national currencies are converted into an artificial common currency unit using PPP, the purchasing power standard (PPS), the effects of differences in the price level caused by fluctuations in the exchange rate between the countries are eliminated.

Semashko model: Countries in Central and Eastern Europe mostly have their roots in a Semashko-type state health system with full state control, financing, and organisation (Nikolai A. Semashko was the first Minister of Health in the Soviet Union).

Social insurance: All central or local institutional units, the main activity of which is the granting of social services and whose main income is mandatory social contributions.

8   List of figures

9   List of tables

10 Bibliography

Aizcorbe, A., Nestoriak, N.: Changing mix of medical care services: Stylized facts and implications for price indexes. J Health Econ, 2011, 30, (3), 568–574, ISSN: 0167-6296, [Veröffentlichungsdatum: 21.04.2011], DOI: 10.1016/j.jhealeco.2011. 04.002

Berndt, E. R., Cutler, D. M., Frank, R., Griliches, F., Newhouse, J. P., Triplett, J. E.: Price Indexes for Medical Care Goods and Services – An Overview of Measurements Issues. In: Cutler, D. M., Berndt, E. R. (Eds.): Medical Care Output and Productivity. University of Chicago Press, ISBN: 0-226-13226-9, Chicago, 2001, 141–200

Böcken, J., Braun, B., Meierjürgen, R. (Hrsg.): Gesundheitsmonitor 2014. Bürgerorientierung im Gesundheitswesen – Kooperationsprojekt der Bertelsmann Stiftung und der Barmer GEK. Verlag Bertelsmann Stiftung, ISBN: 978-3-86793-593-7, Gütersloh, 2014

Bradley, R., Cardenas, E., Ginsburg, D. H., Rozental, L., Velez, F.: Producing disease-based price indexes. Mon Labour Rev, 2010, 133, (2), 20-28, ISSN: 0098-1818, [Veröffentlichungsdatum: 02.2010]

Bundesamt für Statistik: Ärzte, Zahnärzte und Apotheken, Entwicklung des Bestandes. 1970–2013. [MS Office Excel-Dokument]. 30.09.2014 [Zugriffsdatum: 24.10.2014]. URL: <http://www.bfs.admin.ch/bfs/portal/de/index/themen/14/03/ 03/key/01.Document.21519.xls>

BZÄK [Bundeszahnärztekammer] (Hrsg.): Statistisches Jahrbuch 2011/2012. Berlin, 2012

BZÄK [Bundeszahnärztekammer] (Hrsg.): Statistisches Jahrbuch 2012/2013. Berlin, 2013

CBS [Centraal Bureau voor de Statistiek]: Health, lifestyle, health care use and supply, causes of death; from 1900. [Datenbank], 19.12.2013 [Zugriffsdatum: 23.10.2014], URL: <http://statline.cbs.nl/Statweb/publication/?DM=SLEN&PA= 37852ENG&D1=105&D2=95-112&LA=EN&STB=T,G1&VW=T>

CNSD [Confédération Nationale des Syndicats Dentaires]: Nomenclature Générale des Actes Professionnels – Version Février 2013. [PDF-Dokument], 02.2013 [Zugriffsdatum: 23.10.2014], URL: <http://www.cnsd.fr/images/PDF/cnsd/tout-document/NGAP_MAJ_Fev_2013.pdf>

Collet, M., Sicart, D. – DREES [Direction de la recherché, des etudes, de l'evaluation et des statistiques]: Les chirurgiens-dentistes en France. Situation démographique des comportements en 2006. Études et résultats, Septembre No. 594. [PDF-Dokument], 09.2007 [Zugriffsdatum: 23.10.2014], URL: <http://www.drees. sante.gouv.fr/IMG/pdf/er594.pdf>

Danmark Sygeforsikring: Coverage. [Online], 2014 [Zugriffsdatum: 23.10.2014], URL: <http://www.sygeforsikring.dk/Default.aspx?ID=439>

Eurostat (Hrsg.): NewCronos Datenbank. Kaufkraftparitäten (KKP) und vergleichende Preisniveauindizes für die Aggregate des ESVG95 [Online-Datenbank],
14.11.2014 [Zugriffsdatum: 25.11.2014], URL: http://appsso.eurostat.ec.europa.
eu/nui/show.do?dataset=prc_ppp_ind&lang=de, Pfad: prc_ppp_ind

Eurostat (Hrsg.): NewCronos Datenbank. BIP und Hauptkomponenten - Jeweilige
Preise [Online-Datenbank], 17.11.2014 [Zugriffsdatum: 25.11.2014], URL: http://
appsso.eurostat.ec.europa.eu/nui/show.do?dataset=nama_gdp_c&lang=de, Pfad:
nama_gdp_c

Eurostat (Hrsg.): NewCronos Datenbank. Praktizierende Zahnärzte. [Online-Daten-
bank], 09.10.2014 [Zugriffsdatum: 24.10.2014], URL: <http://epp.eurostat.ec.
europa.eu/tgm/table.do?tab=table&init=1&plugin=1&language=de&pcode=tps000
45>

Eurostat (Hrsg.): NewCronos Datenbank. Harmonisierte Verbraucherpreisindizes.
Jährliche Daten (Durchschnittsindex und Veränderungsrate). [Online-Datenbank],
15.05.2014 [Zugriffsdatum: 24.10.2014], URL: <http://epp.eurostat.ec.europa.eu/
portal/page/portal/hicp/data/database> Pfad: prc_hicp_aind

Gaal, P., Szigeti, S., Csere, M., Gaskins, M., Panteli, D.: Hungary health system review. Health Syst Transit, 2011, 13, (5), 1–266, ISSN: 1817-6119

Galli, A. M.: Krankenkassenleistungen für Zahn- und Kieferfehlstellungen. Schweiz
Monatsschr Zahnmed, 2010, 120, (2), 117–130, ISSN: 0256-2855

GDC [General Dental Council]: Annual report and accounts 2012. [PDF-Dokument],
11.07.2013 [Zugriffsdatum: 24.10.2014], URL: <http://www.gdc-uk.org/newsand
publications/publications/publications/gdc%20annual%20report%20and%20
accounts%202012.pdf>

Hawe, E., Cockroft, L.: OHE Guide to UK Health and Health Care Statistics. 2nd
ed., Office of Health Economics, London, 2013

IDZ [Institut der Deutschen Zahnärzte] (Hrsg.): Dritte Deutsche Mundgesundheitsstudie (DMS III). Ergebnisse, Trends und Problemanalysen auf der Grundlage be-
völkerungsrepräsentativer Stichproben in Deutschland 1997. Materialienreihe Bd.
21, Deutscher Ärzte-Verlag, ISBN: 3-7691-7848-3, Köln, 1999

IDZ [Institut der Deutschen Zahnärzte] (Hrsg.): Vierte Deutsche Mundgesundheitsstudie (DMS IV). Neue Ergebnisse zu oralen Erkrankungsprävalenzen, Risikogrup-
pen und zum zahnärztlichen Versorgungsgrad in Deutschland 2005. Materialienreihe
Bd. 31, Deutscher Zahnärzte Verlag DÄV, ISBN: 978-3-934280-94-3, Köln, 2006

IRDES [Institut de recherché et documentation en économie de la santé] (Hrsg.):
Enquête sur la santé et la protection sociale 2010. [PDF-Dokument], 07.2012 [Zu-
griffsdatum: 24.10.2014], URL: <http://www.irdes.fr/Publications/Rapports2012/
rap1886.pdf>

IRDES [Institut de recherché et documentation en économie de la santé] (Hrsg.):
Les professions de santé. [PDF-Dokument], 01.01.2013 [Zugriffsdatum 24.10.2014],
URL: <http://www.drees.sante.gouv.fr/IMG/pdf/seriestat183.pdf>

Kaufhold, R., Schneider, M.: Preisvergleich zahnärztlicher Leistungen im europäischen Kontext (EURO-Z). Aktuelle Vergütungssituation zahnärztlicher Leistungen im
europäischen Vergleich. IDZ-Information, 2000, (1), ISSN: 0931-9816

Kivovics, P.: Oral Health in Hungary 2012. Update to CECDO Database of key facts
and survey of utilisation of oral health care services. [PDF-Dokument], 25.08.2013
[Zugriffsdatum: 24.10.2014], URL: <http://semmelweis.hu/fszoi/files/2013/08/Dr.-
Kivovics-P.-Oral-Health-in-Hungary.pdf>

Klar, A.: Gesundheitstourismus in Europa. Eine empirische Transaktionskosten-Analyse. Andrássy Studien zur Europaforschung Bd. 6, Bos, E., Eckardt, M., Hansen, H., Kastner, G., Masát, A., Wegner, D. R. (Hrsg.), Nomos, ISBN: 978-3-8487-0314-2, Baden-Baden, 2013

Klingenberger, D.: Zuzahlungen zu zahnärztlichen Leistungen – ein internationaler Vergleich. Zwischen Bismarck, Beveridge und Semashko. Zahnärztliche Mitteilungen (zm), 2004, 94, (18), 2350–2358, ISSN: 0341-8995 [Veröffentlichungsdatum: 16.09.2004]

Klingenberger, D., Kiencke, P., Köberlein, J., Liedmann, I., Rychlik, R.: Dentaltourismus und Auslandszahnersatz. Empirische Zahlungsbereitschaftsanalysen auf der Grundlage repräsentativer Stichproben im Jahre 2008. Materialienreihe Bd. 32, Institut der Deutschen Zahnärzte (Hrsg.), Deutscher Zahnärzte Verlag DÄV, ISBN: 978-3-7691-3426-1, Köln, 2009

Klingenberger, D., Köhler, B.: Investitionen bei der zahnärztlichen Existenzgründung 2013 (InvestMonitor Zahnarztpraxis). IDZ-Information, 2014, (2), ISSN: 0931-9816

Kovács, E., Szócska, G., Török, B., Ragány, K.: Why is Hungary the main destination country in dental tourism? Why do patients choose Hungary for dental care? Hungarian Case Study on dental care and patient flow. [PDF-Dokument], 2013, [Zugriffsdatum: 24.10.2014], URL: <http://semmelweis.hu/emk/files/2013/02/Final _case_study_web.pdf>

Kravitz, A. S., Bullock, A., Cowpe, J., Barnes, E.: Manual of Dental Practice 2014 (Edition 5). [PDF-Dokument], Council of European Dentists (Hrsg.), 02.2014 [Zugriffsdatum: 24.10.2014], URL: <http://www.eudental.eu/library/eu-manual.html> Pfad: Download the EU Manual, here

KZBV [Kassenzahnärztliche Bundesvereinigung] (Hrsg.): Jahrbuch 2013. Statistische Basisdaten zur vertragszahnärztlichen Versorgung. ISBN: 978-3-944629-01-8, Köln, 2014

Liebold, R., Raff, H., Wissing, K.: Einheitlicher Bewertungsmaßstab für zahnärztliche Leistungen (BEMA-Z) – Der Kommentar. 80. Ergänzungslieferung. asgard Verlag, Sankt Augustin, 2005

Ministry of Health and Prevention (Hrsg.): Health Care in Denmark. ISBN: 978-87-7601-237-3, Copenhagen, 2008

MISSOC [Mutual Information System on Social Protection] (Hrsg.): Vergleichende Tabellen. [Online-Datenbank], 01.01.2013 [Zugriffsdatum: 24.10.2014], URL: <http://www.missoc.org/MISSOC/INFORMATIONBASE/COMPARATIVETABLES/ MISSOCDATABASE/comparativeTableSearch_de.jsp> Pfad: Andere Aktualisierungen: 01.01.2013, Auswahl: Frankreich, I. Finanzierung, Beiträge der Versicherten und Arbeitgeber

NZa [Nederlandse Zorgautoriteit] (Hrsg.): Marktscan Mondzorg-december, Weergave van de markt tot en met september 2012, Utrecht, December 2012

OECD [Organisation for Economic Co-Operation and Development]: A System of Health Accounts. Version 1.0. Paris, 2000

OECD [Organisation for Economic Co-Operation and Development]: OECD Data. [Online-Datenbank], 2014 [Zugriffsdatum: 24.10.2014],
– Zahnarztkonsultationen pro Kopf: URL: <http://stats.oecd.org/viewhtml.aspx? datasetcode=HEALTH_PROC&lang=en>
– Zahnärztliche Ausgaben: URL: <http://stats.oecd.org/Index.aspx?DataSetCode =SHA#> Pfad: Entire Dataset, Customise, Selection, Function, Unlock all, Outpatient Dental Care, View Data, Country: auswählen, Year: 2005 und 2011, Unit: % gross domestic product und Million US$, purchasing power parity

Olejaz, M., Nielsen, A. J., Rudkjøbing, A., Birk, H. O., Krasnik, A., Hernández-Quevedo, C.: Health Systems in Transition. Denmark: Health System Review. European Observatory on Health Systems and Policies 2012, 14, (2), 1–192, ISSN: 1817-6127

PKV [Verband der Privaten Krankenversicherung] (Hrsg.): Zahlenbericht der Privaten Krankenversicherung 2012. Köln, 2013, ISSN: 0503-8839

Review Body on Doctors' and Dentists' Remuneration (Eds.): Forty-Second Report 2014. Chair: Professor Paul Curran, Office of Manpower Economics. ISBN: 978-1-474-10076-2, London, 2014

Schulze Ehring, F., Köster, A.-D.: Gesundheitssysteme im Vergleich: Die Gesundheitsreformen in den Niederlanden und in der Schweiz als Vorbild für Deutschland? PKV-Dokumentation Nr. 29, Köln, 2010, ISSN: 0340-1367

Simer, A., Germany Trade & Invest-Gesellschaft für Außenwirtschaft und Standortmarketing mbH (Hrsg.): In der Schweiz sind Zahnkorrekturen und -ersatz teuer. [Online], 04.06.2012 [Zugriffsdatum: 24.10.2014], URL: <http://www.gtai.de/GTAI/Navigation/DE/Trade/maerkte,did=585938.html>

Stadt Zürich Schul- und Sportdepartement: Über den Schulzahnärztlichen Dienst. [Online], 2014 [Zugriffsdatum: 24.10.2014], URL: <http://www.stadt-zuerich.ch/content/ssd/de/index/gesundheit_und_praevention/schulzahnarzt/wer_sind_wir.html>

Statistisches Bundesamt: Gesundheit. Personal. 2011. Fachserie 12, Reihe 7.3.1, Wiesbaden, 2013

Tan, S. S., Redekop, W. K., Rutten, F. F.: Costs and prices of single dental fillings in Europe: a micro-costing study. Health Econ, 2008, 17, Suppl 1, S83–S93, ISSN: 1057-9230, DOI: 10.1002/hec.1326

WHO [World Health Organization]: CAPP [Country/Area Profile Project]. Oral Health Database. [Online-Datenbank], 2014 [Zugriffsdatum: 20.08.2014],
- Dänemark: URL: <http://www.mah.se/CAPP/Country-Oral-Health-Profiles/EURO/Denmark/Oral-Diseases/Dental-Caries/>,   <http://www.mah.se/CAPP/Country-Oral-Health-Profiles/EURO/Denmark/Oral-Diseases/Tooth-Mortality/>
- Deutschland: URL: <http://www.mah.se/CAPP/Country-Oral-Health-Profiles/EURO/Germany/Oral-Diseases/Dental-Caries/>,   <http://www.mah.se/CAPP/Country-Oral-Health-Profiles/EURO/Germany/Oral-Diseases/Tooth-Mortality/>
- Frankreich: URL: <http://www.mah.se/CAPP/Country-Oral-Health-Profiles/EURO/France/Oral-Diseases/Dental-Caries/>,   <http://www.mah.se/CAPP/Country-Oral-Health-Profiles/EURO/France/Oral-Diseases/Tooth-Mortality/>
- Großbritannien: URL: <http://www.mah.se/CAPP/Country-Oral-Health-Profiles/EURO/United-Kingdom-UK/Oral-Diseases/Dental-Caries/>, <http://www.mah.se/CAPP/Country-Oral-Health-Profiles/EURO/United-Kingdom-UK/Oral-Diseases/Tooth-Mortality/>
- Niederlande: URL: <http://www.mah.se/CAPP/Country-Oral-Health-Profiles/EURO/Netherlands/Oral-Diseases/Dental-Caries/>,   <http://www.mah.se/CAPP/Country-Oral-Health-Profiles/EURO/Netherlands/Oral-Diseases/Tooth-Mortality/>
- Schweiz: URL: <http://www.mah.se/CAPP/Country-Oral-Health-Profiles/EURO/Switzerland/Oral-Diseases/Dental-Caries/>,   <http://www.mah.se/CAPP/Country-Oral-Health-Profiles/EURO/Switzerland/Oral-Diseases/Tooth-Mortality/>
- Ungarn: URL: <http://www.mah.se/CAPP/Country-Oral-Health-Profiles/EURO/Hungary/Oral-Diseases/Dental-Caries/>,   <http://www.mah.se/CAPP/Country-Oral-Health-Profiles/EURO/Hungary/Oral-Diseases/Tooth-Mortality/>

Zentralstelle für Medizinaltarife UVG (Hrsg.): Zahnarzt-Tarif, Verträge und Tarif über die Honorierung zahnärztlicher Leistungen. Stand: Januar 2008. Luzern, 2008